JN080834

史上最悪の感染症

マイケル・オスターホルム＋
マーク・オルシェイカー

結核、マラリアからエイズ、エボラ、
薬剤耐性菌、COVID-19まで

DEADLIEST ENEMY
OUR WAR AGAINST KILLER GERMS

Michael Osterholm
Mark Olshaker

青土社

史上最悪の感染症

目次

史上最悪の感染症

結核、マラリアからエイズ、エボラ、薬剤耐性菌、COVID-19まで人類の大敵といえば、熱病、飢饉、戦争の三つだが、なかでも群を抜いて恐ろしいのは熱病である。

医学者サー・ウィリアム・オスラー

上手なアイスホッケー選手は、いまパックがある場所で戦う。一流の選手は、パックがこれから行く場所で戦う。

アイスホッケー選手ウェイン・グレツキーの言葉とされる

二〇二〇年版に向けての序文

私たちは本書の出版を、二〇一四年から二〇一六年に西アフリカでエボラウイルス病が流行していたときに提案した。執筆を終えたのは、ジカ熱の流行が太平洋諸島から南北両アメリカへと拡大していたころだ。執筆中に私たちの頭にあったのは、二〇〇二年に東南アジアで始まりカナダへ拡大したSARS（重症急性呼吸器症候群）コロナウイルスの流行であり、二〇〇九年にメキシコから広がったH1N1型インフルエンザの流行であり、二〇一二年にアラビア半島で広がったもうひとつのコロナウイルス感染症、MERS（中東呼吸器症候群）の流行だった。そしてこの新たな序文を書いている現在、世界は二〇一九年の末に突如中国に出現した新型コロナウイルス感染症（COVID-19）のパンデミックのまっただなかだ。この新型コロナウイルスは、人から人へ感染する経路がインフルエンザのそれとよく似ていて、本書の一九章にあるパンデミックに拡大したインフルエンザ同様、感染者の飛沫やエアロゾル化した微小な粒子に含まれるウイルスを吸い込むことで感染する。では、このような感染症の流行すべてに共通する要素とは何だろうか。

感染症の流行はつねに私たちの虚を突いてきた。本来、虚を突かれるなどということはあってはならないし、次の流行でも――そう、流行はかならずまた訪れる――、その次、さらにその次の流行でも、そんなことはあってはならない。また、本書でも述べたように、そのような流行のなかには、現在の新型コロナウイルスの流行よりもっと大規模で、もっと深刻なものもあるはずで、おそらくそれは、五〇万人から一〇〇万人の命を奪ったといわれる、一九一八年から一九一九年のあのスペイン風邪と同じくらい破壊的な新型インフルエンザだろう。だがそのインフルエンザが猛威を振るうのは、当時とはまったく違う世界だ。人口が三倍にふくれ上がり、人々が航空機で世界を飛び回り、第三世界がいくつもの巨大都市を擁する世界、生息地を侵害された病原体保有動物が人間の生活圏に入り込み、何億もの人間と宿主動物が隣り合わせで暮らす世界、電子機器や自動車部品から救命に欠かせない医薬品までのすべてがジャスト・イン・タイムのサプライチェーンシステムで供給され、システムが支障を来せば最先端の病院でさえ機能しなくなる世界だ。

では、一世紀にわたる科学の進歩によって、私たちはこのような惨事に対応する力を身につけただろうか？　一九章でも述べたが、残念ながらその答えはノーだ。本書の初版で私たちが書いたこと――分析や対策の優先順位、将来を見すえた提言――は今もなお当てはまるし、その重要性も変わらない。だがここで重要なのは、私たちの主張は正しかったということではなく、いずれこのようなパンデミックが起こるという警鐘は、あらかじめちゃんと鳴らされていたという点だ。

では、現実はどうだろう。

インフルエンザと同様の経路で感染する新型コロナウイルスの感染を食い止めるなど、まさに風を止めようとするのと同じだ。中国政府は何億人もの国民を対象に厳格な都市封鎖を行い、韓国やシンガポールは感染者や接触者を特定する取り組み――アメリカにはこれが圧倒的に欠けていた――を実施したが、それも感染の拡大を鈍化させることしかできなかった。感染の拡大を阻止する唯一の手段は有効なワクチンの接種だが、あいにくそんなワクチンなどなかったし、ワクチン開発を一から始めるとなれば、何カ月も、あるいは何年もの歳月がかかる。

どのようなパンデミックでも、重要なのは強力なリーダーシップであり、大統領や国のトップの最大の責任は、国民に正確な最新情報を伝えること、それも下心のある政権の回し者ではなく、公衆衛生の専門家が提供する情報を伝えることにある。聞かれたことがわからなければ、今はわからないが調査中だと答えたほうが、耳ざわりのいいことを言った挙句に、後で矛盾する情報が出てくるよりずっといい。大統領が真実を語ることを放棄すれば、国民はだれを信じていいかわからなくなるからだ。いくつもの調査が繰り返し明らかにしているように、伝えられる情報が正しく率直なものであれば、国民はパニックに陥ることなく協力しようとするのだ。

二〇二〇年一月二〇日、ミネソタ大学感染症研究・政策センター（CIDRAP）は新型コロナウイルスの感染特徴に基づき、この感染症はパンデミックを引き起こすと明言した。それなのになぜ世界保健機構（WHO）は、三月一一日までパンデミックを宣言しなかったのだろうか？　おかげで多くの国のリーダーや関係機関は、このウイルスはまだ十分封じ込められると思いこみ、結局、感染拡大の抑制や対策を考える重要な計画プロセスを不必要に妨害することになってしまった、と私たちは考えている。このような混乱や議論を見れば、新たに凶悪な敵が出現した際、そのリスクを評価する効果的な方法が必要であることは明らかだ。

まず考えるべきは、世界がこの危機に陥った原因だろう。たいていの災害と同様にこの危機が生じたのも、いくつかの要素が集中した結果に他ならない。特に、SARSの発生から二〇年近く経った今日、世界が中国の製造資源に極度に依存するようになっていたことが持つ意味は大きい。

今日の私たちの生活は、製造もサプライチェーンも物流も、すべてがジャスト・イン・タイム方式で回っている。したがって、湖北省や広東省の工場が感染症の流行で閉鎖すれば、最新型のテレビやスマートフォンが届かなくなるのはしかたない。しかし病院の救急救命用カートにあるべき医薬品や、何百万もの慢性病患者の生活を維持するための医薬品、さらには感染者に接する医療従事者を守る個人用防護具(PPE)までが手に入らないとなれば、それはまた別の話だ。

この驚くべき統計データについて考えてみてほしい。一八章でも詳しく述べたが、二〇〇九年に発生した新型インフルエンザ・パンデミックの直後、CIDRAPは病院の薬剤師や集中治療室および救急診療部の医師を対象に全国的な調査を実施し、アメリカのさまざまな疾患の患者に頻繁に利用されている医薬品、とりわけそれがなければ多くの患者が数時間で命を落とす医薬品一五〇以上を特定、そのすべてがジェネリックであり、薬自体や含有されている有効成分の多くが中国かインドで製造されていることを明らかにした。そして今回の新型コロナウイルスの流行が始まったとき、そのうちの六三の医薬品はすでに、薬局がすぐには取り寄せられない、あるいは平時から品切れが続いているという状態だった。だがこれは、私たちの医薬品供給体制の脆弱さを示す一例にすぎない。もし感染の拡大や隔離措置によって中国の工場が操業を停止し、輸送の停滞や輸出の禁止が起これば、西欧の病院の救急救命用カートは空っぽになり、最先端の高度医療を提供する大都市病院でさえ、何もできなくなる。つまり、コストが低く効率のいい中国の製造業に依存しすぎた結果、その二次効果として多くの命が、今回の新型コロナウイルスや将来のパンデミックで失われることになるのだ。

また、現代の医療制度ではほとんどの病院が経済的苦境にあるため、保護マスクやN95マスクなどの個人用保護具の備蓄は数量的に限られている。だが、患者のケアを担う医療従事者たちを守ることができずに、どうやって殺到する患者に対応しろというのだろうか。医療機関は平時でさえ、すでに過剰負担に喘いでいるのだ。医療従事者が置かれた状況は、今回の危機、そして将来生じる危機に私たちがどう対処したかを測る歴史上の物差しでもある。どのようなときでも医療従事者を全力で守らないと、彼らはたちまちのうちに医療の提供者から医療を受ける患者となり、すでにひっ迫している医療現場の負担はさらに増すことになる。

中国の都市が何カ月間も封鎖され、私たちがすぐにでも欲しい物資が供給されなくなるなどということは、世界の誰も予想さえしていなかった。だがあいにく、今日の現実を考えればそんな言い訳は通用しない。したがって、このような危機の再発を防ぎたいと本気で考えるなら、各国政府は重要な医薬品、物資、機器の製造拠点を広く分散させる取り組みを国際的に進めていく必要がある。いわばこれは、一種の保険なのだ。保険会社は災害を防いではくれないが、被害の緩和はしてくれる。

しかしそんなことをすれば、コストがかかるのではと心配する向きもあるだろう。もちろんコストはかかる。しかし、パンデミックが発生したときに万全の対応をするには、こうするしかないのだ。たとえ工場の操業停止や注文のキャンセル、隔離措置が日常的になっても、医療に不可欠な製品すなわち、薬品や注射針、注射器はもちろん、生理食塩水バッグといった基本的な製品までのすべてを製造、流通させる手段は確保しておく必要があるのだ。

製造能力を強化し、製造施設を全世界に分散させることに加え、民間に有効なビジネスモデルがない新薬や抗生物質の開発に政府レベルで多額の投資を行うことも重要だ。緊急時にのみ必要な医薬品のために何十億ドルも投資することを民間企業に期待するのはさすがに無理だからだ。二〇一四年から二〇一六年にエボラウイルス病が流行した後、政府の要請によってワクチン開発の動きが盛んになったことがあった。新興感染症のワクチン開発を振興、加速して、流行地域の人々が開発されたワクチンを利用できるようにするべく、国際的なイニシアティブを通じて感染症流行対策イノベーション連合（CEPI）が結成されたのだ。このとき、エボラワクチンの開発は進展したが、そのせいで他のワクチンの開発はほとんど進まず、感染性の病原体がすでに蔓延して手遅れになるまで、ワクチンの商業市場はほとんど生まれなかった。また、このような感染症の多くは、世界でもワクチンや医薬品の購買能力が最も低い地域に出現するため、特定の分野の医薬品の研究、開発、流通には、通常とは異なるモデルが必要なことも明らかだ。唯一の解決策は、政府の助成金と購入保証だが、これにはかなりのコストがかかる。だが長期的に見れば、人命を救うというメリットはそのコストを大きく上回るはずだ。

問題は、公衆衛生のことになると、私たちは長期的な視点を失うという点だ。だがこの姿勢は変えていかなければいけない。また、国際協力も必要となるが、これはパンデミックの危機におけるひとつの希望にもなりえる。さまざまな違いはあっても、私たち全員が運命共同体なのだという地政学的認識を得るきっかけとなるかもしれないからだ。

だからこそ、感染症の流行に関するすべての決断はエビデンスに基づいていなければならないのだ。新型コロナウイルスが世界的なパンデミックになったとき、ヨーロッパからアメリカへ来る航空便を減らしたことで、新規感染者数の増加傾向が鈍化、または減少しただろうか？　たとえばエボラウイルス病やSARSは、発症後数日経たないとウイルスが他者に感染しなかったが、インフルエンザウイルスや新型コロナウイルスは発症する前どころか無症状でも他者を感染させるのだ。こういった新型コロナウイルスの特徴を考えると、横浜港に停泊していた大型クルーズ客船、ダイヤモンド・プリンセス号の乗客と乗員の船内隔離は、残酷な人体実験のようにも見える。船内で隔離されていた人々は、健康な人も感染者もともに、船内を循環させた空気を吸っていたからだ。結局この隔離対策は、ウイルスの感染力の強さを証明しただけだった。

公的な意思決定をするときは、特定の疾患およびその決定の対象となる人々の特質に重点を置くことが重要だ。たとえばインフルエンザの場合、流行初期の学校閉鎖が有効であることはすでにわかっている。そのため新型コロナウイルスのパンデミックが始まったときも、学校が地域の感染拡大源になるというデータもないまま、多くの国が学校を閉鎖した。しかし感染症の流行やパンデミックが始まったばかりのこの時点では、子どもたちを在宅させるより通学させるほうが感染率が高くなるという証明がないかぎり、学校を閉鎖すべきではない。早い時期に新型コロナの流行を経験した二つの都市、香港とシンガポールはどちらも迅速かつ効率的に対応策を講じたが、その対策は正反対だった。香港は学校を閉鎖し、シンガポールは閉鎖しなかったのだ。だが結局、両都市の感染率に特段の違いは見られなかった。

また、公共政策上の決定については、二次的な影響も考慮しなければならない。多くの場合、学校が閉鎖して子どもが家で過ごすとなると、その世話のために祖父母がかり出される。しかし新型コロナウイルスに感染したとき圧倒的に重症化しやすい彼ら高齢者こそが、できるだけ潜在的感染者から隔離し、感染リスクを抑えるべき人たちだ。

もうひとつ例を挙げよう。多くの医療施設では、看護師の最大三五パーセントが学齢期の子どもを持ち、そのうち最大二〇パーセントは、預ける場所がなければ仕事を休んで家で子どもの世話をしなければばならない。つまり学校を閉鎖すると、ひっ迫した医療現場にとって非常に貴重な看護師の二〇パーセントが失われる、それも感染症が彼らの命を奪っていくより先に失われるのだ。いずれにせよこのような問題は、その影響も含めた全体を慎重かつ完全に吟味する必要があり、そこが大きな課題でもある。

私たちは国の安全保障や防衛に年間何十億ドルもの予算、それも一回で何年にもわたる予算を費やしているが、国の安全を脅かす最大の脅威、すなわち感染症を引き起こす致命的な微生物の脅威のことは忘れがちだ。また、人間相手の戦争では、戦場に出向いてから、設計や建造に何年もかかる航空母艦や兵器システムを慌てて航空関連企業に注文するなどという無謀なことはしないし、消防隊が常時待機していないかぎり、大規模な飛行場を運用することもしない。たとえ消防隊が必要になることなどほとんどなくてもだ。

けれど病原体という最強の敵との戦いでは、私たちはそんな無謀なことを繰り返している。そのうえいったん脅威が過ぎ去れば、次に危機が訪れるまで、なぜかそのことを忘れてしまうのだ。また、政府だけでなく、企業もメディアも国民も、やがて訪れる微生物の脅威に真剣に向き合おうとはしない。誰かがなんとかしてくれる、と皆が思い込んでいるのだ。その結果、私たちは哀しいほどに、いざというときの備えができていない。脅威に備えた投資もなければ、リーダーシップもなく、国民の意志もない。だから世界は何かが起きるたびに、多大な代償を払ってきたのだ。

では、一三章でも述べたように、もし私たちがSARSの大流行を将来訪れる危機の前触れと捉え、その経験を教訓にしていたらどうだっただろうか？

もしそうしていれば、私たちはSARSのコロナウイルス用ワクチン開発に真剣に取り組んでいただろう。そのワクチンが今回の新型コロナウイルスに効いても効かなくても、ワクチン開発を進めたことで基礎研究もウイルスの理解も進展し、コロナウイルスワクチン開発の〝基盤〟ができていたはずだ。

たしかに、未知の感染症Xが突然流行したとき、つねにワクチンがあるとは限らない。だがそのことと、公衆衛生担当官たちが怖れる将来のインフルエンザ・パンデミックを混同してはいけない。インフルエンザ・パンデミックは、予測がつき、そのための準備が可能な脅威だからだ。二〇章でも説明したように、必要なのはユニバーサル・インフルエンザワクチンとも呼ばれる、革新的《ゲームチェンジング》なワクチンだ。これは、ほとんどの型のウイルスに有効なワクチンで、従来のワクチン、すなわち次のシーズンに流行するウイルス型の予測に基づいて毎年作られ、効果にもばらつきがある従来のものとはまったく違うワクチンだ。そんなワクチン開発には、マンハッタン計画並みの付随コストを伴う取り組みが必要だが、復興に何十年もかかるような医療的、経済的大災害から多くの人命と人類を救う方法は、これ以外には考えられない。

西アフリカでエボラウイルス感染症が流行した直後、国連、世界保健機構、全米医学アカデミーなどの組織や、ハーバード大学グローバルヘルス研究所とロンドン大学衛生熱帯医学大学院の共同研究チームは綿密な調査と分析に基づく多くの報告書を作成した。報告書はどれも、初期段階での連携の欠如と問題の重大さに対する認識の欠如を指摘し、次回の流行への対応策として、同様の戦略と手続きを提言していたが、残念なことに、そのような提言で採用されたものはほとんどなく、これらの報告書はその後、たなざらしとなっている。その結果私たちはいまだに、前回の流行の初期段階の状態からほとんど前進できずにいるのだ。

将来訪れるパンデミックに立ち向かうには、今後どのような事態が生じ、その時に備えて何をすべきかを創造的に想像する力が求められる。たとえば医療や政府の機能を継続させながら、企業活動も継続させるためのプランニングも必要だし、患者の救命に必要な医薬品や呼吸器、医療従事者のための個人用防護具を備蓄する国際的な戦略も重要だ。またアメリカも、自国のためにこれと同様の物資を現実的な数量――私たちが今、新型コロナウイルスとの戦いで利用できる物資ははなはだ不十分だ――備蓄しておく必要がある。さらに、患者が急増した時に備えて、病院やクリニックの収容能力を即座に拡大する計画を立てておくことも大事だ。たとえば駐車場にテントを張れば、新たな感染症が疑われる患者を通常の通院患者と分け、必要に応じて隔離することができる。

新型コロナウイルスのパンデミックは病や死、混乱、経済的損失などさまざまなものをもたらした。だが、私たちがこの経験から学ぶことなく、将来への備えを怠り、この危機を〝無駄〟にしてしまったら、それこそが最大の悲劇だろう。歴史を見てもわかるように、大規模な感染をもたらす特定の微生物やウイルス株はおそらく次回も、私たちの虚を突いてくるだろう。しかし、必要だとわかっている計画や資源を準備しないままその事態に陥るとすれば、それは私たちの恥、私たち自身の責任だ。

今、世界のどこかにいる危険な微生物が、明日は世界中に広がるかもしれないということを私たちは決して忘れてはいけない……。そのことについて書いたのが、本書である。

はじめに

かつてミネソタ州所属の疫学者だったころ、一部のマスコミが私を「バッドニュースのマイク」と呼ぶようになった。州の役人や企業幹部に私から電話がかかってきたら、悪い知らせと相場が決まっていたからだ。「ミネアポリス・セントポール」誌にカーミット・パティソンが寄せた「バッドニュースのマイク」と題する記事には、次のような小見出しがついていた。「遠慮なく物申す信念の疫学者。自称〝病原菌研究の最前線からのメッセンジャー〟がもたらすメッセージに吉報はない」

「信念の疫学者」かどうかは別として、「遠慮なく物申す」のは本当だと認めざるをえない。自分が提唱する「帰納的疫学」の重要性を、私は確信しているからだ。帰納的疫学とは、起きたことをただ記録し、さかのぼって解釈するのではなく、対策をとらなければ起こりうる事態を食い止め、歴史の流れを良い方に変える試みだ。一九六〇年代から七〇年代、公衆衛生界に輝く二つの巨星が偉業を果たし、生まれ来る無数の命を救った。ウィリアム・フェイギ医師と故ドナルド・A・ヘンダーソン医師は、文字通り何千人という人々の協力を得ながら、天然痘の猛威から未来の子どもたちを守ったのだ。このように世の中を一変させるほどの功績を果たすチャンスは、じつはいくらでもある。要は、私たちがそれに気づき、一丸となって実行するかどうかだ。

この本は、現代のおもな公衆衛生問題の最前線で私自身が関与し、観察し、懸念し、蔓延状況を調査・研究し、対策を練り、政策を立案した経験から生まれた。ここで触れる内容は、トキシックショック症候群、エイズ、SARS、薬剤耐性、食品媒介疾患、ワクチンで予防可能な疾患、バイオテロ、エボラウイルス病を含む人獣共通感染症（人と動物のあいだで伝染する疾病）、節足動物媒介感染症（デングウイルスやジカウイルス等、蚊、マダニ、ハエによって媒介される疾病）などである。地域や国内外を問わず、あらゆる場所で得た経験は知識をもたらし、私の思想をかたちづくった。そうした経験のひとつひとつが、人類にとって最も恐ろしい敵と対峙する上で欠かせない教訓となり、公衆衛生に対する私のアプローチの焦点は絞られていった。

実際、感染症は人類すべてが直面する最も恐るべき敵、言わば〝最悪〟の敵だ。感染症は誰もがかかりうる唯一の病だが、それだけではない。集団感染――ときにはとてつもない規模での感染が引き起こされる唯一の病なのだ。心臓疾患や癌、アルツハイマーなども個々の患者にとって甚大な影響を及ぼしかねない病であり、治療法につながる研究は賞賛に価する。だがそうした病には、日常の社会機能を一変させ、交通や通商、産業をストップさせ、政情不安をもたらすほどの威力はない。

私の職業人生になんらかのテーマがあるとすれば、それは点在する個々の情報を筋の通った一本の線にして未来へつなげることだ。たとえば、私は二〇一四年にはすでに、南北アメリカでジカウイルスが発生するのは時間の問題だと書面でも口頭でも報告していた。また、二〇一五年には全米医学アカデミーで、専門家たちに疑いのまなざしを向けられながらも、MERSはまもなく中東以外の主要都市にも出現するだろうと予言した（現にそのわずか数ヵ月後、韓国のソウルで流行した）。

私には特殊な能力があると言っているのではない。問題や起こりうる脅威を予見すること、それが公衆衛生の世界では普通に行なわれるべきなのだ。

現在、私はミネソタ大学感染症研究・政策センター（CIDRAP）の所長を務めているが、このセンターを設立するに当たって念頭にあったのは、政策《ポリシー》がなければいくら研究してもその成果は生かされないという事実だった。別の言い方をすれば、私たちは危機を予測せず、何かが起きるたびにその都度対応しがちだが、それではいつまでたっても終わりは来ないのだ。

科学と政策は、互いに連携してこそ効果を発揮する。そのため本書では、疾病予防に役立つ科学の発展について、その成果や必要性を単独ではほとんど論じていない。科学の発展をどう生かすかについても同時に検討しなければならないからだ。

本書で提示したいのは、二一世紀における感染症拡大の脅威を考える上での新たな模範《パラダイム》だ。さまざまな伝染性疾患について幅広く論じるとともに、広い地域、ひいては全世界の社会や政治、経済、人々の心身の健康を脅かしかねない病の特定や探求に的を絞った論も展開したい。また、罹患率と死亡率は確かに最重要事項だが、考慮すべきはそれだけではない。もしも世界のどこかで天然痘への感染例がほんの数件でも確認されたなら、アフリカだけで何千件も起きているマラリアによる死よりも、はるかに深刻な恐慌《パニック》状態を引き起こすだろう。それがいまの現実なのだ。

つまり私たちは、自分たちの命を奪いかねないもの、傷害を及ぼしそうなもの、怯えさせるもの、あるいは単に不快にさせるものを、必ずしも理性的に区別しているわけではない。その結果、資源《リソース》を何に投じ、政策をどこに向け、そして（はっきり言えば）何を恐れるべきかの判断が理性的に行なわれていない。この本の執筆中、西欧諸国の多くはジカウイルスの蔓延に怯え、小頭症などの先天性欠損症やギラン＝バレー症候群との関係をひどく懸念していた。だが、じつは過去数年間にわたり、同じように蚊が媒体となるデング熱ウイルスによって、同じ領域内でジカウイルスをはるかに上回る人数が死亡しているのだが、こちらは人々のレーダーにほとんど捉えられていない。なぜなのか？　それはおそらく、ジカウイルスによって小さな頭をもつ赤ん坊が生まれ、障害を抱えた不確かな人生に向き合っていかなければならない――これほど衝撃的で恐ろしい状況は他にないからだろう。親にとっては、この上ない悪夢だ。

本書では、感染症を二つのものになぞらえている。ひとつは犯罪、もうひとつは戦争だが、どちらも適切なたとえだ。多くの点で、感染症との取り組みは恐ろしい犯罪や戦争と対峙するのに似ているからだ。広まる感染症を調査、究明する私たちは、事件の謎を解く刑事に似ている。その一方で、軍事戦略家のような対応も求められる。犯罪や戦争を完全になくすことができないように、感染症を撲滅することもできない。たえまない犯罪と戦うように、私たちは感染症ともたえず戦いつづけるだろう。

はじめの六章では、実際の感染症の事例を挙げながら、続く章のための背景情報を提示していく。七章以降では、私が考える最も差し迫った脅威および課題、それに立ち向かうための実践的な方法について論じていく。

二〇〇五年、私は国際政治を扱う「フォーリン・アフェアーズ」誌に寄せた「次なるパンデミックに備える」と題する記事を、次のような警告で結んだ。

ここが歴史上の重大局面だ。次なるパンデミックに備えるための時間は刻々と過ぎていく。断固たる決意と目的をもって、いますぐに行動を起こさなければならない。いずれ次のパンデミックが訪れて去ったあと、9・11委員会と同様の調査組織が結成されるだろう。そして、はっきりと警鐘が鳴らされたとき、世界を襲う大惨事に政財界のリーダーや公衆衛生の専門家たちがどう備えたかが評価されるだろう。その判定や、いかに？

この記事を書いてから一一年が経過したが、いまも状況はさほど変わっていない。ある種の本や映画が試みたように、血のにじむ目玉やどろどろになった内臓などで恐怖心を煽ることもできるだろう。だがそうしたイメージの多くは、事実とは異なる無意味なものだ。人々を心底怖がらせるには、十分な真実味と現実味がなければならない。

最悪の敵と立ち向かうさい、私は楽観的にも悲観的にもなるつもりはない。むしろ現実的であるよう努めている。つねに存在する感染症の脅威に向き合い、対処する方法はひとつしかない。それは、挑みかかるその問題を〝理解〟し、〝忌まわしい厄災〟が〝避けられない現実〟にならないようにすることだ。

第一章　ブラック・スワンと非常事態《レッド・アラート》

いま何かが起きている。
なんなのかわからない何かが。
――バッファロー・スプリングフィールド

誰が、何を、いつ、どこで、なぜ、どうやって――。

レポーターや警察の刑事と同様、公衆衛生にたずさわる疫学者（感染症を究明する、言わば〝疾病探偵〟）が知りたいのもそこだ。「それはどうやって起きたのか？」というパズルのピース、つまりストーリーを把握するのに役立つ要素をできるだけ多く手に入れたい。点と点をつなげて筋の通ったストーリーを組み立てる、それが疫学だ（実際には、診断医学全般がそうなのだが）。十分な情報を得てストーリーを理解して初めて、難題に取り組むことができる。私たち疾病探偵は、複雑なパズルのすべてのピースがそろわなくとも病気の蔓延を食い止められることがある。汚染原因はわからないまでも、ある食品が病因だと突き止めるようなケースだ。しかし、情報が多ければそれだけ整った態勢で謎解きに挑み、同じ問題がふたたび起きないよう手を打つことができる。

忘れもしないその日、私を含めて一〇人ほどが、アトランタにある疾病管理センターの所長専用会議室のテーブルを囲んでいた。ちなみに、この疾病管理センターはのちに改名され、現在の疾病予防管理センター（ＣＤＣ）となった。集まった面々は、示された症例を頭の中のチェックリストと照合しながら、誰ひとり答えを見つけられずにいた。

何を——一方の感染者集団《クラスター》は、ニューモシスチス・カリニ肺炎を発症していた。命に関わる肺炎を引き起こすめずらしい寄生虫感染症で、通常は免疫不全の患者のみが発症する。もう一方のクラスターは、カポジ肉腫を発症。醜い悪性腫瘍で、現在ではヒトヘルペスウイルス8型（HHV-8）が原因と判明しているが、こちらもやはり免疫システムに問題がある患者がかかることが多い。最初は表皮や口、鼻、喉の粘膜に赤や青黒い色の小さな病変が生じ、それがやがて盛り上がった痛々しい腫瘍となり、多くの場合、肺や消化管、リンパ節にも広がる。

いつ——ちょうど私たちがテーブルを囲んでいた一九八一年六月。

どこで——カリニ肺炎の症例はおもにロサンゼルス、カポジ肉腫の症例はニューヨークで見られた。

誰が——若者からなる二つのクラスター。東海岸と西海岸に住む、いずれも問題の症状を除けば健康な同性愛者《ゲイ》だ。

なぜ、どうやって——そこが謎だった。

なぜなら、カリニ肺炎やカポジ肉腫というめったにない不可解な病気が、健康な若者たちのあいだで発生するはずがないからだ。

ダークウッドの壁に囲まれた細長い部屋で、ジェームズ（ジム）・カラン博士はテーブルの上座についていた。ジムは当時、STD（sexually transmitted diseases）部と呼ばれていた性感染症部門に所属し、彼のチームはアリゾナ州フェニックスにあるCDCのウイルス性肝炎支部と連携していた。そのころ私はB型肝炎に関心をもち、ミネアポリスのある病院で働く医療従事者に感染が広がっている原因を調べていた。その病院では一年二カ月のあいだに八〇件以上の感染が発生し、職場感染による肝炎で若い内科医がひとり亡くなっていた。

ジムはきわめて優秀な疫学者のひとりで、思ったことをはっきりと主張する。私はかつて、CDCの彼の部門で働こうと考えたこともあった。私たちが一堂に会したそのとき、彼はアメリカのいくつかの都市の同性愛者を対象に、まだ認可されていない新しいB型肝炎ワクチンを試験的に投与する準備を進めていた。同性愛者の男性は、肛門性交《アナルセックス》を介してウイルスを伝播させる可能性が非常に高いハイリスク集団だ。複数のパートナーがいる場合、リスクはさらに高まる。

感染症の行動的側面を研究するSTD部の専門家ビル・ダロウ博士と、STD部でも第一級のウイルス専門家で医学博士のメアリー・ガイナンも会議に出席していた。

問題の症例に関する情報収集に当初から深く関わってきた、寄生虫病部門のデニス・ジュラネク博士もいた。カリニ肺炎はアメリカでは非常にまれな病気であるため、おもな治療薬として世界中で使われているペンタミジンを製造する会社は、わざわざ手間と費用をかけて食品医薬品局（FDA）の認可を得ることに及び腰だった。そのため、アメリカ国内でこの薬があるのは、未認可薬を治験薬としてストックできるCDCだけだった。疫学情報サービス（EIS）の一環としてロサンゼルスで病気の発生状況の調査に協力しているウェイン・シャンデラ博士は、スピーカーフォンに向かっていた。EISはCDCが新任の疫学者やその他の公衆衛生専門家に対して行なうトレーニング・プログラムのひとつで、国内外の各地へ人員を派遣し、謎の疾病や脅威となりうる疾病の発生状況を調査させるというものだ。

アメリカ中西部の田舎で生まれ育った二八歳の疫学者（私）にとって、錚々たる専門家たちと一緒に

CDCでの会議に臨むのは、まるで転送マシンで場違いな場所へ来てしまったような出来事だった。たとえちょい役でも、ジムがこの会議に招き入れてくれたことに、私は心から感謝した。当時、ミネソタ州保健局の急性疾患疫学部門のチーフだった私は、じつはその日、別件でCDCを訪れていた。毒素性《トキシック》ショック症候群《シンドローム》（TSS）に関する会議に出席するためだ。一年ほど前から、私はこの病気の調査監視《サーベイランス》を行なっていた。そういうわけで、不可解な病気の発生について調べた経験をもつ私がたまたま同じ建物内にいたため、公衆衛生の専門家として意見を述べてほしいとジムが会議に招いてくれたのだ。私はまた、ミネソタ州保健局のチームを率いて、同性愛者の男性のあいだで大規模な感染が何度か確認された別のタイプのウイルス性肝炎についても調べていた。その病気は現在、A型肝炎として知られている。

こうした公衆衛生学的背景と最新の調査経験をもとに、私はCDCの所長専用会議室に集まった他の専門家たちとともに、目下の謎に直面した。

その詳細は、科学特有の淡々とした表現で、一九八一年六月五日付の疾病罹患率・死亡率週報（以下、疾病週報）で公表された。CDCが重要な疾病について一般向けに発信する速報だ。

一九八〇年一〇月から一九八一年五月にかけて、五名の若い男性（いずれも同性愛者）がカリフォルニア州ロサンゼルス市内の三カ所の病院で生検を受け、ニューモシスチス・カリニ肺炎と診断された。うち二名が死亡。五人全員について、検査当時またはそれ以前にサイトメガロウイルス（CMV）感染症およびカンジダ性の粘膜感染症に罹患していたことが確認された。症例報告は以下のとおり。

この週報には、二九歳から三六歳の五名の男性について記載され、そのうち四名には既往症がなく、残りの一名は三年前にホジキンリンパ腫の治療を受け、治癒していた。サイトメガロウイルスはありふれたウイルスで、通常はほとんど症状が出ないため、感染しても気づかないことが多い。唾液、血液、尿、精液などの体液を介して人から人へと広まることから、複数のパートナーがいる場合はより多くの体液に触れることになり、また肛門性交では膣性交に比べて小さな擦り傷ができて出血する可能性が高いため、性的にアクティブな同性愛者の男性にたびたび感染が認められた。当時の専門用語で言えば、MSM（men who have sex with men）――つまり〝男性とセックスする男性〟だ。しかしこのウイルスは、免疫システムが損なわれている人々にさまざまな健康問題を引き起こすことが知られていた。五名の男性がカンジダ感染症にかかっていたのは、ある種の免疫抑制が起きていた兆候かもしれない。四番目の症例は五名のうち最年少の、過去にホジキンリンパ腫を患っていた男性で、死亡した二名のうちのひとりだった。彼は放射線治療を受けていたが、そのせいで免疫が抑制されたのだろうか？　それとも、リンパ腫そのものが何らかの影響を及ぼしたのか。残りの四人はどうなのだろうか。

特に悩ましいのは、二つの疾患――ロサンゼルスのカリニ肺炎とニューヨークのカポジ肉腫――が、疾病探偵がこの手の〝事件現場〟で発見しそうな〝犯人〟ではなかったことだ。カリニ肺炎はある寄生虫が引き起こすものだが、通常、その寄生虫は人間の免疫システムによって容易に中和される。また、この地域で見られるカポジ肉腫は、高齢者や体力の弱った病人に発症する傾向があった。

CDCの疾病週報にも、淡々と次のように記されている。

アメリカ国内でニューモシスチス肺炎を発症するのは、重症の免疫抑制患者にほぼ限られる。臨床的に明らかな免疫不全の基礎疾患がない、本来健康であった五名がこの肺炎を発症したのは異例である。

医学的に異例なことが、国の両岸にいる健康な若い男性たちのグループになぜ起きているのか。免疫が抑制される原因には、どのようなものがあるだろうか？

私たちは、一般的なものとそうでないものを含めた容疑者リストを調べた。医者が「鑑別診断」と呼ぶ手法だ。

エプスタイン＝バーウイルス（EBV）と関係があるのではないかという推測がなされた。通常は口や生殖器の分泌物や体液を介して感染するウイルスで、症状がまったく出ないことが多いが、伝染性単核症のおもな原因のひとつであり、私の学生時代には俗に「キス病」と呼ばれていた。このウイルスは、ホジキンリンパ腫、バーキットリンパ腫、その他さまざまな自己免疫疾患を含む、より深刻な疾患とも関係している。慢性疲労症候群を引き起こすとの推測もなされたが、関連性は証明されていない。

種々の説が飛び交ったが、五つの症例を非常に感染力の高い新たな病気の出現と結びつけて考えたものはなかった。

「ほぼ全員が性感染症の一種だと考えたが、なんなのかはわからなかった」ジム・カランは、当時をそう振り返る。

血液を媒介とする微生物のしわざなのか？　男性たちは意図的に、もしくは不注意から、なんらかの化学物質を摂取したのかもしれない。感染症の一種らしいとは感じていたが、その時点では確信がもてなかった。

　ニューヨークとロサンゼルスを含む多くの大都市には、ゲイ・コミュニティという有意なコホート（共通の要因をもつ集団）が存在し、そこでは多くのパートナーとの性的接触が活発に行なわれ、一日のうちに複数の相手と性交するケースも多かった。そのため、勃起を維持し性的快感を高めるために好んで行なわれたのが、「ポッパー」と呼ばれる亜硝酸アミルの吸引だった。この化学物質が体内に残り、不気味な作用を及ぼしたのだろうか。そうとも思えなかったが、私たちはどんな可能性も除外するつもりはなかった。

　そしてもうひとつ、大きな疑問があった。二つのクラスターには関連があるのか、それとも性的にアクティブな同性愛者という共通点は、たんなる偶然なのか？「ありふれたことはよく起きるが、めずらしいことはめったに起きない。ひづめの音を聞いたら、シマウマを思い浮かべる前にウマを思い浮かべよ」という、ものごとを判断するさいに役立つ、有名な昔の格言がある。はたしてこれはシマウマなのか、それともたんなる無関係な二頭のウマなのか。

　最初に踏むべき重要なステップは、私たちが「ケース・サーベイランス」と呼ぶものだ。これは、刑事が容疑者を調べるのと同じくらい大事なものだ。そのころ私はトキシックショック症候群の問題を経験したばかりだったので、会議室に集まった人々から、ニューヨークとロサンゼルスでの調査を強化するにはどうすればいいか、同様のケースを見つけるにはどこを捜すべきか助言を求められた。性感染症を多く扱う診療所を集中的に調べるのは意味があるだろうか？　カリニ肺炎とカポジ肉腫の患者がいないか、それぞれ呼吸器科と皮膚科の医者に尋ねるのはどうだろう？　こうしたアイデアは意味のあるものだったが、私はむしろ、同性愛者が多いロサンゼルスとニューヨークの医者を対象に、同様の症例がないか調べたほうがより早く情報を入手できると考えた。それらが特定の感染性微生物もしくは免疫システムを阻害する化学物質の摂取によって引き起こされ、他の都市や異性愛者のあいだでも同様に発生していたとしても、より多くの症例が見つかる〝ホットスポット〟はロサンゼルスとニューヨークのゲイ・コミュニティにあるように思えたからだ。

これは本当に懸念すべき問題なのか、それとも疫学の世界ではよくある一種の偶発的出来事なのか。そう考えながら、私は会議室をあとにした。二つの小さなクラスターは、一方または両方とも、医学的例外としてすぐに消えていくものなのか。きちんと説明のつく謎なのだろうか。「解明、治療、はい終わり」という展開をジムが望んでいるのは確かだった。

それとも私たちは、真にブラック・スワン的な出来事、総がかりで取り組まなければならない非常事態《レッド・アラート》に直面しているのだろうか。

「ブラック・スワン」とは、著述家で学者のナシーム・ニコラス・タレブが金融市場におけるある種の非常にめずらしい出来事を説明するのに用いた言葉だ。二〇〇七年の著書『ブラック・スワン』（望月衛訳、ダイヤモンド社）で、タレブはこの概念をさらに拡大し、より広い世界において異常に甚大な、あるいは極端な影響を及ぼすものや予測困難な事象を説明した。

その日、アトランタで会議室のテーブルを囲んでいた私たちの誰ひとり、自分たちが歴史上きわめて重要な瞬間を目撃していることに気づいていなかった。だが、そのとき世界はエイズの時代へ突入していた。ジム・カランはそのままCDCのエイズ対策責任者となり、それが彼のキャリアの方向性を変えることになる。

ジムはその後、この新たな疾病を調査するCDCのタスクフォースを立ち上げ、謎の病には「カポジ肉腫および日和見感染症」という仮の名称が与えられた。タスクフォースができ、疾病週報で最初に症例が発表されるのとほぼ同時に、カリニ肺炎を患う若い男性患者を治療する医師たちから、ペンタミジンを使いたいという要請がCDCに舞い込むようになった。その件数は前例のない多さで、ニューヨークでは特に多かった。肺炎の原因は誰にもわからなかったが、ジムと同僚たちは、CDCが症例定義を作成すべき時が来たと悟った。

症例定義とは、疾患を特定し対処法を検討するさいに欠かせないものだ。疾患の特徴が示されれば、CDCの調査員や州および地方の保健局員、病院の緊急医療スタッフ、その他すべての医療従事者は、個々の症例がそれに該当するかどうか判定できる。

「あまりに特異な症例なので、具体的な定義が必要だった」とジムは振り返る。「そこで的を絞った厳密な調査監視を行なったところ、〝この病気は確かに増えていて、局所的ではあるが広がりつつある〟ことがわかった」

この奇妙な新しい病気の発生についてメディアが取り上げると、CDCには同様の症状を報告する電話が殺到した。一九八一年の終わりまでに、ゲイの男性が重度の免疫不全におちいったケースが二七〇件報告され、そのうち二一二人はすでに死亡していた。こうして調査開始から一年ほどで、この症状はおもに同性愛者の男性と静脈注射による薬物常用者に見られることがわかった。

翌年、推定罹患者数は数万人にのぼった。「困ったことに、最初の数年間、私たちはつねに罹患者数を少なく見積もっていたが、それでも多く見積もり過ぎだと非難された」とジムは語る。

そのうちに同性愛者と静注薬物常用者というプロフィールに当てはまらない人々にも症状が現れはじめ、調査は重大な局面を迎える。「輸血を受けた人たちにニューモシスチス肺炎の症状が見られるようになったが、彼らが同性愛者ではなく、他の危険因子ももたないのは確かだった。次に血友病の子どもたちにも同じ症状が見られるようになり、どういう人が感染するのか、しないのかについて、誰もが納得のいくロジックにたどり着いた。これは非常に重要だった。さらに血友病の症例が週に三件も発見されるに至り、病原体が輸血用血液に含まれていること、まだ認識されていないウイルスであることがわかった」とジムは当時を振り返る。

一九八二年九月、ジム主導のもと、ＣＤＣは初めて「後天性免疫不全症候群」という言葉を用い、「細胞性免疫不全が少なくともある程度予測される疾患であり、その疾病への耐性を低下させるような既往症をもたない人にも発生する」と定義した。後天性免疫不全症候群（acquired immune deficiency syndrome）の頭文字をとってＡＩＤＳ《エイズ》と名づけるよう、ジムは強く主張した。世界共通の呼び名となる覚えやすい名前をつけることが重要だと考えたからだ。

翌月の疾病週報で、エイズの予防、治療、および検体の取り扱いに関する初のガイドラインが発表された。医療ドラマさながらの現場、研究所での発見、そして財政、社会、宗教、倫理、政治、さらには軍事面にも及ぶ多大な影響——エイズは、公衆衛生における最大級の課題をすべてあわせもつ病気だった。

一九八三年になると、アメリカとフランスの研究者によって、エイズを引き起こす原因はレトロウイルスと特定された。一九八四年四月二三日、保健福祉省のマーガレット・ヘックラー長官は記者会見を開き、国立衛生研究所・国立癌研究所のロバート・ギャロ博士のグループがエイズの原因となるレトロウイルスHTLV-Ⅲを発見したと発表した。

続いて六月には、ギャロ博士とフランスのパスツール研究所のリュック・モンタニエ教授の共同記者会見が開かれ、フランスで発見されたリンパ節症関連ウイルス（LAV）とアメリカで発見されたHTLV-Ⅲはほぼ確実に同一で、これがエイズの原因らしいと確認された。そして一九八六年になってようやく、国際ウイルス分類委員会は公式に、エイズの原因をヒト免疫不全ウイルスすなわちHIVと特定した。

HIVはもともと、アフリカのジャングルでサルやチンパンジーなど霊長類の感染症として発生した可能性が高く、何十年ものあいだジャングル内にとどまったのち人間に伝播した。アフリカのジャングルで人間の数が増えると、狩猟で霊長類を捕らえることが多くなり、野生動物の肉《ブッシュミート》は通常の栄養源となっていった。ウイルスに感染した霊長類を人間が殺し、解体し、多量の血液に接触したため、種から種へとウイルスがホストジャンプしたのだろう。そこから先は、おもに性的接触によって人から人へ感染し、そのうちにジャングルの小さな孤立集団から外へ広まっていったと考えられる。

これは他の感染症についても参考になるモデルだ。人口の増加と〝進歩〟によって道が整備され移動性が高まる一方で、ジャングルや森林地帯が減少する。その結果、この先何世紀ものあいだ特定の〝巣〟にとどまりつづけたかもしれない微生物が、はるかに大きな問題として出現しつつあるのだ。

四月二三日の記者会見に話を戻すと、マーガレット・ヘックラー長官は診断用の血液検査の開発についても発表し、二年以内にはエイズワクチンができるだろうと希望を述べた。

それほど早くエイズワクチンができるという発想は、あまりに非現実的だ。いったいどこから二年という数字を思いついたのかわからないが、なんのワクチンであれ、開発期間が二年というのは短かすぎるし、エイズの原因がレトロウイルスである以上、二年という時間枠はほぼ不可能に思えた。

いったん細胞内に入ったレトロウイルスは、いつまでも居座る。HIVは感染者の体液中に存在するため、たとえば射精などによって、感染した免疫細胞の形でウイルスが誰かの体内に入った場合、ワクチンや通常の免疫反応で生み出された抗体が、侵入したウイルスにごく早い段階で打ち勝つのはほぼ不可能だ。他のウイルスではワクチンがトリガーとなって免疫システムが働き、侵入者を特定して殺すが、HIVは身体が本来もつ防衛機能をも逃れることができる。これは、ワクチンの働きという概念そのものへの挑戦なのだ。

「ワクチンに言及したのは、明らかに早まった楽観だった」とジムは言う。「本当のところは、ワクチンがいつできるかではなく、そもそもワクチンができるかどうかが問題だった」

とはいえ、体内に入ったウイルスを大幅に阻害する治療法が開発できなかったわけではなく、現在エイズをコントロールするのに使われている薬剤カクテルの進歩はじつに目覚ましく、感動的ですらある。だが、ここでのキーワードはあくまでも〝コントロール〟であって、糖尿病や他の慢性疾患と同様、〝予防〟や〝治療〟ではない。

一九八〇年代半ば、公衆衛生界の一部はワクチン研究に重点を置いていたが、一方で私は、何かのフォーラムに参加するたびに、ワクチンの開発を待つ余裕はないと訴えつづけた。感染を食い止めるには、なんらかの予防措置が不可欠だった。

じつは、私には個人的な思い入れがあった。一九八三年、アメリカで輸血用血液に必ずＨＩＶ検査が行なわれるようになる以前、六〇歳になる最愛の伯母ロマーナ・マリー・ライアン（修道女で、サンフランシスコで幼稚園の先生をしていた）が、園児たちを遠足に連れていったさい、転倒して腰の骨を折った。教区司祭のトーマス・Ｆ・リーガン神父は、伯母は幼い子どもたちを教えるのが「不思議なくらい上手だ」とよく言っていたものだ。

一九八四年八月、伯母がアイオワに帰省したとき、ドゥビュークの女子修道院本部でささやかな親族の集まりが開かれた。日曜日の午後のすてきな会のためにミネアポリスからドゥビュークまで車で向かったときのことを、私ははっきりと覚えている。

その日は天気も良く、私たちはミシシッピ川を見下ろす崖の上で過ごした。伯母は相変わらず明るく、楽しく、愛情にあふれ、一緒にいて気持ちのいい人だったが、なんでも近ごろ体調がすぐれず、かかりつけの医者たちにも原因がわからないという。その日、伯母は淡いグリーンのロングスカートをはいていた。何年も前から修道服は着なくなっていたのだ。伯母がパティオの椅子に座っていたとき、膝から下の皮膚に不気味な赤紫色の斑点ができているのに気づいた。

カポジ肉腫なら見慣れていた私だが、そこから正しい結論を導き出すことはできなかった。伯母は同性愛者の男性ではないし、一九八三年に腰の骨折の手術で輸血を受けたことも知らなかった。そのとき医師たちはかなりの出血を見込んで、手術の最初から輸血を始めていた。その血液がＨＩＶに汚染されていたのだが、結果的に大量出血はなく、そもそも輸血の必要などなかった。

サンフランシスコに戻ってまもなく、伯母はエイズと診断された。一九八五年二月にニューモシスチス・カリニ肺炎で亡くなるまでの最後の数カ月は、苦痛を伴うものだった。けれども伯母は文句ひとつ言わず、HIVに感染している献血者と、自分と同じ病に苦しむ人々のために毎日祈りを捧げていた。「彼らがどれほどの苦しみを味わっているか、私にはわかります。この病気の治療法が見つかるように、いま私の体に起きていることを役立ててほしい」リーガン神父によると、伯母はそう語っていたそうだ。ウイルスに体を蝕まれても、清らかでやさしい魂は健在だった。いまのところ、私にとってエイズで亡くなった最も身近な人は伯母のロマーナだ。けれどもこれから先の三〇年間で、この目に見えない小さなモンスターは数多くの大切な友人や同僚たちを奪い去るかもしれない。

一九八四年、問題のヘックラー長官の記者会見の数日後、私は双子都市《ツイン・シティーズ》(ミシシッピ川を挟むミネアポリスとセント・ポール)で、ゲイ・ビジネスにたずさわる人々を前に講演を行なった。聴衆は二〇〇人を超えたが、その多くは、私がそれまでエイズの問題を大げさに伝えてきたと否定的な反応を示した。私を紹介するさい、司会者は興奮ぎみに、そしていくらか安堵の気持ちをにじませながら、ヘックラー長官が発表したとおり、まもなくワクチンが使えるようになって、ゲイ社会に生じた新たな健康リスクはすぐに終息するだろうと述べた。そもそも私などお呼びでないと言わんばかりに。

開口一番、私はあるシンプルなメッセージを伝えた。ヘックラー長官の発表を私は真に受けていないし、「スタートレック」の転送マシンのような新たなテクノロジーでも登場しないかぎり、私が現役でいるあいだに効果的なエイズワクチンができるとは思わない、と。すると聴衆から多くのブーイングや非難の声が上がり、席を立って会場を出ていく人も何人かいた。レトロウイルス学と疫学に十分に裏付けられたものとはいえ、私のその発言は聴衆に安心感を与えるものではなかった。なにしろ、各自が安全なセックスを心がけ予防措置を講じなければ、これから数カ月あるいは数年のあいだに多くの痛ましい死を経験するはずの人々を前にそう告げたのだから。いかにも「バッドニュースのマイク」らしい場面ではあったが、エビデンスはただひとつの方向を指し示していた。

一九八五年、ミネソタ州は政府機関として世界で初めて、HIV感染を公衆衛生上の「報告すべき疾患」と定めた。ミネソタ州をはじめいくつかの州および地方の保健局では、エイズ――すでに発症した状態――については、その前年に報告義務を課していた。私はHIV感染に対処する包括的な公衆衛生対策の一環としてその取り組みを主導したが、これは他の深刻な感染症に対しても同様にとられる措置だ。HIV感染者の健康状態については秘密が保たれ、報告義務を果たした結果、それが公表されたり雇用主に伝えられることはない。しかし、この対策はゲイ・コミュニティにおいてはすこぶる不評だった。

二〇〇六年、CDCは全国規模のHIVスクリーニング検査を推奨した。これは一九八〇年代半ばに私が大々的に提唱したものだが、こちらもあまり受けが良くなかった。二〇一五年になってようやく、私が住むミネソタ州を含め、全国の主要な医療機関が一八歳から六四歳までの全国民のスクリーニング検査に乗り出した。

疾病週報で初めて言及してから二〇年後、CDCはアメリカだけですでに五〇万人近くがエイズで死亡したと発表した。だがこの期《ご》に及んでなお、政府の役人たちは「世界的な流行を抑えるためにHIVワクチンの開発が重要だ」と主張していた。公衆衛生をつかさどる役人や研究者たちの度重なる約束や希望の表明にもかかわらず、私がこの本を執筆している現時点で、そのようなワクチンはいまだ存在しない。それはなにも、開発のための努力が足りないせいではないのだ。

二〇一四年現在、世界のＨＩＶ感染者は約三六九〇万人とされ、その大半はサハラ以南のアフリカに住む人々だ。新規感染者は年間およそ二〇〇万人、死者は一二〇万人と推定される。こんにち、サハラ以南のアフリカでは、平均して週に三万人が新たにＨＩＶに感染し、二万人がエイズで死亡している。新規感染者が死者を上回るかぎり、ＨＩＶ感染者数は増加しつづける。

グッドニュースは、目下およそ一五〇〇万人のＨＩＶ感染者が抗レトロウイルス療法を受けていることだ。一方でバッドニュースは、世界全体で約二二〇〇万人がその治療を受けていないことだ。その数は、総感染者数の約六〇パーセントに相当する。新規感染が年間二〇〇万件という現状は、世界的に見て、もはや単なる「エイズのエピデミック（局所的流行）」とは言えないだろう。ＨＩＶ感染が公衆衛生上の危機であることに変わりはなく、特にサハラ以南のアフリカにおいてはそうだが、いまやそれは私たちが「ハイパーエンデミック（高度地域流行）」と呼ぶ、終息することのないきわめて深刻な公衆衛生上の問題となっている。

エイズは、〝起こりうる事態〟への不吉な警告になるかもしれない。感染症という形でどこからともなく現れたブラック・スワンは、無防備な世界に想像を絶する苦痛をもたらしている。エイズの問題は、ウマかシマウマかという葛藤の典型的な例だ。私が歩んだ疫学という道を定義づけ、疫学者としてのアプローチにたえず影響を与えてきたものは、この緊張に満ちた葛藤だった。

エイズは、この道にたずさわる者につきまとうホラーストーリーだ。私たちはそれがどのような病気で、どのように感染するかを知ったが、蔓延につながる行動や習慣の多くを阻止することも、警鐘を鳴らすこともできなかった。エビデンス、知識、ロジック――それだけでは、必ずしも十分とは言えないのだ。

第二章　公衆衛生の歩み

倫理の進化における最初のステップは、他の人間との連帯感である。
――医学博士アルベルト・シュヴァイツァー

私は、アイオワ州北東部の端にある小さな農業の町ウォーコンで育った。昔ながらのアラマキー・カウンティー・フェアが開かれるこの町は、ミシシッピ川がカーブを描く地点から約一五マイル西に位置する。私は六人兄弟（男三人、女三人）のいちばん上で、アル中の父がいた。高校の同窓会が開かれた晩、遅い時間に帰宅すると、母が父にさんざん殴られたあげく、ビール瓶で頭を一撃されていた。父は日頃から、母にも弟や妹たちにも、そして私自身にも手を上げたが、これほどひどい暴力をふるったのは初めてだった。私が体を張って誰かに立ち向かったのは、後にも先にもこのとき一度きりだ。自慢できることではないが、もう少しで父を殺すところだった。

「決死の覚悟で戦って初めて、人は勝負のしかたを知る」これは私が好んで引用するウィンストン・チャーチル卿の言葉だが、あの晩、私は決死の覚悟で戦った。父を二度と家に入れてはならないとわかっていたからだ。

もちろん、この大惨事は家族だけの秘密だったが、父はそれきり家には戻らなかった。

この出来事は少なくとも、人生には一歩も引いてはならない時とそうではない時があるという、一生ものの教訓を与えてくれた。

なるほど、そういう経験をしたから、きみは周りのみんなを守ろうとするのか。友人たちにそう言われたこともある。それが本当かどうかはわからないが、私が将来の進路を決めたのが中学校のころだったのは確かだ。

私はもともと科学に興味があったが、ミステリも大好きで、シャーロック・ホームズの物語を熱心に読んでいた。

父は、地元紙「ウォーコン・デモクラット」と「ウォーコン・リパブリカン＝スタンダード」のカメラマンをしていた。兄弟で運営している新聞社で、一方の妻ラヴァーン・ハルは「ニューヨーカー」誌を講読していて、読み終わると私にくれた。アイオワ州北東部全体でとは言わないまでも、ウォーコンでは彼女が唯一の購読者だったはずだ。私が夢中になったのが「医学の歴史」という連載記事で、著者は才能あふれる医学作家バートン・ルーチェだった。この連載記事が載るたびに、彼が提示する医学の謎にはまり、それを解き明かす科学探偵チームの一員になったつもりで謎解きに没頭した。そのころの私は「疫学者」という言葉すら知らなかったが、自分が進むべき道はこれだとわかっていた。

いちばんうれしかったのは、一九八八年、作家人生も終わりに近づいていたルーチェが「医学の歴史」でミネソタ州南西部とサウスダコタ州で起きた甲状腺中毒症の流行を取り上げてくれたことだ。その調査を主導したのは私だった。巡りめぐって、出発点であるルーチェ氏へと再びたどりついた。これは、わが職業生活で得た最高の贈り物のひとつだった。

ところで、疫学者は何をするのか。なぜそれをするのか？

疫学とは、人や動物の病気を防ぐことを目的に、集団における疾病を研究する学問だ。そしてこの疫学を含むパブリック・ヘルスすなわち公衆衛生には、全体に通じる定義がある。それは、「特定のコミュニティ内の健康状態を改善するための施策」である。そのコミュニティがミネソタ州の小さな町でも、アフリカ大陸でも、あるいは地球全体であっても同じだ。

私のヒーローであり友人でもあるウィリアム（ビル）・フェイギは、CDC長官、カーター・センター事務局長を経て、現在はビル＆メリンダ・ゲイツ財団のシニアフェロー兼コンサルタントを務めているが、彼によると「公衆衛生の目的は社会正義の推進」であり、さらに言えば「公衆衛生の哲学的根拠は社会正義で、科学的根拠は疫学」だ。

その意味をわかりやすく説明するために、ビルは尊敬するイタリアの化学者で、哲学者、作家でもあるプリモ・レーヴィの言葉を引用した。痛烈な回顧録『これが人間か』は、ホロコーストを世に伝える非常に重要な物語のひとつで、その中でレーヴィはこう書いている。「苦痛を和らげる方法を知っていながらそれを行なわなければ、苦痛を与える拷問者と同じだ」――私たちの使命をこれほど端的にあらわす言葉を、私は聞いたことがなかった。

ビルは公衆衛生界でひときわぬきんでた存在だ。身長二メートルの彼は、文字通りの意味でも比喩的な意味でも、まさに偉大な人物なのだ。彼の最大の功績はおそらく、天然痘の根絶に向けた世界的な取り組みに参加したことだろう。現場での活動に加え、公式には「監視と封じ込め」として知られる、ワクチン接種の「リング戦略」を考案し実施した。マイクロソフトの創業者ビル・ゲイツとその妻メリンダが、数十億ドルに及ぶ資産の大半を世界の健康増進に寄与する財団に捧げると決めたとき、ビル・フェイギをチーフ・アドバイザーのひとりに選んだのも不思議はない。すべての子どもには、他の人間が与えうるかぎりの健康的な生活をする権利があるという信念に従い、夫妻は財団を設立した。「世界中の人々を可能なかぎり一定レベルの健康に近づけること、それが私たちに課された責任なのです」とゲイツは語った。

大学で公衆衛生を教えている私は、学生たちからよく、感染症のエピデミック（局所的流行）やパンデミック（世界的大流行）が突きつけるとてつもない難題に私たちはどう立ち向かえばいいのかという質問を受ける。それに対する私の答えは、ビル・フェイギの戦術にならえ、だ。

ビルは自身の哲学として、公衆衛生にも当てはまる三つの信条を挙げており、私たちもそれに従うのが賢明だろう。

（一）どれほど複雑に見えようと、この世のものごとにはすべて原因と結果がある。つまり、どこかに答えがある。

（二）真実を知ること。真実を知る最初のステップは、満足できる答えや自分の考えに近い答えではなく真実を知ろうとすることだ。

（三）人はみな、自分ひとりでは大した成果を上げられない。

これら三つに、私はもうひとつ加えたい。否応なく、誰もがみな同じ問題に直面しているというものだ。ノーベル賞に輝いた偉大な微生物学者ジョシュア・レーダーバーグ博士は未来を見据え、「遠く離れた大陸で昨日ひとりの子どもを死なせた微生物は、今日はあなたが住む大陸に到達し、明日には世界的パンデミックを引き起こすかもしれない」と警告を発した。二〇〇八年に亡くなるまで、ジョシュアは私の職業人生に多大な影響を与えてくれた人物だ。良き師として、彼は私にこう教えてくれた。ひとつの点は、ただの点にすぎない。ひとりの人間、ひとつの細菌やウイルス、寄生虫、場所、それに時間も同じだ。ところが、偶然に、またはなんらかの意図によって多くの点が集まると、それはやがて一本の線を描きはじめる。そこが疫学者の出番だ。線になる前の点の集まりを発見し、それを線にさせないために、必要なあらゆる手段を講じる。それが私たちの仕事だ。

ビル・フェイギが掲げた人生の目標のひとつが、アメリカの歴史家ウィル・デュラントと妻アリエルの全著作、とりわけ一一巻からなる超大作『文明の話（*The Story of Civilization*）』を読破することだった。あるときアトランタのエモリー大学ロリンズ公衆衛生学部で、ビルは私たちにこう語った。一九四一年一二月七日に日本軍が真珠湾を攻撃したあと、アメリカ全体、さらに世界の大半が一夜にしてひとつになったように思えた。だがあれ以来、同じように正義と熱意に駆られた人々の連帯感を生み出すような出来事があっただろうか？　二〇〇一年九月一一日のテロ攻撃のときも最初はそうだったと言う人は多いかもしれないが、反応は長続きせず、うやむやになって消えてしまった。それは、国がとった対抗措置が、あの攻撃または威嚇とは（おそらく）無関係の軍事行動だったからだ。

だが、エイリアンが攻めてきて地球全体を脅かし、人間が互いの違いを度外視して戦わなければならない事態になれば、人類はまた連帯するだろう。デュラント夫妻はそう信じていた。

「エイリアンの襲来に代わるもの、それは感染症だ」とビルは明言した。「だからこそ、我々は冷戦のさなかに天然痘を根絶できた。敵も味方もその重要性を認識していたからだ」

エイリアンの襲来になぞらえて話をもう一歩進めるなら、私たちはまず、地球外生物が実際に地球に到達したことを国民にしっかり理解させる必要がある。たとえば気候変動を見てもわかるとおり、科学的根拠は十分にあるのに、それを信じようとしない人がかなりの割合でいるからだ。

同じことが感染症にも言えるだろう。私たちの使命は、世界のリーダーや企業のトップ、慈善団体、メディア関係者に、パンデミックや局所的なエピデミックの脅威が現実のもので、今後も増加の一途をたどると理解させることだ。目の前で膨れ上がるまで脅威を放っておくのは得策ではない。

では、公衆衛生が果たすべき役割とはなんだろう?

それは死を防ぐことではない。いまここで除外しておこう。現時点で、死を防ぐのは不可能だ。すべての出生に対する死亡率はこれまでも、そして予測可能な未来においても、つねに一〇〇パーセントだ。生まれたら必ず死ぬ。公衆衛生の役割はまた、いわゆる〝おもな死亡原因〟を防ぐことでもない。それができたとしても、死因のトップ10はつねに存在し、現在の死因よりもマシなものばかりが並ぶとは限らない。公衆衛生にたずさわる人間がつねに取り組んでいるのは、〝悪い死〟を〝良い死〟に置き換えること、つまり、早期の不必要な死や病気を防ぐことだ。医学と公衆衛生の向上に応じて、〝悪い死〟の定義はつねに更新していかなければならない。

ほぼすべての死は悲しく、多くは悲劇的だ。だが公衆衛生の観点から見ると、死にはもっと深く重要な違いがある。たとえば、九〇歳の男性が心身ともにほぼ健康なまま眠るように人生の幕を閉じたとしたら、これは良い死だ。一方、住んでいる場所がアメリカであれ、アフリカやアジアの国であれ、六歳の子どもが下痢性疾患で亡くなるのは悪い死だ。前者は、多彩な出来事にいろどられた長い人生に訪れた安らかな終焉だが、後者は何十年もの命と可能性の喪失であり、続く未来の世代も失われる。

　疫学者には二つの目標がある。まず、防ぐこと。それができない場合は、疾病とその延長線上にある障害を最小限に食い止めること。その目標に向けて、私たちは医療対策という武器を配備する。

　予防のための重要な武器がいくつかある。安全な水と食料、人間や動物の排泄物の安全な処理を含む衛生管理、ワクチン、そして疾病や障害、感染力を最小限に抑え込めるかもしれない抗感染薬だ。媒介生物の駆除も、病気を伝播させる蚊やダニ、ハエを減らすのに非常に重要だ。殺菌剤などの補助的な対策、病院や老人ホーム、デイケア施設での感染予防対策。教育や、人々の行動を変えさせる試み、情報発信、隔離など、医療以外の対策もある。性癖に関するガイダンスや、複数のパートナーとの性行為に対する注意喚起。また、二〇一四年に西アフリカで起きたエボラウイルス病の流行を教訓に、感染による死者の埋葬方法も変化している。

　しかし疫学の基本ツールは、微生物を特定する科学的方法や、伝染病は微生物によって引き起こされるとする細菌論が登場するずっと前から――そして、きっとこれからも変わらず――〝観察〟だ。

　イングランドの農村部では、一八世紀にはすでに、乳搾り女《ミルクメイド》は天然痘にかかりにくいことが観察によって知られていた。天然痘といえば、死亡率が少なくとも三〇パーセント、場合によってはかなりの高率で死に至る病気だった。医師エドワード・ジェンナーは、天然痘に似ているが危険性がはるかに低い牛痘へのばく露が、なんらかの形でミルクメイドたちを守っているのではないかと推測した。そして一七九六年五月、いまや伝説となった実験で、ジェンナーはサラ・ネルメスというミルクメイドの手にできた水疱から膿を採取し、庭師の息子で八歳になるジェームズ・フィップスの腕に接種した。ジェームズは熱を出し、少しのあいだ具合が悪くなったが、すぐに回復した。ジェンナーは次に天然痘患者の膿を接種したが、少年は発病しなかった。

ジェンナーはこのテーマについて三つの論文を発表し、「ワクチンの父」と呼ばれるようになった。ワクチンは公衆衛生の基本的な武器だが、ことの始まりは、ある入念な観察だった。

一八一三年生まれのイギリス人医師ジョン・スノウは、疫学と公衆衛生の守護聖人とされている。イギリス王立外科医師会のメンバーであったスノウは、安全な麻酔薬投与のパイオニアであり、ヴィクトリア女王が一八五三年と五七年に末の二人の子どもを出産したさいにクロロホルムを投与した。

当時、ロンドンでは数年ごとに発生するコレラに苦しんでいた。コレラは人々を病気にし、殺し、街の中心部全体に恐怖を蔓延させた。そのころの医学界では、疫病の流行は「ミアズマ（瘴気《しょうき》）」つまり穢《けが》れた空気によって引き起こされるという考えが主流だった。だが、スノウはそれに懐疑的で、一八四九年に「コレラの伝播方法について」と題する論文で疑問を呈した。微生物学はまだ生まれたばかり、コレラの原因菌も発見されていなかった。その発見は、一八五四年から六五年にかけてイタリアの医師フィリッポ・パチーニが行なった、一連の研究および発表によってなされることになる。

一八五四年八月には、史上最悪の大流行が起こり、ロンドンの一部の地域では死亡率が一〇パーセントを超えたが、なかでも最も深刻な被害を受けた地区のひとつがソーホーだった。ウエストエンドの一角、オックスフォード・ストリートとリージェント・ストリートに接するソーホーは、多くの移民と貧困層が流入した地域で、衛生設備は不十分、下水道設備はないも同然だった。

スノウは、ソーホーの中心部を通る長さ二ブロック分の道、リージェントサーカス（現在のオックスクスフォードサーカス）にほど近いブロード・ストリート（現在のブロードウィック・ストリート）沿いに、感染が最も集中している最大のクラスターがあることに気づいた。そこで彼は、ロンドンの地図上でコレラの感染者が住む家を黒く塗りつぶし、クラスターの記録をとりはじめた。さらに、セント・ルークス教会の副牧師でミアズマ説の支持者であったヘンリー・ホワイトヘッドの手を借りて、感染者の家を訪れ、個人的な習慣や発病前に行った場所などを尋ねた。

この地道な疫学的手法により、スノウは驚くべき発見をした。感染者のほぼ全員が、ブロード・ストリートのポンプから水を汲んでいたのだ。さらに、地図で見ると別のポンプのほうが近い一〇人の死者のうち五人が、こちらの水のほうが好きだと、ブロード・ストリートのポンプを使っていた。その他、死亡した子どもたちがブロード・ストリートに近い学校に通っていたケースも三件あった。

スノウはポンプから採取した水を顕微鏡で観察し、化学分析も行なった。決定的な結果は得られなかったが、すでにその水が感染源だと確信していたため、九月七日の夕方、彼はセント・ジェームズ教区の保護者会に出向いて調査結果を詳しく説明し、ポンプの取っ手を外して使用できなくするよう要請した。翌日、ポンプの取っ手が外された。感染を恐れて多くの住人がロンドンから逃げていったため、すでにコレラの流行はおさまりつつあったが、ブロード・ストリートのポンプが使えなくなると、感染拡大はぴたりと止《や》んだ。

残念なことに、コレラ禍が去ると、市当局は井戸を取り戻したい地元住民の声に負けてポンプの取っ手をふたたび設置した。だが一八六六年、別の汚染された井戸から汲んだ飲み水が原因で同様のコレラ感染が起きると、ブロード・ストリートの井戸は完全に封鎖された。

現在、ブロードウィック・ストリートとレキシントン・ストリートの角にはジョン・スノウの名を冠したパブがあり、ロンドンを訪れる疫学者や公衆衛生にたずさわる人々の聖地となっている。私も幾度となく訪れては、ビールを一、二杯味わった。まだコレラの原因が科学的に究明されていなかった時代にスノウ医師がとったベーシックな手法が、いまなお疫学調査の基本となっている。パブを訪れるたびに、あらためてそのことに気づかされる。

スノウの研究が疫学と公衆衛生の実践における画期的な出来事となったのは確かだ。だが私は、「近代公衆衛生の父」の栄誉はニコラ・テスラに与えられるべきだと思う。

テスラはセルビア人の技術者で、交流モーターを発明し、電気の使用を多方面に適用したことで知られる。電気の登場は、公衆衛生や感染症対策にも飛躍的な進歩をもたらした。電気と揚水ポンプのおかげで、世界中で安全な水の供給が実現した。水道ができたことで、効果的な下水設備の設置も可能になった。電気はまた、冷凍技術や牛乳を低温殺菌する技術をもたらし、ワクチンの製造や、空調設備によって家庭や職場から蚊を遠ざけておくことを可能にした。さらにエックス線やその他の画像技術、診断装置、人工呼吸器などの発明を通じて、電気は医療にも革命を起こした。

一九〇〇年当時、アメリカ人の平均寿命は四八歳だったが、ちょうど一〇〇年後の二〇〇〇年には七七歳になった。二〇世紀の一〇〇年で、私たちの寿命は三日に一日の割合で延びたことになる。考えてみてほしい。初期の人類ホモ・エレクトスが誕生したのが二四〇万年前、そこから一九〇〇年までかけて、人類はようやく四八年という平均寿命を獲得した。つまり、一九〇〇年当時の平均寿命に達するまでに八万世代を経ている。ところが、そこからはわずか四世代ほどで現在のレベルに達している。きれいな水、下水設備、より安全な食料、低温殺菌された牛乳、そしてワクチンのおかげで、子どもたちの命を奪う病気が飛躍的に排除されるようになった。環境条件に関わる病気の影響を最も受けやすいのは子どもたちなのだ。

だが、めざましい進歩を手放しで喜んでばかりもいられない。これから見ていくように、今後、私たちが新たな問題に直面するとしたら、それは過去に経験した以上に困難なものとなるだろう。

第三章　白衣とすり減った靴

医者が考慮すべきは、病んだ臓器でも、ひとりの人間でもない――その人間をとりまく世界を含めて見つめなければならないのだ。

――ハーヴェイ・クッシング医師

白衣が病院や実験室で行なわれる医学研究のシンボルであるならば、穴のあいた靴底は現場で働く疫学者のシンボルだ。実際、すり減った靴底は「Shoe Leather Epidemiology（靴の疫学）」をモットーとするCDCの疫学情報サービス（EIS）のエンブレムとなっている。犯罪捜査と同様、公衆衛生が成果を上げるには、実験室のスタッフと現場で調査に当たる〝疾病探偵〟の両方が必要だ。

トキシックショック症候群に関する調査（一九八一年のあの日、私はその関係でCDCを訪れていた）は、疾病探偵の仕事そのものであり、驚くべき結末を迎えた。そして私はその仕事を通じて、自分の進むべき道を決定づける数々の忘れがたい経験を得たのだった。

「トキシックショック症候群」は、デンバーの小児病院で小児感染症部長を務めるジム・トッド医師によって一九七八年に命名された。過去三年間で、八歳から一七歳の少年少女に、高熱、低血圧、発疹、疲労、ときに意識障害が起きるケースが散見された。最初のケースは一五歳の少年で、ジムは当初猩《しょう》紅《こう》熱と診断したが、それにしては症状がかなり重かった。その後の二年余りで、さらにいくつかの症例が見られ、喉や口などの粘膜内層に黄色ブドウ球菌が発見されたが、血液や髄液、尿からは検出されなかった。けれども、全身に及ぶ深刻な症状から、ジムと彼のチームはある種の毒素、すなわち細菌毒素が関与しているはずだと予測した。若い患者のひとりは助からず、分析を行なった結果、血液サンプルにエンテロトキシンB型の存在が確認された。黄色ブドウ球菌によって産出される毒素だ。

彼らがイギリスの医学雑誌「ランセット」で最初の論文を発表すると、医療関係者から通常のレベルを超える懐疑的な反応があった。しかし、ジムのこの先見性のある研究は、病原微生物と人間との〝新たな〟衝突を理解する上で重要な糸口となり、初期のロードマップの役目を果たすのである。

一九八〇年の春、なんの前触れもなく、おもにミネソタ州、ウィスコンシン州、ユタ州で、トキシックショック症候群（TSS）に似た症例が見られるようになった。のちに、州ごとの症例数は、最初に警鐘が鳴らされたあと、どの州の保険局が積極的にTSSの症例を見つけようとしたかに大きく左右されたことが判明する。だが三つの州すべてにおいて、患者のほぼ全員が一〇代から二〇代前半の女性だった。そのころ、私は親しい同業者で友人でもあるウィスコンシン州保健局の疫学者ジェフリー（ジェフ）・デイヴィス医師と定期的に連絡を取りあい、互いの州で確認された症例について情報交換していた。ミネソタとウィスコンシン、この二つの州で確認された一二件の症例はすべて若い女性で、そのうち一一件は月経期間中に発症していた。多くの症例では数週間にわたり重篤な状態が続いたが、幸い、その時点で死に至ったケースはなかった。当初の所見は、TSSはおもに月経中の若い女性が発症するという説を裏付けるものだったが、リスクの大きさや原因、新たな発症を防ぐ方法はわからなかった。私たちはCDCに報告し、CDCは同様の症例がないか調査するよう他の州に要請した。

五月二三日の疾病週報で、CDCはウィスコンシン州とユタ州で確認された五五件の症例を発表した。

うち四〇件については月経に関する情報が得られており、その九五パーセントに当たる三八件では、月経が始まって五日以内に発症していた。ここへ来て、メディアも着目しはじめた。

六月二七日、疾病週報の第二報で、ある症例対照《ケース・コントロール》研究の結果が伝えられた。五二人の症例群（その多くは、五月二三日の週報で報告された症例）と、年齢と性別が同じ五〇人の対照群とを比較したものだ。症例対照研究とは疫学調査の一種で、包括的な質問票に沿って患者（重症または死亡の場合はその家族）から話を聞き、生活面で疾病に影響を及ぼした可能性のあるあらゆる要因を体系的に把握したのち、〝対照群〟を特定する。対照群とは、年齢や性別、居住地などが症例群とほぼ一致しているがその病気になっていない人々のことで、こちらも同じ質問票を用いてインタビューする。その後の分析では、症例群と対照群の両方に見られる要因の頻度を比較し、なぜ症例群のほうが病気になったのか、その答えになりそうな差異の有無を判断する。

分析の結果、タンポンの使用とＴＳＳとのあいだに統計的に有意な関連が見られた。つまり、症例群と対照群におけるタンポンの使用には、ただの偶然では起こり得ないほどの差異があったということだ。症例群のほうのタンポン使用者数が、対照群と比較して格段に多かったのだ。

メディアや公衆衛生行政にたずさわる人々のあいだで、プロクター・アンド・ギャンブル（Ｐ＆Ｇ）社の人気商品であるリライ（Rely）という商品名のタンポンが全国で発売された時期がＴＳＳ発症例の増加と一致するという推測がなされたが、この発見に関する研究は発表されておらず、当面はメディアによる報道が、その後の疫学研究の結果に影響を及ぼす重要な情報源となることが予想された。

六月の疾病週報が出てまもなく、ジェフと私は協力し、症例の急増がなぜ月経と関わっているのか、また、この新手の公衆衛生問題にタンポンや感染性病原体がいったいどのような役割を果たしているのかを解明するための症例対照研究を行なうことにした。効率よく症例を発見できるよう、アイオワ州保健局にも調査に加わってもらうことになった。疫学の世界では、ある病気の症例が、通常は一定の地理的領域において一定期間に著しく増加している状態をアウトブレイク（発生）と定義している。

なんらかの理由で、そのときはまさにＴＳＳがアウトブレイク中だった。

私たちの取り組みは、隣接三州《トライステート》トキシックショック症候群研究（ＴＴＳＳＳ）として知られるようになる。この研究では、高度な訓練を受けた女性調査員たちが個別の聞き取り調査を行なった。若い女性たちにきわめて個人的な恥ずかしい質問をしなければならなかったからだ。たとえばセックス歴や、生理中のタンポンやナプキンの使用などについて詳しく尋ねた。こうしたデリケートな質問にもかかわらず、私たちがコンタクトした対照群の候補者はみな、こころよく参加に応じてくれた。この研究における真のヒーローは、多くの命を救う手助けをしてくれた彼女たちなのだ。

調査した症例の大半は過去六カ月以内に発症したものだったが、数年前に発症したがＴＳＳとして認識されていなかったケースも見つかった。三州すべてにおいて、私たちは組織的に全病院に当たり、たとえ月経やタンポンの使用に関する報告がなくとも、ＴＳＳの可能性が高い女性患者の症例はすべて研究対象とするよう努めた。

九月の初め、私は病院のベッドに横たわる患者を前に、疫学者としての職業人生で最も辛く苦しい瞬間を経験していた。その一六歳の少女は、ＴＳＳで死に瀕していた。家族に囲まれた彼女は最新技術を駆使した支持療法を受けていたが、なんの効果もなかった。病気を発症する前の彼女がどんな容姿をしていたのかさえ、私にはわからない。いまやTSSに特有の赤い発疹が、顔にも、手にも、足にも広がっていた。会ったときにはすでに、顔と両腕、両脚がひどく腫れ上がり、知り合いですら彼女だと認識できない状態だった。その腫れ――浮腫――は、サードスペーシングと呼ばれるものによって引き起こされる。通常は血管内にある大量の体液が軟組織に漏れ出る現象だ。これは動脈と静脈を循環する血液量が不足すると起きる循環機能障害で、いったん起きてしまうと元に戻すのは非常に困難だ。その結果、この少女の体は血圧を維持するために空しい苦闘を強いられ、多臓器不全に陥ってしまったのだ。なんとかできないかと思いながら何もなすすべがない。あのとき全員が感じていたとてつもない無力感を語るのは、いまでも辛い。

悲嘆に暮れるご両親に言葉をかけながら、私にできるのは、心からのお悔やみを述べ、必ずやこの病気の原因を突き止め、若い女性たちが同じ悲劇を味わわずにすむようにすると約束することだけだった。私の娘エリンはいま医者になり、新生児学を専門にしているが、そのときはまだ二歳だった。娘の成長を思いながら、父親として我が子を守りたいという本能がどっと胸に押し寄せてきたのを覚えている。

九月一九日金曜日、CDCの疾病週報に「CDC-2」として知られる研究の結果が掲載された。TSSに罹患した女性五〇人と、一五〇人の対照群とを比較した研究だ。症例はすべて七月と八月に発症し、多くの州からCDCに報告されたもので、ミネソタ州とウィスコンシン州の症例は含まれていなかった。この研究によって、タンポンの使用がTSSを発症する大きなリスクであることが再確認された他、リライの使用は他のタンポンに比べてTSS発症のリスクが七・七倍高いことが初めて明らかになった。症例群の七一パーセントがリライを使用していたのに対し、対照群のほうはわずか二九パーセントだった。

リライは、消費者の需要にじかに応える形で開発された。女性たちは長年、経血の吸収量を大幅に高めた〝漏れ〟の起きないタンポンを求めてきた。一九七〇年代初め、製紙業界は自重の二〇倍もの液体を吸収できる高吸水性ポリマーを開発した。おもな用途は使い捨て紙おむつだったが、P&Gはこの技術を利用して、吸水量を従来の五倍ないし一〇倍に高めたタンポンを開発。他の企業が独自開発の高性能タンポンを打ち出すなか、P&Gは得意のマーケティング力を生かし、高吸収性タンポン市場の七〇パーセント以上を獲得した。

疾病週報が出る前日の午後、私は食品医薬品局（FDA）の副局長から、公表が翌日に迫ったCDC研究について電話を受けた。FDA長官のジェレ・ゴーヤン博士と彼のスタッフに、ちょうど研究結果とリライとの関連について説明が行なわれたところだった。ジェレは私たちがミネソタ州とウィスコンシン州で疫学調査を進めていることも、CDC研究の結果について、私たちが国の公衆衛生担当者との電話会議で懸念を表明したことも知っていた。彼はジェフ・デイヴィスと私にワシントンへ出向き、継続中の症例対照研究について説明してほしいと求めていた。私たちの研究では、リライを使っていたのは症例の約半数にすぎず、つまり、他にも問題のある製品が存在することが示唆されていたからだ。タンポンを含む医療用品の安全性と有効性をつかさどるFDAにとっては、そこが最重要ポイントだ。午後の会議に間に合うよう、私は翌朝早くワシントンへ飛ぶと答えた。直前に連絡を受けてどこかへ飛ぶのはこれが初めてだったが、その後の年月で何度も経験することになる。

FDAで開かれた会議では、CDC研究の結果が示す意味について見解の一致は見られなかった。その晩ミネアポリスへ戻ると、タンポン事業を統括するP&Gの幹部から、至急電話がほしいというメッセージが入っていた。P&Gの役員たちはその週の初め、CDCから研究結果について説明を受けていた。彼らには訊きたいことが山ほどあったが、答えはほとんど得られていなかった。リライの好調な全国展開から一年、経営陣はいま、自社の製品が若い女性たちの命を奪っているかもしれないという問題に頭を悩ませていた。

土曜日の午後と日曜日の午前に、シカゴのオヘア空港内にあるヒルトンホテルでP&G主催の科学諮問グループ（SAG）会議が開かれるが、これに参加してくれないか、と私は尋ねられた。ビジネス界でSAG会議が開かれるのはめずらしいことではないが、今回のように緊急開催されることはめったにない。通常、SAGのメンバーは社外の科学者で、目下の問題を最新科学の視点から客観的に評価する。今回はTSSに関係する各分野の専門家がメンバーだが、CDCからの参加者はいなかった。土曜の晩には前々から家族のイベントが予定されていたが、是非ともシカゴに行かなければならないと思った。ちなみに、SAGのメンバーに報酬はなく、支払われるのは旅費のみだ。

会議では、当初からTSSの調査にたずさわってきたジム・トッドが議長を務め、始まった瞬間から、経験豊かな博識者としての手腕を披露した。その後何カ月にもわたり謎の解明に取り組むあいだ、ジムは他の討論《フォーラム》の場においても同様のリーダーシップを発揮した。

会議は土曜の夜遅くまで続き、TSSに関する最新の疫学および微生物学研究から得られた情報やデータ、エビデンス、その他謎の答えが得られそうなあらゆる情報をみんなで検討した。日曜の午前には、六時間以上に及んだ討議の総括をしたが、残念ながら、答えよりも疑問のほうが増えていた。日曜の昼近く、P&Gの最高経営責任者《CEO》エド・ハーネスを含む大勢の経営幹部を乗せたコーポレートジェットが、シンシナティからオヘアに到着した。彼らも会議に加わり、大きなテーブルの片側に座った。簡単な紹介のあと、ジムが討議の結果をかいつまんで説明した。リライとTSSの症例にはなんらかの関連があるのか。答えはまちがいなくイエスだが、なぜ、どのように関わっているのかはわからなかった。私が言葉を継ぎ、自分たちが行なった調査の結果、リライだけの問題ではないとわかったため、これで解決したと思ってはならないと念を押した。そのときハーネス氏がSAGのメンバーの顔を見ながらこう尋ねたのを、私は一生忘れないだろう。「明日、わが社の女性社員たちに、リライ・タンポンは安全だと言えるだろうか？ 男性社員にも、奥さんや娘さんたちに安心して使わせて大丈夫だぞと言えるだろうか？」私は彼の目を見て、ひと言「ノー」と答えた。

その日の午後、ミネアポリスへ戻る短いフライトのあいだ、明日になったらリライはほぼまちがいなく市場から消えるだろうと確信したのを覚えている。私はここでもまた、この仕事を続けるうえで大切なことを学んだ。企業の多くは良き企業市民《コーポレート・シチズン》であり、自分たちの製品が害を及ぼしている証拠が見つかれば、問題を解決するためにできるかぎりの手を尽くそうとする。まさか誰かを危険にさらすことになろうとは思いもせず、P&Gはある製品を市場に送り出した。エド・ハーネスはきっと、金勘定ではなく、彼にとって最も身近な女性たちが製品を安全に使えるかどうかで判断するはずだ。

TSSとリライのニュースは、その九月一九日の週末に一気に伝わり、その後も数カ月にわたり各紙の一面を飾りつづけた。メディアに煽られた全国の若い女性たちは、自分は大丈夫だろうかと不安に怯えた。一九八〇年の末には、国内のメディア報道を追う大手リサーチ会社レクシスネクシスが、TSSとリライの問題をその年の三大ビッグニュースのひとつに選んだ。大統領選とイラン・アメリカ大使館人質事件に次ぐ、第三位だ。ＣＤＣ研究に関する報道を受け、九〇〇件近い症例が報告された。もはや全国的な流行の域に達する規模だ。そのうち九一パーセントは月経と関連し、リライの使用者が明らかに多かった。ＳＡＧ会議の翌日、Ｐ＆Ｇは実際に市場から製品を引き上げた。大々的に宣伝し全国展開したわずか一年後のことだった。

ＣＤＣが人々に伝えたメッセージは、「リライ」ブランドのタンポンが疾病の発生原因であり、市場からの撤去により脅威は取り除かれた、というものだった。

リライには、ポリエステルフォームと架橋カルボキシメチルセルロースと呼ばれる化学物質が含まれ、界面活性剤というコーティング剤も使われていた。界面活性剤とは、表面張力を低下させ、液体どうしまたは液体と固体を混ざりやすくする化合物だ。

私たち隣接三州《トライステート》トキシックショック症候群研究（ＴＴＳＳＳ）チームは、リライの問題を片時も忘れはしなかったが、初期の症例が示されたアメリカ中西部に関するかぎり、特定のブランドのタンポンと結びつけるだけでは不十分だった。より確かな答えに近づくには追跡調査が必要で、そこで重要な役目を果たしたのがＴＴＳＳＳだった。私たちは、一九七九年一〇月一日から一九八〇年九月一九日までに三つの州で報告されたすべての症例を調査対象とした。症例は全部で八〇件あり、それと年齢および性別が一致する対照群を選出した。九月一九日以降の症例を入れなかったのは、ＣＤＣ研究の結果が公表されたことで、リライを使用したケースが選択的に診断・報告される方向への偏り《バイアス》が必ず生じるからだ。

調査が軌道に乗ったころには、私はおそらく男性の九九・九九九パーセントよりもタンポンに詳しくなっていた。まさかこれほど熟知しようとは自分でも思わなかったのだが、アメリカ国内で販売されている二一のブランドとスタイルをすべて、パッケージから出したばかりの状態でも使用後の状態でも見分けられるまでになった。疫学調査の世界に足を踏み入れたら、何が待っているかわからない。研究のためという、ある程度の割り切りが必要だ。一方で、この病気の流行が全国の何百万人という女性たちとその家族に与えている影響のことが、つねに頭を離れなかった。相次ぐ病と死にリライ（Rely＝信頼する）という名の製品が関わっていることが、じつに残酷な皮肉に思えた。

調査結果は、さほど驚くようなものではなかった。「感染症ジャーナル」誌の一九八二年四月号に掲載された論文の概要で述べたように、「複数のロジスティック回帰分析を行なった結果、トキシックショック症候群（TSS）の発症リスクは、タンポン全般の使用よりも、むしろタンポンの保水力（吸収力）により密接に関連している」ことがわかった。

ブランドにかかわらず、吸収力が最も低い種類のタンポンを使用した人は、タンポンを使わない人と比べてTSSの発症率が約三・五倍高かった。また、こちらもブランドを問わず、吸収力が最も高い種類のタンポンを使用した人の発症率は一〇・四倍だった。しかし、リライのユーザーが他のブランドのユーザーと比べて発症率が二・九倍高いこともわかった。これでリライ・タンポンの使用には何か特別なリスクがあるというエビデンスは得られたが、実際にTSSの発症率を高めているのは、女性が選んだタンポンの保水力だった。この調査結果は、リライが市場から消えたあとの数カ月における症例の変化を実質的に予測するものとなった。

TSSを発症する若い女性たちの数はさほど変わらず、むしろわずかに増加した。数に変化がない一方で、TSSの患者はおもに「タンパックス・スーパー・プラス」という高吸収性タンポンと、その他いくつかの競合製品のユーザーへと変化した。

本当の危険因子について誰も警告しなかったため、当然ながら、若い女性たちは高吸収性タンポンを使いつづけた。P&Gがリライを市場から撤去する決断を下したことで最も利益を得たのは誰だろう？ それはタンパックス社だ。彼らは突如、高吸収性タンポン市場の七〇パーセント以上を獲得した。その後、TSSの症例の発見に積極的に取り組んできた州では、リライだけの問題ではなく、高吸収性タンポンの使用に問題があったことが明白となった。

それはつまり、先に公表されたCDC研究のデータにはバイアスがかかっていたということだ。リライがTSSを引き起こすというメディア報道の影響で、報告される症例に偏りが出て、完全に解釈を誤った形だ。私たちは最終的に、TSS発症とタンポンの保水力との関係の謎を解く鍵は、高吸収性タンポンの使用による膣内の酸素量増加と、黄色ブドウ球菌の発生にあると判断した。高吸収性材料が経血を吸収すると、そのぶん膣内に酸素が放出される。吸収性が高いほど、放出される酸素も多くなる。

TSS発症例の増加と、ブドウ球菌の新たな変種の登場とが、たまたま重なった。TSS毒素を非常に効率的に生み出す細菌だ。だがそれ以上に重大なのは、高吸収性タンポンの素材が膣内に放出する酸素の多さだ。本来、膣内は嫌気環境、つまり酸素のない状態でなければならない。酸素がなければTSS毒素は生成されない。ところが酸素過多の状態が、細菌をミクロの毒素生産工場に変えた。こうして生み出された毒素が膣粘膜（膣壁を覆う膜）から吸収され、そのまま血流に入り込んだのだ。

その後、微生物学者のパトリック・シュリヴァート博士が、数年にわたって研究を行なった。ブドウ球菌毒素と連鎖球菌毒素の世界的権威である博士は、ちょうどミネソタ大学からカリフォルニア大学ロサンゼルス校（ＵＣＬＡ）へ移ったばかりだった。この研究と、さらに二つのグループが行なった研究によって、リライのコーティングに使われたプルロニックＬ92という界面活性剤もまた毒素の生成を助長していたことが実証された。他社が使用した界面活性剤には、そのような作用はなかった。これでようやく、ＴＴＳＳＳの症例対照研究の結果と完全に辻褄が合った。

ところが皮肉にも、一九八〇年九月一九日にＣＤＣが情報公開してまもなく、アメリカ産婦人科学会が、個々の衛生観念に関わる問題であり、生理中の女性はもっとこまめにタンポンをとりかえたほうがいいという憶測的コメントを発表した。

これは完全にまちがったアドバイスだった。高吸収性タンポンを頻繁にとりかえるよう勧めたことで、産婦人科学会は女性たちのリスクを軽減するどころか、かえって高めてしまった。高吸収性タンポンを頻繁にとりかえれば、膣内により多くの酸素を取り込んでしまうことになるからだ。このＴＳＳの調査を通じて、私はもうひとつの教訓を得た。それは、よくわからないことについては何も語らないか、せめて「わからない」と言え、というものだ。確かに、女性たちはタンポンの使用に関して専門家による正しくタイムリーなアドバイスを必要としていた。産婦人科学会が何かコメントを出さなければならないと感じたのはよくわかる。だが、あの時点で彼らが得ていた唯一の〝確かな〟情報とは、タンポンを使わないほうがいいことを裏付けるものだったはずだ。

権威ある全米科学アカデミーの医学研究所（ＩＯＭ、現在の全米医学アカデミー）は、一九八一年に専門家からなるブルーリボン委員会を結成し、ＴＳＳ関連の研究から得られたさまざまな結果やミネソタ州などで継続中の監視調査の結果を精査した。ＩＯＭの最終報告では、私たちが行なった隣接三州《トライステート》トキシックショック症候群研究（ＴＴＳＳＳ）と疾病監視が、彼らの言葉を借りれば「ゴールドスタンダード」であることが確認された。だが本当に重要なのは、この報告を受けて、その後の数カ月のあいだにすべてのメーカーが高吸収性タンポンの保水力を大幅に下げ、その結果ＴＳＳの症例が劇的に減ったことだ。ＴＳＳの調査は、私が本格的な疫学調査や分析に乗り出す契機になっただけではない。データというものがいかに誤解されやすく不完全な科学になってしまうか、そしてさまざまな視点を取り入れることがいかに重要かに気づかせてくれた。また、誤った答えに行きつかないためには正しい問いを発しなければならないとも教えてくれた。

このケースでは、ＣＤＣがＴＳＳに関して誤った結論を下し高吸収性タンポンが使われつづけたために、多くの女性が重篤な病を発症し、命を落としてしまった。私はいまでも思う。あのときＴＴＳＳＳの調査結果がＣＤＣに支持されていたなら、数年たってようやくメーカーがタンポンの保水力を下げるのを待たず、もっと早くに周知されていたなら、ＴＳＳによる死をどれだけ防げただろうと。

必ずしも死に至るものでなくとも、疫病の発生はときにコミュニティに甚大な影響を及ぼし、公衆衛生上の重要な教訓を与えてくれる。

一九八四年七月一〇日の午後、私はブレイナード・メディカル・センターの内科医ロン・ソレンソンから電話を受けた。ロンによると、彼の病院では三月以降、しつこい下痢に悩まされる患者が少なくとも三〇人はいて、いまだ誰も回復していないという。そのうち八人はメイヨー・クリニック、ミネソタ大学病院、ミネアポリス退役軍人局病院でさらなる検査を受けたが、原因はわからなかった。

双子都市《ツイン・シティーズ》から北へ車で約二時間、澄みきった湖が無数にある美しい湖水地帯ブレイナードは、夏を楽しむのに絶好の場所だ。けれども私の脳裏には、いまなお〝湖と下痢〟の二つのイメージがつきまとう。ブレイナードは、その両方に満ちあふれていた。

医師も臨床検査機関の責任者も、ミネソタ州保健局に症例を報告しようとは思わなかった。そもそも、なんの病気と報告すればいいかわからなかったからだ。状況をより複雑にしていたのは、州の主だったいくつかの医療機関で診察を受けた八人の患者にそれぞれ別々の診断が下ったことだ。たとえば過敏性腸症候群、非特異性腸炎、原因不明の慢性下痢といった一般的な病名が与えられたのだ。患者のうち二人は、わずか二カ月の間隔をあけて同じ専門医チームの診察を受けたが、同一の症状であるにもかかわらず診断は異なっていた。医師たちは、二人の患者がいずれもブレイナード在住で、ほぼ同時期にとつぜん発病しているという共通項に気づいていなかった。

誰も下痢のことなど語りたくはない。シラミがいると言うのと同じくらい恥ずかしいことだからだ。そのためブレイナードの住民たちは、自分たちのまわりで発生している病気に気づかなかった。また、ブレイナード・メディカル・センターには三六人の医師がいるが、七月上旬になるまで、人口一万四〇〇〇人のこの町で異変が起きているとは思いもしなかった。

私は疫学者なので、何やら尋常ならぬ病気が局地的に発生していると聞くと、いつも興味をかきたてられる。ロンと最初に電話で話したときから、私にははっきりとわかっていた。ブレイナードくらいの規模の町で、過去五カ月間に三〇人を超える患者がひどい慢性下痢を新たに発症し、その全員がひとつの医療機関にやってくるというのは、宝くじに当たるくらいの確率だと。

ロンは電話で、ある患者について詳しく語った。仮にジョンと呼ぶことにしよう。ジョンは健康な七七歳の男性で、あるとき急に水様性の下痢を発症した。吐き気、嘔吐、痙攣《けいれん》、発熱など、他の症状はほとんどない。一日に一〇回から二〇回も便意をもよおす状態が一カ月ほど続き、体重が一〇キロ近く減った。何度も便検査を行なったが、一般的な感染性下痢の原因菌は見つからず、先に述べた八人の患者のひとりとしてロンの病院に入院した。注目すべき唯一の所見は、結腸鏡検査の結果、結腸に炎症が確認された点だ。ジョンは病因不明の非特異性腸炎と診断され、何種類かの抗生物質が処方されたが、症状に変化は見られなかった。

つねにトイレのそばを離れられないため、社会生活にも日常生活にも支障が生じた。下痢は年が明けてもずっと続いたが、ほんのわずかながら頻度が減り、食べる量を増やしてもトイレに行く回数に変化がないことがわかり、失った体重をいくらか取り戻すことができた。二年目に入って、下痢をする回数がだんだん減ってきていることに彼は気づいた。そして最初に症状が出てから五五〇日が経過するころには、回数も量も普通の便通に戻っていた。

ロンと電話で話して数分後、私はミネソタ州保健局のベテラン感染症疫学研究チームを招集した。その晩のうちにブレイナードへ向かい、調査を開始するためだ。

おおぜいの人が急に発症していることから、感染症を引き起こす微生物が悪さをしている疑いが強かった。そこで私たちは、CDCの食品媒介疾患部門にいる仲間に電話をかけ、これまでにわかったことを伝えて協力をあおぎ、CDCから二人のスタッフが調査に加わることになった。

そして翌日、アトランタから飛行機でやってきたのが、感染症調査のやりかたを覚えはじめたばかりのＣＤＣ疫学情報サービス（ＥＩＳ）新任担当官、そして私の職業人生を通じて気の合うパートナー《ソウルメイト》となる、クリスティーン（クリス）・マクドナルド（現在はクリスティーン・ムーア）博士だ。彼女はこのときの調査でみごとなリーダーシップを発揮し、ＥＩＳの任期を終えたあと、ミネソタ州保健局の疫学研究員補佐となった。以来、私たちはチームとして互いに高め合ってきた。私は学生たちによく言うのだが、疫学はチームスポーツだ。クリスというパートナーがいなかったら、私がこれまでに成し遂げた仕事の半分もできなかっただろう。

クリスはこう振り返る。「最大の課題は、病原体と、人々がそれにどうさらされているかを突き止めることでした。次に、感染コホートの大きさ。コミュニティのどの程度が感染しているか」

ブレイナードへ到着した晩、私たちが真っ先に行なったのは、過去六カ月に下痢の症状でロンの病院へやってきた患者の記録にじっくり目を通すことだった。本当に感染症が広がっているのなら、どの時点で始まったかをピンポイントで突き止めなければならないからだ。一方で、私たちは精密検査を受けた患者の臨床情報を参考にしながら、症例定義の作成に着手した。

その結果、「原因不明の下痢が四週間以上続いている」という定義づけがなされた。その後、数週間かけて症例や感染状況を広く調べていくうちに、すべての症例が当てはまり、なおかつ他の原因による下痢がすべて排除される、精度の高い定義であることがわかったが、下痢が感染性のものなのか、なんらかの化学的な原因によるものなのかが特定できていなかったため、さまざまな臨床所見から感染症による症例の特徴をとらえ、クローン病や結腸癌といった既知の原因と区別していかなければならなかった。

ロンが電話で話した三〇件余りの症例についてざっと見直し、症例定義に当てはまり、一九八四年の四月から六月までに発症した二三件を調査対象とすることにした。そして、その二三件と性別および年齢がマッチし、同じ時期に下痢を発症していない四六人を対照群として選び、調査対象は合わせて六九人となった。そして私たちは、一カ月という期間に起こりうるあらゆる出来事を想定し、聞き取り調査を行なった。医薬品も含め、発症前の一カ月に何を摂取したかについては特に念入りに尋ねた。

クリスが臨床および細菌学的な観点からの調査を主導し、私は疫学的な面に的を絞った。

鉱脈はすぐに見つかった。最初の三つの症例で、互いに面識のない患者たちが、日常的に同じ生乳を飲んでいたことが報告されたのだ。ブレイナードの町はずれにある酪農場が販売していたものだ。その後の聞き取り調査は、結果にバイアスがかからないよう、生乳を飲んだ記憶を誘導しないように慎重に行なわなければならなかったが、この線が金脈なのはまちがいなかった。

下痢と生乳の摂取との決定的な関係がすぐに明らかとなったが、それは一目瞭然だった。実施した症例対照研究の結果、何百という検討項目のなかで生乳の摂取だけが突出しており、症例群では対照群に比べ、問題の酪農場の生乳を飲んだ可能性がじつに二八倍以上も高かった。

一八六四年、ルイ・パスツールは、ビールとワインを沸点よりも低い温度で加熱するだけでほとんどの細菌が死滅することを発見した。この処理によって、品質や味を変えずに腐敗を防ぐことができた。こんにちでは、微生物管理のために乳製品工業や食品工業でも加熱処理が広く行なわれ、牛乳の安全性と保存性が保たれている。

いまだに生乳のほうがヘルシーで栄養価も高いと考えている人もいるが、生乳は殺菌されていない牛乳だ。加熱殺菌が普通に行なわれるようになる前は、牛乳を飲んでさまざまな恐ろしい病気にかかる人

（特に子ども）がおおぜいいたのだ。

これで〝なぜ〟ブレイナードなのかはわかった。だが、まだわからないことがたくさんあった。〝何〟が下痢を引き起こしているのか？　これは感染症なのか、もしそうなら、ウシが病気にかかっているのか。生乳を飲んでいない人にも感染する可能性があるのか。症状を緩和、あるいは病気そのものを治す方法はあるのか。これは氷山の一角にすぎないのか？

疫学調査で最優先すべきは、蔓延を食い止めることだ。地元の酪農場が販売する牛乳が、感染を引き起こしている微生物または化学物質の源だと確認されたら、私たちがまずなすべきは、その農場がこれ以上牛乳を売らないようにすることだ。農場主は、彼の牛乳と下痢とを結びつける数々の証拠を見てすぐに納得し、工場へ直送して殺菌処理をしていない生乳はどこにも売らないと約束してくれた。感染原因はまだ究明できないまでも、観察と疫学調査の手法を用いて、私たちは〝ポンプの取っ手を外す〟ことができた。こうして生乳の販売が止まると、新たな症例の発生も止まった。

最終的に、その酪農場が販売する生乳を飲んでいた人のうち一二二人に慢性的な下痢の症状が確認された。最初の発症は一九八三年一二月、最後は一九八四年七月だった。ミネソタ州保健局とCDCは連携し、ラボの人材を可能なかぎり投入して解明に当たったが、人間の症例からも農場のウシの群れからも、病原体の疑いがあるウイルスや細菌、寄生虫も、化学的な原因も発見されなかった。それはなにも、新鮮な標本が足りなかったせいではない。

ミネソタ州保健局、CDC、ブレイナード・メディカル・センターのスタッフとで十分な議論を重ねたのち、この病気に名前をつける必要があると判断した。コネティカット州ライムで発見されたライム病やオハイオ州ノーウォークで発見されたノーウォークウイルスなど、当時は土地の名をつけるのが主流だったことから、その慣例にならい、私たちは「ブレイナード下痢」と命名した。こうしてブレイナード下痢は、このような症状を示す医学文献上の正式名称となった。

「最新の試験方法を用いて、じつに広範かつ的確な調査を行なったにもかかわらず、病気の原因は特定できませんでした」とクリスは語る。「けれども、感染状況をみごとに地図上で示すことができました」

それまで報告されていなかった集団感染や単独のケースを徹底的にあぶり出すべく努力した結果、生乳を飲んだ人たちのあいだで同様の疾病が発生していたことがわかった。ミネソタ州（一九七八～七九年および一九八四年）、オレゴン州（一九八〇年）、ウィスコンシン州（一九八一～八三年）、アイダホ州（一九八二年）、マサチューセッツ州（一九八四年）、そしてサウスカロライナ州（一九八四）。さらに、ブレイナード以降も、イリノイ州とテキサス州での大規模なものを含め、少なくとも一〇件の感染が起きており、いずれのケースでも生乳または汚染された水が原因だった。

ブレイナード下痢はなんらかの感染性病原体によって引き起こされたもので、いずれ原因は明らかになると私は確信している。

HIV・エイズ、トキシックショック症候群、ブレイナード下痢と見てきたように、この世には疫学者にとって埒外のものや無関係なものはほとんど存在しない。疫学的視点は、個々の生活史といったごくプライベートなところから、広く社会全体、さらには地政学的衝突にまで及ぶのだ。

ブレイナードの経験から、すべての答えが出揃わなくとも重要な答えは出せるということを私は学んだ。公衆衛生の〝守護聖人〟ジョン・スノウのように、感染症のすべてを知らなくとも、その発生を食い止めたり、影響を最小限に抑えることはできる。すべての答えが揃わないからあれはできない、これはできない、といった声をよく耳にする。そんなのはくだらない言い訳だ。私たちは、持てる知識と手段とで戦いに挑む覚悟ができていなければならない。その第一歩は、基本的な観察だ。

私たちには、できる！

二〇一五年から一六年にかけて、アメリカでジカ熱が流行した。当初、私は科学者やジャーナリストたちに幾度となく苛立ちを覚えた。というのも、実際に感染症の調査に関わったことのない彼らが、ジカ熱が小頭症やギラン＝バレー症候群を引き起こした証拠はなく、〝公衆衛生勧告〟などはみな明確な証拠にもとづいたものではないと声高に主張していたからだ。私の経験上、証拠は十分かつ明確だった。対応が遅れるほうがよほど無責任であり、弁解の余地はない。

私も同僚たちも、政治家やマスコミに「行き当たりばったりの対応」としょっちゅう叩かれたが、それに関しては一〇〇パーセント本当だ。出どころも規模もわからない深刻な感染症を追っているときには、その場その場で対応するしかない。公衆衛生の専門家として感染症の調査を主導するからには、さらなる感染や死を食い止めるために何をすべきかを即座に決断しなければならない局面がいくつもある。難しいのは、判断を誤らないことだ。もしまちがった判断をすれば、永遠に信用を失ってしまうだろう。

CDC元長官のビル・フェイギが言うように、私たちは「不十分な情報にもとづき十分な判断を下さなければならない」。これこそが疫学調査の本質だ。重要なのは、国民がそれを理解し、信頼して任せることだ。有能な専門家がひたむきに調査し、わかったこと、わからないことを的確に伝えてくれる。彼らは〝ポンプの取っ手を外そうと〟しているのだから。

第四章　脅威《スレット》マトリックス

エイブラハム・リンカーンと同様、私は国民を心から信頼している。真実を告げれば、人々はいかなる国難にも向き合ってくれるだろう。大事なのは、事実を伝えることだ。

――陸軍元帥ダグラス・マッカーサー（一九四四年）

脅威《スレット》マトリックスとは、何を懸念すべきかを示す図式のことだ。疫学の世界には、この脅威マトリックスの作成方法がいくつかある。

ひとつは縦軸でインパクトのリスクを、横軸で発生のリスクを示す方法だ。この場合、インパクトのリスクが高くても発生のリスクが低い病原体は、両方とも高い病原菌よりも低リスクの位置を占めることになる。

私がこれと同じくらい重要だと考えるマトリックスは、横軸で病因となる出来事の深刻度、縦軸でそれに対する備えの度合いを示したものだ。この脅威マトリックスを用いると、どのような脅威であれ、それに対処できる可能性を判断できる。だが簡単に聞こえても、そこには多くの変動要因がある。

公衆衛生学は、統計と確率にもとづく科学だ。しかし私たち一般市民は、ものごとをそういう観点では見ていない。統計と確率のことを考えたら、誰も宝くじなど買わないだろう。私たちはむしろ、もっと情緒的にものごとを考える。病気や死については特にそうだ。そのため個々人の脅威マトリックスは、先に述べたような質と量にもとづくマトリックスとは合致しない可能性が高い。

たとえば、移動距離に換算した場合、自動車よりも飛行機のほうがはるかに安全だと誰もが頭ではわかっている。それでも、空を飛ぶのが怖い人たちは、路上のリスクに二の足を踏むこともなく毎日車に乗り込む。同様に、アメリカでは高速道路で年間四万人以上の命が失われているが、それを黙認する一方で、ミネアポリスの私のオフィスにほど近いミシシッピ川にかかるI－三五W号橋が二〇〇七年に崩落し一三人が亡くなったときには、みんながショックを受け激しい怒りを覚えた。私たちは橋やトンネルの崩壊を自身の脅威マトリックスに織り込んでいなかったのだ。

9・11で三〇〇〇人近い民間人の命が失われた結果、アメリカは数兆ドル規模のテロ対策に乗り出した。政府は大幅に組織改編され、国民の暮らしや旅行、防衛、国外紛争への関与、日々の行動にも大きな変化が生じた。こうした取り組みは確かにテロを防止し、未来のテロリストに対する抑止力となったかもしれない。それにもちろん、テロの恐怖は単なる死者数をはるかに超えるものだと理解している。しかしテロへの反応が、私たちが直面する他の脅威への反応と釣り合うものだったとは言いがたい。

私たちは、感染症のリスクを現実的に評価しなければならない。

二〇一五年、ビル・ゲイツはTEDトークでこう断言した。「これからの数十年間で何かが一〇〇〇万人以上の人間の命を奪うとしたら、それはきっと戦争ではなく、感染力の高いウイルスだ。ミサイルではなく微生物だ。そうなった原因のひとつは、私たちが核抑止力に巨額の資金を投じてきたことにある。その一方で、感染症の流行を阻止するシステムにはほとんど投資してこなかった。つまり私たちは、次に起きるエピデミックへの準備ができていない」

公衆衛生においても、他の分野と同様、すべてに備えることはできない。災害対策と事業継続計画がいい例だ。9・11のテロ以降、ニューヨーク市では多くの大企業が、ふたたびこの手の脅威に見舞われたときのために電力を確保しておいたほうがいいと考え、建物の地下に非常用発電装置を設置した。空からの攻撃に十分に備えた形だ。しかし彼らは、二〇一二年一〇月に発生したハリケーン・サンディのような事態には備えていなかったため、ロウワー・マンハッタンの他、ニューヨーク市地下鉄の一部も水浸しになってしまった。

私たちが社会としてできることは、災害に備えて大まかなプランを立てることだ。たとえば停電や断水への対応、医療スタッフがいない場合の救急措置、救助が到着する前に自分の命を守る方法など。かつてドワイト・D・アイゼンハワー大統領が言ったように、「戦いに備えるさい、立てたプランが役に立ったためしはないが、プランを立てることは絶対に必要」なのだ。

一九九〇年代、本書の共著者マーク・オルシェイカーは、〝ビッグ・ウェザー〟すなわちハリケーン、トルネード、モンスーンについて調べ、IMAXフィルムの脚本を書いていた。プロデューサー兼監督のグレッグ・マクギリブレイとともにフロリダ州マイアミにある国立ハリケーン・センターを訪れた彼は、著名な気象学者であるボブ・シーツ所長に、気象学者にとって最大の悪夢は何かと尋ねた。

「答えは簡単です」と所長は言った。「カテゴリー五の超巨大ハリケーン――それがニューオーリンズを直撃することです」

二〇〇五年八月二九日、ハリケーン・カトリーナがニューオーリンズを直撃した。上陸時にはカテゴリー三の暴風雨《ストーム》に格下げされていたが、それでもルイジアナ州だけで一五七七人の死者が出た他、何千人もの人々が避難を余儀なくされ、大都市の生活は完全に混乱し、アメリカ史上最も損害の大きい自然災害となった。

シーツ所長が発した警告は、科学者や危機管理にたずさわる者にとって常識だったはずだが、誰もそのような危機に十分に備えてこなかった。こうして、未然に対策を講じる機会がひとつ失われた。二一世紀の感染症への備えという意味で、公衆衛生の世界もこれと同じ状況に直面している。ひとつ、またひとつと機会が失われている。

地球全体に甚大な被害を及ぼしうる事象は、四つしかない。ひとつは全面的な熱核戦争だ。もうひとつは地球への小惑星の衝突。三つ目は世界規模の気候変動。そして四つ目は、感染症だ。

熱核戦争については説明するまでもなく、そのような大惨事が起きないよう、世界の指導者たちが理性と見識をもって回避してくれることを願うしかない。だが幸い、もしもテロリストたちが核兵器をひとつ手中に収めたとしても、彼らにはまだ熱核戦争ほどの脅威を引き起こす能力はない。

小惑星の衝突が起きる可能性はきわめて低いが、いずれにしろ、それに関して私たちにできることはほとんどない。

私たちはすでに温室効果ガスを大量に排出しているため、気候変動はもはや確定事項となっている。たとえ現状のレベルが維持されたとしても、今後数十年もしくはそれ以上の時間をかけて徐々に世界的規模の危機へと発展していくだろう。だがその間にプランを策定し、沿岸部の洪水、大雨や干ばつ、気候変動が動植物や昆虫に及ぼす影響に対処できるかもしれない。

四つの事象のなかで突然の危機をもたらす可能性が最も高いのは、二一世紀の感染症だろう。それは全世界を同時に巻き込み、パンデミック、つまり世界的大流行を引き起こす。

現時点でおもに懸念されるのはインフルエンザのパンデミックだが、ＨＩＶ／エイズの例からもわかるように、他の予期せぬ微生物が出現する可能性もある。

ハリケーンからさらに発達したスーパーストーム・サンディやハリケーン・カトリーナ、一九八九年に起きたロマ・プリータ地震、トルネードなど、自然災害は甚大な被害を及ぼしたあとすぐに終息するため復興に着手できるが、パンデミックは世界中に広がり、しばらくのあいだ続くことになる。特定の場所だけが襲われ、他は影響を受けず救援に回れるというわけではない。パンデミックは多くの場所を同時に襲うため、各地で緊急支援が必要になる。最初は個人、次に行政当局、企業、さらに国内外の商取引へと影響は段階的に広がっていく。しかも、その影響は直接的かつ破壊的で、長く尾を引く。

みんながパンデミックに巻き込まれているときには、よほどしっかり準備ができていないかぎり、誰かに支援の手をさしのべ、物資、食料、薬品を提供できる余裕のある人はいない。パンデミックに対応するのに必要な物資、たとえば医療用品や薬品、ワクチン、Ｎ95マスクと呼ばれる呼吸器防護具なども、インターネットでクリックすれば手に入ると思ったら大まちがいだ。

必要なものを必要なときに必要なだけ納入する現在の〝ジャスト・イン・タイム・デリバリー〟経済では、ほとんど在庫を抱えず、まして危機的な状況を見越した備蓄など行なわない。重要な補給品の製造に必要な部品ですら保管されていないのだ。たとえば、パンデミックが世界に波及し、アジアのある都市の労働人口が打撃を受ければ、その都市から供給される（おそらく、他のどこからも供給されない）

製品や補給品など、急速に広まるパンデミックへの対処に必要な物資が手に入らなくなるだろう。いくらお金があっても、存在しないものは買えない。近年創設された世界銀行パンデミック緊急ファシリティ基金は、パンデミックに対処するためのグローバルな資金供給を目指したものだが、これが世界的な非常時には機能しない理由はそこにある。

大規模なパンデミックが起きた場合、どこに住んでいようと、私たちはほぼ孤立する。二〇一五年、エボラウイルス病が一件発生し、テキサス州ダラス全域に衝撃が走った。これがもし、ダラスと世界中の都市で同時に何千件もの症例が発生したらどうなるだろう？

パンデミックは〝天災〟だが、他の自然災害よりもむしろ戦争に近い。戦時中と同様、パンデミックのさなかには、取り返しのつかない破壊が日々広がっていくからだ。

たとえ感染が一定の地域内に限られていても、壊滅的な被害が生じる可能性はある。私はこれを「局地的に重大な感染拡大」と呼んでいる。二〇〇三年のＳＡＲＳ（重症急性呼吸器症候群）がまさにそうだった。感染はごく少数の都市――香港、そして飛行機での移動によるトロントなど――に限られていたが、それらの地域では死と甚大な人的被害が引き起こされた他、経済にも深刻な影響が出た。

二〇一五年の初め、ワシントンの米国医学研究所（現在の全米医学アカデミー）で開かれた会議に出席した私は、コロナウイルスの一種であるＭＥＲＳ――ＳＡＲＳの遠い親戚にあたる中東呼吸器症候群――が、ごく近い将来、アラビア半島の外で深刻な感染拡大を引き起こすだろうと予言した。もちろん場所までは予測できなかったが、それが起きるのはわかっていた。

すると案の定、わずか数週間後に、それは韓国のソウルで起きた。環太平洋地域で最もテクノロジーが発達した都市のひとつだ。感染力がきわめて強いひとりの〝スーパー・スプレッダー〟が、世界でも最先端の設備をもつ医療機関であるサムスンソウル病院を閉鎖に追い込み、政治的危機を引き起こした。たったひとりの感染者が、ニューヨークのベルビュー病院やマサチューセッツ総合病院、シダーズ・サイナイ医療センター、メイヨー・クリニックといった大病院を閉鎖に追い込むなど、想像できるだろうか？

二〇一四年のエボラウイルス病、二〇一五年のMERS、二〇一六年のジカ熱と黄熱など、大規模なアウトブレイクが起きるたびに、私は国内外の多くのメディアから説明や指導、予測を求める電話を受ける。たいていは喜んで応じるのだが、正直なところ既視感《デジャ・ヴ》を覚えるのもしょっちゅうだ。それはたとえば、事前の対策を講じるチャンスはいくらでもあった、手を打っていれば、いま目の前にある状況や危機は防げたかもしれない、少なくとも軽減されていたはずだと思うようなときだ。

最凶の敵との戦いはすべて戦い甲斐のあるものだが、なかにはより迅速かつ強力に戦わなければならない場合もある。感染症か慢性病か、エピデミック（局所的流行）かエンデミック（風土病）かという問題ではない。資源《リソース》をどれだけ医療や公衆衛生に充て、どれだけテロ対策に充てるかという問題でもない。感染症によるすべての死や深刻な疾患は、患者本人、家族や親しい友人、さらには医師や医療チームにとって重大な危機だ。だが一部の感染症は、地域や国、ひいては世界の危機となり、社会や政治、経済の安定を脅かす。

すべてに全力で取り組むことはできないため、ここで四つの優先事項を提案したい。先の章で論じるように、それらは別個ではあるが互いに関連する九つの取り組みへとつながるものだ。その九つをまとめて、〝危機管理計画《クライシス・アジェンダ》〟と呼ぶ。

第一の優先事項は、致命的なパンデミックを引き起こす微生物、疫学の世界で言う「パンデミック・ポテンシャルをもつ病原体」と真っ向から対決すること。これは致命的な敵のなかでも最もたちの悪い、まさしく〝最凶の敵〟だ。微生物が引き起こす脅威のなかで、最凶と呼ぶにふさわしいものは二つしかない。ひとつはインフルエンザだ。呼吸器感染症であるインフルエンザは、短期間で世界中に広がって人の命を奪う。

パンデミック・ポテンシャルをもつもうひとつの病原体は、じつは増加の一途をたどっている伝染性の強い微生物で、知らぬ間に伝播し、世界中の人間や動物の健康にかなりの影響を及ぼしうるものだ。これは薬剤耐性の脅威であり、〝ポスト抗生物質の時代〟つまり抗生物質が効かなくなる時代へが目前に迫りつつある可能性が現実味を増してきている。私たちのひいおじいさん、ひいおばあさんのころのような世界、いまは治るとされている感染症でまた当たり前のように人が死んでいく世界を想像してみてほしい。

第二の優先事項は、たとえばエボラウイルス病や、MERSを含むコロナウイルス感染症といった、影響の大きい局地的流行を防ぐこと。加えてSARSやジカ熱の再流行や、世界の貧困層に壊滅的な影響を及ぼしつづけ、国の経済や政治を混乱におとしいれる蚊を媒体とした感染症を防ぐことだ。

第三の優先事項は、意図的に害を加える目的での微生物の使用や、人為的に強化された微生物、つまり感染力を高め、死や重篤な疾患を引き起こしやすく、予防ワクチンも抗生物質も効かないよう科学者が手を加えた微生物の偶発的流出を防ぐことだ。ここには、バイオテロやデュアルユース性研究、機能獲得性研究の問題も含まれる。

　デュアルユース性研究とは本来、現状の知識にもとづき、有益な目的のみならず、有害な目的にも意図的または偶発的に使用されうると合理的に予想される科学的研究を意味する。国立衛生研究所によると、「アメリカ政府は、生命科学研究の利点を維持しつつ、成果としての知識や情報、テクノロジーが誤用されるリスクを最小限に抑えるため、このような研究を監視」している。

　一方の機能獲得研究とは、病原体が病気を引き起こす能力や伝染性を高める、病気をより重篤で治療の困難なものにする、あるいはその両方を目的とした科学的研究または実験のことだ。

　第四の優先事項は、世界の健康、とりわけ新興国の人々の健康に大きな影響を及ぼしつづけている風土病の防止だ。マラリア、結核、下痢性疾患、エイズなどを含むこうした病気は、対策の進歩をよそに、ゆるやかなパンデミック状態にあると考えられる。

　本書では、これら四つの優先事項について詳しく論じるとともに、真に懸念すべき事項についても掘り下げていく。ひとつだけ、いまここで強調しておきたいのは、感染症は単なる科学の問題ではないという点だ。

　九章以降、危機管理計画《クライシス・アジェンダ》について順に見ていくが、あとへ行くほど優先順位は高くなり、最後に私たちの日常生活を大きく変えるかもしれない二つの問題――薬剤耐性とインフルエンザのパンデミック――でしめくくる。

　私がミネソタ大学に設立し所長を務めるＣＩＤＲＡＰは、Center for Infectious Disease Research and Policy（感染症研究・政策センター）の頭文字をとったものだ。研究と政策――この二つは、まるでチョコレートとピーナッツバターのように相性がいい。政策抜きで科学にアプローチしようとしても、何も成し遂げられない。また、正しい科学的根拠なしに政策を決めようとすれば、貴重な時間とお金のみならず、人の命までも無駄にすることになるだろう。

第五章　微生物の歴史

ものごとがかなり悪いほうへ行くと、何かが起きて軌道を修正しようとする。進化とは誤りを犯し、その誤りを正すプロセスだと私が考える理由はそこにあります。もし私たちが、誤りを犯すよりもうまく、ほんの少しでもうまく誤りを正せるなら、人は進化するでしょう。

——医学者ジョナス・ソーク

病気の究明は、多くの面で犯罪捜査に似ている。そこで、微生物を人間になぞらえて考えてみよう。

私たちはつねに他者に囲まれている。たいていは毎日同じ人と顔を合わせるが、一方で日々いろいろな人を目にする。ほとんどの人は私たちの生活になんら影響を及ぼさず、ただ同じ空間や連続する空間を共有するだけだが、なかには友人や家族、恋人、同僚など、実際に私たちの生活に影響を及ぼす人々もいる。

いちども会ったことがなくとも、毎日の生活に欠かせない重要な人たちもいるが、私たちはそのことを意識していない。たとえば、あなたの家や職場から一〇〇マイル離れた場所で発電所を運営している人がいて、つねに照明がつくように、食料品店の冷蔵庫が稼働するようにしてくれている。その人に感謝の気持ちを伝えたいと最後に思ったのはいつだろうか？　では、あなたの家族の命を守るのに今日どうしても必要な薬を、病院の薬局に確実に届けてくれるトラックの運転手はどうだろう？　このように、じつは私たちは、顔も見たことのない人たちに大きく依存して生きている。

その一方で、明らかに悪影響を及ぼす、信用のならない人や犯罪者もわずかながらいる。極端な話、そういう人たちに命を奪われることだってある。

同じことが微生物にも言えるだろう。ほとんどの微生物は良くも悪くも私たちに影響を及ぼさないが、なかには生命維持や生活の質を保つのに欠かせない微生物もいれば、人を蝕《むしば》む有害な微生物もいる。人間界の犯罪者に相当する微生物は、病原体と呼ばれるものだ。

人間がおびただしい数の微生物――いわゆるマイクロバイオーム（微生物叢《そう》）――と共存しているとわかりはじめたのは、ごく最近のことだ。残念ながら、いまだ人と微生物との関係については稚拙な見方がほとんどで、たとえばメディアに登場する有名人が、オフィスや家庭の電話機やドアノブから採取したサンプルに微生物がびっしりついていると聞いて気持ち悪いと言えば、それがそのまま人々の認識となってしまう。この単純すぎる見方は、庭に雑草がはびこるのがいやだから、植物は枯れているに限ると決めつけるようなものだ。病原体がもつ潜在能力を理解するには、原初の時代へさかのぼってみる必要がある。

約四五億年前、地球は溶岩だった。その後の一〇億年間のいずれかの時点で、地球上に形成されつつあった海の〝原始スープ〟の中に、たったひとつの細胞からなる生命体が出現した。その細胞がなぜ、どのように出現したのかについては諸説あるが、真相は永遠に謎のままかもしれない。一九二〇年代、ソ連の生物学者アレクサンドル・オパーリンとイギリスの遺伝学者J・B・S・ホールデンは、紫外線がエネルギー源となって、メタン、アンモニア、水から有機化合物が生成されたという説を提唱した。

分子がいくつか結合することで、存続に有利な状態となったのだ。

最近では、地球のサーマルベント（熱水噴出孔）から発する化学エネルギーによってシンプルな有機生命体が誕生したという説もあり、今後もさまざまな学説が出てくるだろう。

私たちの視点と関わりがあるのは、三〇億年以上ものあいだ、微生物は地球上にいる唯一の生命体だったという点だ。進化によって、微生物は文字通り、人類や動植物の〝生みの親〟となった。彼らは私たちの呼吸に必要な酸素を含む大気や、成長するのに必要な一酸化炭素と土壌の栄養分を植物が取り込む能力を生み出した。言うまでもなく、それらは生命の基礎となるものだ。

進化は多様化を促進するが、その進化を起こすのはストレスだ。細菌、マンモス、人間、シロナガスクジラ――大きさを問わず、ストレスに耐え、適応する能力が高い生物ほど存続の可能性が高くなる。巨大な隕石が地球を直撃するといった、大規模なストレス要因《ストレッサー》がいきなりやってくることもありうるが、ストレスの多くは何千年という時間をかけてゆっくりと発生する。

約三〇億年のあいだ、すべての進化は細菌、つまり核のない単細胞生物に関するものだった。人間の時間軸では計り知れない膨大な時の流れのなかで、微生物は結合し、これまでに地球上に存在したすべての動植物へと進化した。

多様性に関わる複雑な生化学には踏み込まないが、ここで覚えておかなければならない重要な点は、微生物は人間が誕生する前から存在し、地球上に人間が登場してからはともに進化し、そして人間がいなくなったあとも存続しつづけるということだ。とかく人間は、世界をコントロールしているのは自分たちだといううぬぼれた考えを抱きがちだ。だが、真に生物学的な意味で微生物の力を理解しようとするなら、人間のほうが微生物の進化を予測し、それに対応しようとしているのであって、その逆ではないことをけっして忘れてはならない。

人間が生きていくには、現存する微生物の多くが必要だが、なかには人の命を奪う微生物もいる。

私の友人で同僚でもあるマーティン・ブレイザー博士は、ニューヨーク大学医学部教授で同大学のヒューマン・マイクロバイオーム・プログラムの責任者を務める、最も尊敬される感染症専門家のひとりだ。彼は啓発的な著書『失われてゆく、我々の内なる細菌』（山本太郎訳、みすず書房）のなかで、「細菌細胞は自己完結型の生物であり、呼吸をし、動き、食べ、排泄し、敵から身を守り、そしてこれが最も重要なのだが、増殖することができる」と書いている。ようするに、「微生物がいなければ、私たちはものを食べることも息をすることもできなかった」というのだ。つまり、大事な微生物がいなくなれば、私たちは健康的に暮らしていくことができなくなる。

これまでの歴史《ストーリー》のいちばん最後の部分、すなわち人間の章で、私たちは急激な進化を経験した。けれども人間が幅をきかせるいまの世界においてもなお、地球全体の生物資源量《バイオマス》のなかで微生物——マイクロバイオーム——が占める重量は、他のいかなる要素をも超えている。

人間の消化管にいる微生物の数は全身の細胞数よりも多く、私たちの体には、いたるところに微生物がいる。それでも、ひとり当たりのマイクロバイオームは、全体重のうち三ポンド（約一三六〇グラム）程度にすぎない。地球上にいる微生物の総重量が他のすべての生命体を超えるということは、想像を絶する膨大な数の微生物が存在していることになる。

重要なのは、不要なものと一緒に大事なものを捨ててしまわないことだ。人間や動植物、環境を健全に保ってくれる微生物に、私たちは科学を用いて大いに敬意を払わなければならない。実際、微生物の存続を支えるためのさらなる研究や政策課題が必要だ。それはちょうど、気候変動を食い止めるために熱帯雨林を健全に保つのと同じだ。

さて、こうしていろいろ並べてみると、私たち人間や動物は最初から不利なのだとわかる。ひとつの種として、人間は平均して約二五年周期で繁殖する。それが人間のおおよその一世代だ。かたや微生物は、約二〇分ごとに増殖できる。私たちの基準に照らせば、とてつもない回転率だ。つまり、微生物とのこの戦いにおいて、人間の再生力は優勢でも戦略的でもないのだ。

問題をさらに複雑にしているのは、人間と病原体とが出会うだけで、互いの力関係が変わってくることだ。伐採や植林、野生動物の狩猟のために熱帯雨林の奥にある微生物の〝すみか〟へ分け入る、あるいは人口密集、狭い場所での豚や家禽の大量飼育、抗生物質の過度な使用や誤用などによって、人間は微生物にたえまないストレスへの適用を強いるとともに、自然がけっして与えない機会を彼らに与えている。

私たち人間も、同じように適応しているのだろうか？　もちろん、している。とはいえ、人間の一世代が微生物の何世代に相当するかは、おわかりのはずだ。およそ一対四〇〇〇万だ。何千年もの年月をかけて一滴一滴の水に浸食されてできたグランドキャニオンを、高圧放水砲を使ってたった一日でつくりあげるようなものだ。一九二〇年代、ヨーロッパは労働力や生産性の大幅な減少と社会的進歩の減衰に見舞われたが、それを引き起こしたのは、第一次世界大戦、そして一九一八年に始まったインフルエンザのパンデミックという、二つの破壊的な出来事だった。だが、もし私たちが大量の微生物をごっそり除去したとしても、彼らは一日もあれば復活するだろう。

地球上のマイクロバイオームには、たくさんの種類と、影響力の大きさによる序列がある。サイズと複雑さの順で言えば、プリオン（感染性の、核酸をもたないタンパク質粒子）、ウイルス、リケッチア（一般の細菌とウイルスの中間の大きさの細菌）、細菌、真菌、寄生虫などがある。本書では、微生物のなかでも人の命を奪うもしくは深刻な害を及ぼす可能性のあるもの、さらに世界の社会的、経済的、政治的構造、あるいは少なくともその主要な部分に混乱をきたす可能性のあるものに的を絞って論じていく。おわかりのように、このカテゴリーで圧倒的なのはウイルスだ。彼らは人や動植物のみならず、細菌など他の微生物にも甚大な打撃を与える。

厳密に言えばウイルスは生物ではないが、無生物でもない。彼らは冥府《めいふ》のようなある種の中間的な世界に存在し、再生する細胞の機構を乗っ取って、ビリオン（ウイルス粒子）のコピーを無数に量産するチャンスをじっと待ちかまえている。多くの場合、宿主となるターゲットは決まっており、特定のウイルスが感染するのは、人間かある種の動物に限られる。たとえば、バリオラとして知られる天然痘ウイルスは、人間には感染するが動物には感染しない。その一方で、狂犬病のように人間にも動物にも容易に感染するものもある。また、高度な臓器特異性をもつものも多い。臓器特異性とは、ウイルスが宿主の特定の臓器または部位のみに感染する傾向のことで、たとえばヒト肝炎ウイルスは、おもに肝臓に感染する。

他の微生物や高次の生命体の多くがそうであるように、ウイルスもまた、DNAまたはRNA（染色体を構成する分子の長い連なり）の指令に従って増殖する。いったん細胞内に侵入したウイルスは増殖しなければならず、そこがウイルス遺伝学の重要な部分なのだが、ここでウイルスの複製という難しい領域に踏み込めば、本書で扱う範囲を大きく超えてしまう。RNAウイルスが一本鎖か二本鎖か、プラス鎖かマイナス鎖か、DNA中間体を使うのかといった細かいことを理解しなくとも、パンデミックや重大な局地的流行が最も危惧される要因リストの筆頭にどのウイルスが来るかは判断できる。

重要なのは、どの微生物が変異を起こしやすいかを、公衆衛生の専門家である私たちが見定めることだ。変異とはつまり、遺伝情報を効率的に変化させることで、宿主の免疫システムやワクチン、薬をかわし、感染経路（特に呼吸器経路）の拡大につながることもある。インフルエンザウイルスが世界的パンデミックを引き起こす最有力候補でありつづけるのは、こうした理由からなのだ。

抗原性変化によって、微生物の有害性が低下することもあれば、逆に高まることもある。世代間の伝達は、サイコロの目で決まるように運まかせなのだ。

B細胞やT細胞など、人の血液には侵入した異物を見つけ出し、さまざまな仕組みを駆使して包囲、破壊、またはその両方を行なう成分がある。それらはしばらく異物を取り囲み、なかには一生涯そこにとどまるものもある。異物に関する〝記憶〟が残るため、それがふたたび襲ってきたときには、最初に異物と遭遇したときほどの準備は必要なく、免疫システムがすぐに対応できる。これがワクチンの背景にあるコンセプトだ。毒性を弱めたウイルスまたは死んだウイルスを体内に入れることで、〝本物〟が襲ってくる前に体が防御態勢を構築できるようにするのだ。

場合によっては、病原となる微生物は単なる引き金にすぎず、〝弾丸〟は自身の体内から飛んでくることもある。微生物が免疫システムの過剰な反応を誘発し、サイトカインストームと呼ばれる状態が引き起こされるのだ。サイトカインは小さなタンパク質で、感染部位へ急行し侵入者と戦えと白血球に指令を出す。サイトカインストーム状態になると、サイトカインと抗戦する細胞とのあいだでフィードバックが連続的にくり返され、それにより気道閉塞や臓器の機能停止が起きる可能性がある。一九一八年に流行したインフルエンザで、免疫力の高い健康な若者が多く死亡したのは、これが原因だと思われる。

最も懸念すべき微生物はどれかを判断するにあたって、私たちは微生物の自己複製方法を検討項目に加えた。突然変異によって抗原や構成要素をすばやく変化させていることが遺伝子上の〝足跡〟からわかる微生物は、それが呼吸器経路によって伝播し効率的に感染者を死亡させるものであれば、懸念度は高くなる。この手の微生物に効くワクチンを開発するのは非常に困難だが、命に関わる危険性が低い微生物用のワクチンを開発するよりも重要だ。

戦線は張られた。微生物がもつ遺伝的単純性と進化の速さ。対するは、人間の知性、創造性、社会的・政治的総意。私たちには、病原体を全滅させることはできない。数も機動性も、彼らのほうが圧倒的に勝っているからだ。術策で彼らを出し抜けるかどうか——そこに人間の存続がかかっている。

第六章　新たな世界秩序

あまりに遠すぎてわが身に影響が及ばないものなど、この世には存在しない。人々はそのことに気づきはじめている。これは病気だけではない。エコノミストたちはいま、こう主張しはじめている。アフリカに健全な市場を築こうとするなら、アフリカの人々を健康にしなければならない。

――ウィリアム・フェイギ医師

人類の歴史において、感染症の発生が大きな懸念事項であったことはあまりなく、むしろ十分な食料を得て生存しつづけることのほうが重要な課題だった。私たちの祖先が小集団として狩猟・採集生活をしていたころは、伝染病が流行るほど人は密集していなかった。ところが約一万年前になると、農業の始まりとともに人口密度が急激に高まり、やがて村ができ、さらに町や都市が形成されていった。

農業が始まると、食料や労働力となる動物の家畜化も始まったが、じつは感染症の多くは動物に由来し、疫学の世界ではこれを人獣共通感染症と呼ぶ。このように人間と動物とを種を越えて総合的にとらえることの重要性は、ワンヘルス（ひとつの健康）という動きをもたらした。人間と動物双方の健康を理解してこそ、自分たちの種の病気を防げるという考え方だ。

私はワンヘルスを真っ先に支持したひとりだが、それは、いま人間の感染症リスクが高まっている決定的な原因に、このアプローチは取り組んでいるからだ。

ポリオウイルスや天然痘を含む多くの感染症は人間だけがかかる病気だが、他の変種（牛痘やサル痘など）は人間にも他の種にも感染する。二〇一三年から一五年にかけて西アフリカで流行を引き起こしたザイールエボラウイルスは人間にとって非常に致命的で、感染者の三分の一から半数が死亡した。一方、一九九四年にベストセラーとなったリチャード・プレストンのノンフィクション『ホット・ゾーン』（高見浩訳、早川書房）の主役であるレストンエボラウイルスは、霊長類にとっては致命的だが、人間にはほとんど影響がなかった。

感染症が存続するためには、人間であれ動物であれ、ある程度の密度が必要だ。たとえば麻疹《ましん》（はしか）は伝播しやすい感染症のひとつだが、おそらく数十万人規模の接触を必要とし、それがないとウイルスは死に絶える。

なかには、じっと動かず攻撃の機会を狙っている病原体もある。子どものころに水痘（水ぼうそう）にかかっていれば、その原因である水痘・帯状疱疹ウイルスが何十年も体内に潜伏している可能性がある。そして、大人になって免疫システムが弱まったときにヘルペスウイルスの形で出現し、痛みの強い帯状疱疹を引き起こす。また、炭疽《そ》菌は胞子の形でほぼ無限に潜伏しつづけることが可能で、吸入または口からの摂取や傷口との接触があると、そこで初めて休眠状態から再活性化し、何も知らない宿主に致命的な炭疽を引き起こす。

宿主である動物から人間へうまくホストジャンプした病原体は、それに対する〝記憶〟をもたない集団に新たな罹患者となるリスクをもたらし、その集団（そのうちの生き残った人々）が免疫を獲得するまでには時間と痛手を要する。文明化が進み拡大するにつれて、感染症が広がるスピードや与える影響の大きさもまた増大した。エルシニア・ペスティス――〝黒死病〟として知られ、一四世紀にヨーロッパの人口の四分の一から三分の一を消滅させた腺ペストと肺ペストを引き起こしたペスト菌――は、わずか一〇年でヨーロッパ全土に広まり、一〇〇年以上にわたって人々を死に追いやりつづけた。

その二〇〇年後、新世界に〝植民〟したヨーロッパ人は、彼らがもつ病原菌への免疫をもたない無防備な人々と出会った。彼らが持ち込んだ天然痘ウイルスによって、フロリダの先住民ティムクア族の人口は、一五一九年の約七二万二〇〇〇人から一五二四年の三六万一〇〇〇人へ六年間で半減し、四年後には麻疹の大流行でそこからさらに半減した。他の先住民の文明も同様のコースをたどり、スペインの征服者《コンキスタドール》たちはそれを、彼らの征服と黄金への欲望に神が与えた恩寵ととらえた。

帆船が高速汽船に、そのあと馬車が列車に取って代わられると、感染症の拡大もスピードアップした。それはちょうど二〇世紀に入ったころのことだ。

統計上、現代における最悪のパンデミックが起きたのは一九一八年、全世界で猛威をふるったいわゆるスペイン風邪の大流行だ。実際にはスペインが発生源などではまったくないのだが、第一次世界大戦で中立的立場にあり報道管制が敷かれなかったスペインでは、ありのままに感染のニュースが伝えられたため、誤って〝犯人〟にされてしまったのだ。従来の控えめな見積もりでは、世界全体で四〇〇〇万から五〇〇〇万人が死亡したとされてきたが、最近の分析によって、その二倍に及んだ可能性が示唆されている。直前に繰り広げられた残虐極まりない世界大戦の犠牲者をはるかにしのぐ数だ。

のちに述べる理由から、一九一八年のインフルエンザ禍は有史以来他に類を見ない種類のものだった。同じようなことが、ふたたび起きるだろうか？　きっと起きるだろう。命を賭けてもいいくらいの確率で起きる。だが、この一〇〇年で医学も通信もめざましい進歩を遂げたのだから、私たちはもっとうまく対処できるのではないだろうか？

いや、そうとは言いきれない。

世界は一〇〇年前とはすっかり様変わりしている。二五年前と比べても、まるで別世界だ。そして、起きた変化のほぼすべてが、人間と微生物の戦いにおいて微生物側に有利なのだ。

要因は三つある。ひとつ目は、公衆衛生とは本来協力を必要とするもので、コミュニティや国は結束して取り組まなければならない点だ。世界規模の天然痘根絶プログラムが成功したのは、それが正しい試みだと、当時の二つの超大国――アメリカとソ連――が合意したからだ。いずれかが賛同しなければ、天然痘の根絶は実現しなかっただろう。両国が号令をかけ、他の国々があとに続いた形だ。

だがソ連の崩壊以降、世界は一変した。非営利団体平和基金会が二〇一六年に発表した脆弱国家指数は、同様の調査が一九七五年に行なわれたならば示したであろう数値よりもはるかに高かった。また、四〇年前に比べて、いまは国際社会がひとつの目標に向かって連携するのが難しい状況にある。現在、統治能力が限界に来ている国が四〇以上もあるのだ。

それはアフリカだけの話ではない。本書を執筆している現時点で、南米のベネズエラとコロンビアは、原油価格の下落によって経済的にも政治的にも破綻寸前の状態にある。ブラジルでは大統領が弾劾され、政府は崩壊しつつあり、リオデジャネイロは「パブリック・カラミティ（公共災害）」状態にあると宣言された。また、アメリカ合衆国の一部であるプエルトリコは、破産したも同然だ。こうしたガバナンスの混乱はすべて、公衆衛生上の大惨事へとつながる可能性がある。

国内外のテロリズムはたえまない脅威であり、つねに不安がつきまとう。これを書いているあいだにも、パキスタン各地で多数のポリオワクチン接種従事者が殺害された。ワクチン接種は神の意思に反する、イスラム教徒を断種しようとする密かなたくらみだとし、イスラム強硬派がポリオ撲滅キャンペーンを妨害しているのだ。

二つ目は、人口が急増傾向にあり、人間と動物の距離がますます密になっている点だ。私たちはすでに、人間の人口爆発については認識している。一九〇〇年の時点で、地球上には推定一六億人が住んでいた。それが一九六〇年には三〇億人に増えた。そして現在は、約七六億人だ。世界保健機構（WHO）の推計では、二〇五〇年までに世界の人口は一〇〇億人に達する。人口増加のほとんどは発展途上国の大都市で起きると予想されるが、安全な水や下水道もない不衛生な環境は、ディケンズが描き出した都市がそう悪くないと思えるほど劣悪なものだ。

動物に関して最近よく見聞きするのが、世界全体でその数がかなり減っていることへの懸念だ。絶滅する種も増えているという。だが一方で、増えつづける人間を養う食料生産動物の数は激増している。たとえば、一九六〇年には世界全体で推定三〇億羽の鶏がいたとされるが、現在は約二〇〇億羽に増えている。鶏の成長はきわめて速く、今日あなたの食事の皿にのっているムネ肉は、つい一カ月ほど前には、まだ〝胚〟の状態だったかもしれない。私たちは一年間に、なんと一一から一二世代の鶏を食べ尽くしているのだ。

そうした鳥の一羽一羽が言わば〝試験管〟となり、中で新たなウィルスや細菌が育つ可能性がある。さらに、家禽の飼育というのは世界のどこでもそうだが、鳥と人間とが密に接触し、鳥と世話をする人とが同じ空気を共有する。これは豚の場合も同じだ。現在、年間四億頭以上の豚が生産されているが、その豚が、不安定で変異しやすい鳥インフルエンザウイルスとヒトインフルエンザウイルスの遺伝子を混ぜ合わせるのにちょうどいい容器《ボウル》となっている。

まるで火に油を注ぐように、急増する人口を養うため、鶏と豚の数は今後二〇年間で少なくとも二五から三〇パーセント増加すると予想されている。

三つ目は、グローバルな人の移動と貿易の変化により、世界が真にひとつの経済圏となったことだ。おびただしい数の人、動物、物が、かつてないスピードで地球上を移動している。前世紀までは世界の大部分、とりわけ発展途上にある地域は孤立した農村で、自分の生まれた村からほんの数マイル先までしか行ったことのない人が大半だった。一八五〇年には、高速帆船で地球を一周するのにほぼ一年かかった。ところが、いまは飛行機で四〇時間もかけずに世界一周ができる。初めて定期便が飛んだのは一九一四年、お客を乗せてフロリダ州のタンパ湾を渡った。それから一〇〇年、いまでは毎日八〇〇万人が空の便を利用している。年間で三一億人以上だ。

ものの数時間で誰もが地球上のどこへでも行ける、その重要性は明らかだ。だが同様に重要なのは、グローバル・サプライチェーンとジャスト・イン・タイム物流がほぼすべての製品や部品に及ぶいま、もしパンデミックが起きれば、たとえ発病力は同程度であっても、従来とは比べものにならないくらい大きな影響が出るという認識だ。たとえば、こういうことだ。アメリカは世界最高レベルの医療インフラを備えているかもしれないが、命を救うジェネリック医薬品はほぼすべて海外で製造されている。仮に、私たちが使う薬の多くを供給しているインドのどこかで大規模な感染が起きたとしよう。そうなれば、大事な薬が手に入らないために、アメリカ各地の主要都市で多くの命が失われることになる。

二〇一四年六月三〇日までの一年間に、航空各社はアメリカと世界各地を結ぶ便で一億八六〇〇万人の乗客を運び、同様に九五四万トンの貨物を輸送した。世界全体では、一億五〇〇〇万トンを超える貨物が空輸されている。また、毎日六万隻近い大型貨物船が世界の海を航行し、大陸から大陸へと貨物コンテナを運び、ウイルスに感染した蚊や汚染された農作物など、感染症の媒介物をも同時に運んでいる。

私たちは効率化と経済発展、ライフスタイルの向上を求めて現代の世界を構造化し、地球をひとつのグローバル・ビレッジ（世界村）に変えるこの試みは大いに成功した。ところが皮肉なことに、それによって私たちは、一九一八年にスペイン風邪が流行したときよりも感染症の影響を受けやすくなってしまった。世界がより洗練され、複雑化し、テクノロジー面で統合化が進めば進むほど、システム全体を無力化させる破壊的な力に対し、私たちはより脆弱になっていくだろう。

微生物との戦いにおける四つ目の不利な要素は、地球規模の気候変動だ。正直なところ、どのような影響が出るかはわからないが、重大な影響であるのは確かだ。たとえば、すでに毎年五〇万から一〇〇万人の命を奪っているマラリアは、赤道から離れた地域へも拡大するのだろうか？　これはマラリアだけではなく、あらゆる熱帯病、特にジカ熱など蚊によって媒介される伝染病すべてに言えることだ。アメリカ中西部の冬はもはや、夏の病原菌を殺せるほど寒くはなくなるのだろうか。

マラリアはまた、公衆衛生におけるもうひとつの重要な概念を浮き彫りにする。それは、先に触れたエピデミック（局所的流行）とエンデミック（風土病）の違いだ。アフリカでの五〇万人を超える死者数は、二〇一四年に発生したエボラウイルス病による推定死者数をはるかに超える。けれども、マラリアや結核などの風土病は、よその国にまで広くパニックを引き起こしたり政府の機能を停止させたりはしない。空港の閉鎖や国境封鎖が必要なほどの脅威はもたらさないのだ。

慢性的に発生し続ける病気とは対照的に、突発的な発生、なかでも感染者と同じ空気を吸うだけでうつるウィルス感染症や、知らないうちに蚊に刺されて感染するものは、人々を動揺させ、どうにか科学的に解明し状況をコントロールしなければならないという気持ちにさせる。そしておのずと、実際の状況と不釣り合いなほど大きな混乱と衝撃が生まれる。

9・11のテロ攻撃の直後、少量の炭疽菌の粉末がアメリカ連邦議会議事堂やメディアに郵送された。被害を受けたのはわずか二二人だったが、その後の対応には数十億ドルを要し、道をはさんで議事堂の向いにあるハート上院オフィスビルは何カ月も閉鎖され、そのエリアでの郵便物の配達も停滞した。だが炭疽は、エボラウィルス病や天然痘のように伝染する病気ではない。感染者からうつったりはしない。このように、医学的にはエピデミックと同じ深刻度でも、ある種の病気の急激な発生が、単なる数値的影響をはるかに超えるパニックや混乱を引き起こす可能性があることを認識しておかなければならない。人の命を奪い、傷害を与える危険性がきわめて高いもの、かたや人を怯えさせ、あるいは単に不快にさせるだけのもの――後者だけがひとり歩きしてしまうことはよくある。

パンデミックは地域や国内外の商取引を停止させ、経済的混乱へ、さらには不安定な政府への不信へとつながる可能性がある。政府の権威が揺らげば、パンデミックのストレスが国を破綻させ、そこからさらに無政府主義《アナーキズム》やテロリズムにつながりかねない。加えて、パンデミックが起きているあいだにも他の風土病や非感染性の疾病は依然として人々に影響を及ぼしており、それらが重なることで既存の医療システムに過度な負担がかかり、場合によっては医療崩壊が起きかねない。

二〇一四年、エボラウイルス病が発生した西アフリカの三カ国では、作物が収穫できず、学校は閉鎖され、国境も封鎖され、平和部隊は三四〇人のボランティアを引き上げた。エボラ禍のさなか治療が受けられず、エボラで亡くなった人と同じくらい多くの人々がＨＩＶや結核、マラリアで亡くなった。

９・11以来、私たちが多額の資金と人的資源を投じて戦ってきた敵は、感染症のパンデミックが生み出すリーダーシップの空隙に容易に入り込む。非常に現実的な意味で、感染症との戦いは国の安全保障の問題なのだ。

第七章　感染経路――コウモリ、虫、肺、ペニス

自然という気まぐれな女神は、命あるものを次から次へと創造しては、生み出しつづける。それらが地上の富を増やすのに役立つと知るがゆえに、時が命を破壊するのをしのぐ勢いで、自然は命を産み出していく。そのために彼女は、多くの動物が互いに他の動物の糧《かて》となるよう定めた。けれどもそれに飽き足らなくなると、こんどは悪疫をもたらす有害な霧をさかんに送り込み、巨大な山のごとく群れなす動物、なかでも他の動物の糧とならないがゆえに急速に増えていく人間の上に次々と疫病を降らせる。

――レオナルド・ダ・ヴィンチ

微生物が本来の居場所から次の宿主へ移動するには、そこに到達するための手段が必要だ。それがいわゆる感染経路だ。多くの病原体が数千年かけて進化させてきたさまざまな感染経路は、私たちがその病原体をどの程度恐れるべきかを知るうえで、最も重要な目安となっている。

この章のタイトルに挙げられた四つのカテゴリーは感染経路のすべてを代表するものではないが、病気の蔓延に関して私たちが理解しておくべき主要なコンセプトを示している。

コウモリは一種のレゼルボア（病原巣）、つまり病原体が生命を維持する場所だ。たとえば、まだはっきり証明されたわけではないが、エボラウイルスの近い親戚であるマールブルグフィロウイルスは、

ケニアのエルゴン山国立公園にあるキタム洞窟に生息するフルーツコウモリの体内にいるとされ、糞《ふん》に混じって排出される。ここで重要なのは、レゼルボアは動物である必要はなく、生き物である必要すらない点だ。植物でも、水たまりでも、次の宿主に感染するまで増殖しながら生きのびられる場所ならなんでもいい。マールブルグやエボラで経験したように、レゼルボアの究明は疾病探偵にとって格好の犯人探《フーダニット》しかもしれない。

媒介生物のひとつとして知られる蚊は、病原体を運び他の宿主に感染させる節足動物だ。蚊は媒介生物の王者であり、私たちの究極の敵だ。蚊やその他の昆虫を媒体とした感染を食い止めるには、ワクチンや抗生物質による予防に加え、媒介生物の駆除が必須となる。これについては一四章で詳しく扱う。一五世紀、新世界やその他の場所へ向かう船に乗って、船乗りたちとともに蚊も海を渡ったが、何カ月、何年とかかる航海のあいだに死滅し、免疫をもたない無防備な人々に病気を感染させるには至らなかった。蚊に代わってそれを行なったのが人間だ。いまの時代なら、もし旅客機にネズミが入り込んでいれば乗客が搭乗する前に発見されて駆除される可能性が高いが、ほとんど目に見えない蚊はヒッチハイクでどこへでも移動できるだろう。

私たちが生命を維持するのになくてはならない肺は、じつは最も恐ろしい感染経路となる。ただ呼吸するだけで――具体的に言えば、誰かが吐いた汚染された空気を吸い込むだけで――病気になってしまうからだ。先に述べたように、一九一八年のインフルエンザ（スペイン風邪）の流行は現代における最悪のパンデミックとなったが、これも他のインフルエンザと同様、空気感染だった。いわゆる呼吸器感染症は宿主が呼吸するだけで感染するため、急速に感染を拡大させる方法の最有力候補なのだ。

次のカテゴリーは性感染全般、性交渉によって互いの体液に触れることで感染するものだが、これはつねに、公衆衛生の専門家にとって最も扱いにくいテーマだった。人はその手のことを語りたがらず、正直な報告や統計データが得にくいからだ。私たちはみな性行為の結果としてこの世に存在しているわけだが、セックスがらみの話題は社会的にまだかなりのタブーなのだ。性感染症の場合、疫学は社会学の領域にまで入っていく必要がある。そこまで深く踏み込んで初めて気づく（あるいは再認識させられる）のは、人の習慣を変えさせるのがいかに難しいか、そして、女性が自分の性的運命を自分で決める権利が否定されるケースがいかに多いかだ。

昔から人々を悩ませてきた梅毒は、梅毒トレポネーマという細菌によって引き起こされる、自分がそれにかかっていると言うのを誰もがいやがり、人のせいにしたがる病気だ。一五世紀後半のフランス軍侵攻のあと、ナポリの人々はそれを「フランス病」と名づけ、一方のフランス人は「ナポリ病」と呼んだ。ロシア人は「ポーランド病」と呼び、ポーランド人とペルシャ人は「トルコ病」、トルコ人は「クリスチャン病」、タヒチ島の人々は「イギリス病」、インド人は「ポルトガル病」、日本人は「唐瘡《とうそう》」と呼び……他にもさまざまな呼び名がある。HIV／エイズもまた、全世界にいわれのない恐怖感を与えた病気であり、言語に左右されないニュートラルな名称を早急に採用すべきだとCDCのジム・カランが強く主張したのもそのためだ。

私たちの多くは、おそらく一九六〇年代のいわゆる〝性革命〟以降に成人に達したと思われるが、有史以来、セックスが命取りにならなかった時期はごく限られていたことを忘れてはならない。それは、細菌性の性感染症を治すサルファ剤や抗生物質が広く普及した一九四〇年代から、エイズが登場する一九八〇年代初めまでの時期だ。確かに、いまは〝薬剤カクテル〟によってさまざまな段階でＨＩＶをコントロールできているが、人々が最新の薬剤を入手できない貧しい発展途上国の大部分では、エイズは依然として世界的な死病なのだ。また、梅毒や淋病、その他の性感染症についても楽観視はできない。のちの章で見ていくように、将来的にも抗生物質が有効かどうかが非常に疑わしいからだ。こうした状況が物語るのは、人類共通の敵には、戦いをやめる気などさらさらないということだ。

もうひとつ、ペニスを介した感染症で無視できないのは、レイプが戦争の武器として使われることだ。良識ある人ならば誰しも、性暴行という犯罪に戦慄を覚え、それが性感染症にもつながると知ればぞっとするだろう。だが長い歴史のなかで、レイプは敵の民衆を恐怖におとしいれ征服を有利に運ぶ手段として使われてきた。そしてアフリカや中東の紛争地域ではいまもなお、戦略としてのレイプが行なわれている。レイプ犯とは、言うなれば人類共通の敵と共謀する許されざる卑劣な犯罪者、人間に課しうる最悪の罪――人道にもとる罪を犯した人間と言えるだろう。

どの病原体が私たちを殺し、傷つけ、あるいは単に不便を強いるかは、網の目のように複雑にからみあうさまざまな要素によって決まる。この網の中心にあるのが、その微生物はどのようにして伝播するのか、という決定的な問題だ。疾病管理の世界で言う「伝播」とは、微生物が空中に拡散する、または他の人間や動物に広まるメカニズムを意味する。そこには、人間や動物に直接触れる、他の人間や動物が吐いた空気や、故意に空中にまきちらされたエアロゾル、近くの建物の冷却塔から発するミストを吸い込む、食物や水の摂取、ドアの取っ手などに触れる、蚊やマダニに咬まれる、輸血、使用済みまたは汚染された注射針についた血液に触れる、といったことが含まれるだろう。

これらのメカニズムはすべて特定の病気に関しては重大な拡散手段となるが、なかでも最も恐るべきは、ただ肺に吸い込ませるだけで微生物を伝播させる力だ。私たちはこれを「空気感染」と呼ぶ。不動産業では一にも二にも「立地」だが、公衆衛生の世界ではとにかく「空気感染」が最重要事項となる。

ウイルスの空気感染力は、私が一九九一年にミネソタ州で主導した麻疹（はしか）の発生状況調査ではっきりと示された。流行のきっかけは、スペシャルオリンピックス（知的障害者のスポーツ大会）と、麻疹にかかっていたアルゼンチン出身の一二歳の陸上競技選手だった。非常に感染力の強い初期段階にあったこの少年は、屋根に覆われたヒューバート・H・ハンフリー・メトロドームで大会初日の晩に開かれたセレモニーのあいだ、ホームベース付近に数時間立っていた。他の選手や運営当局者、サポートスタッフも、この若きアスリートと接触したのち麻疹にかかった。その後の感染者のうち二人はミネソタ州在住で、互いに面識はなく、初日の晩以外にはスペシャルオリンピックスに関連するイベントに参加していなかった。二人とも同じ二階スタンド席にいたが、そこはホームベースから一二〇メートル以上離れていた。だが、その晩のスタジアムの空気循環に関するデータは、問題の選手がスタジアムに入場した場所や立っていたホームベース付近の空気が、麻疹を発症した二人の観客がいた席のほうへ押し流されたのだろうという結論を裏付けるものだった。

最も悪名高き空気感染症は、インフルエンザだ。ウイルス表面に存在するタンパク質――ヘマグルチニン（HA）とノイラミニダーゼ（NA）――で二つのサブグループに分けられるが、ここでは別の尺度から二つに分類したい。一方は季節性インフルエンザで、これは感染者を苦しめ、冬じゅう病院を満員にし、学校や仕事を休む人を続出させ、アメリカでは毎年三〇〇〇人から四万九〇〇〇人の命を奪う。

もう一方はパンデミックインフルエンザで、人間を感染させて拡散させるために、突然変異や遺伝子再集合を経て動物界から新型のインフルエンザウイルスが出現したときに発生する。一般に、季節性インフルエンザは過去にパンデミックを引き起こしたウイルスの残りだ。

長い歴史を通じ、世界的なパンデミックを引き起こし何百万人もの人々をあっという間に殺すその力によって、インフルエンザは感染症の王者の座を手に入れた。感染者はまわりの人々に効率よくウイルスを伝播させる。たとえばエボラなどとは違って、まだ症状も出ないうちに人にうつすことさえある。なにしろ、感染者が呼吸や咳で肺から吐き出す汚染された空気を吸うだけでうつるのだから。考えてみれば、飛行機や地下鉄の車両に乗っている人、ショッピングモールやスポーツイベントに集まった人はみな、ひとつの大きな箱に入った空気を共有しているようなものだ。インフルエンザのような感染症がどれだけのスピードで世界中に広まるかを考えるときには、毎日どれほどの人が世界を飛び回っているかを思い出してほしい。残念ながら、いまの世界全体が、過去五世紀のどの時点と比べても、インフルエンザのパンデミックに対して脆弱になっているのは確かだ。

空気感染はまた、テロ攻撃に微生物が使われた場合の大きな懸念事項となる。炭疽の原因である感染力の高い炭疽菌の胞子は、粉末状にして、種まきや農薬散布に使われる農業用飛行機で空からまきちらせば、空中を漂って何マイルも先まで届くことがわかっている。粉末にするのは簡単で、胞子をほんの数個でも吸い込めば、命に関わる反応を引き起こすのに十分だ。

空気感染の次に心配な感染経路は二つあり、どちらがより厄介かは決めがたい。一方の直接接触感染は、セックスや、ＨＩＶに感染しているが適切な薬物治療を受けていない母親から出産時に母子感染するケースだが、それにより世界全体で毎年このままエイズ患者の数が増えつづければ、この手の感染は公衆衛生上きわめて重要な課題となる。なお、汚染された注射針の共用によるＨＩＶ感染については、厳密には間接接触感染に分類されるため、このカテゴリーに含めていない。間接接触感染もまた、ＨＩＶの感染リスクという点で重要だが、ＨＩＶの現状における最も重大な側面はやはり直接接触感染の問題だ。世界全体、とりわけ中央アフリカにおける罹患率や死亡率から、この病気が依然として公衆衛生上の優先事項であることに変わりはないが、薬が開発され普及したおかげで〝共存可能な〟慢性疾患となり、裕福な国では非常事態や危機というイメージは払拭された。

もう一方のカテゴリーは節足動物媒介感染、つまり蚊やマダニ、ハエなどによる感染だ。世界中の人や動物に無数の感染症を伝播させかねないさまざまな種類の蚊を、私たちはすでに飛行機や貨物船に乗せて運んでしまっている。もともと東南アジアだけに生息していた蚊が、貨物船の船倉に積まれたタイヤの中に入って南北アメリカに運ばれ、新天地でたちまち繁殖する。現在、病原菌を運ぶかなりの種類の蚊が、南極大陸を除くすべての大陸に存在する。人類史上、このようなことはかつてなかった。その結果、過去一五年間だけで、デング熱、ウエストナイルウイルス熱、チクングニア熱、ジカ熱などの大規模な世界的蔓延が起きている。今後はさらに、黄熱の再発生や薬剤耐性マラリアの出現についても考慮しなければならないだろう。このような節足動物を媒介とする感染は、私たちにとって悪い前兆でもある。それは、地球規模の気候変動とも関係するからだ。世界の温暖化が進めば、一部の地域では総降水量が減るかもしれないが、降るときにはモンスーン級の大雨となるだろう。モンスーンのあとには蚊が大量発生する。つまり、病気の原因となる蚊が、さらに多くの人間とテリトリーを共有することになる。

最後のカテゴリーは、私たちが「現在の世界情勢」と呼ぶもので、微生物と関係の深い三つの状況がもつさまざまな要素が融合している。ひとつは、発展途上国の巨大都市における人口爆発と、貧しい人々が暮らす密集した劣悪な住環境だ。二つ目は、アジア、南米、アフリカの熱帯雨林における人間と動物との接触で、究極の温床から人が住む世界へと、新しい危険なヒト病原体があふれ出てきつつある。三つ目は、世界中にある集約的な動物飼育施設だ。そこでは微生物のための新しい、生きた動物の〝試験管〟が、毎日無数に生み出されている。

エボラウイルスは、汚染された体液に直接接触することで今も感染が広がっている病原体だが、それが西アフリカの三カ国の農村やスラムで急速かつ効率的に伝播したことに、私たちはなぜ驚いたのだろうか？　世界中で家禽の飼育が爆発的に増加し、それにともない、鳥インフルエンザウイルス（ヒト型パンデミックインフルエンザの前駆体）がかつてないほど急増していることに、私たちはなぜ驚いているのだろう。南北アメリカにおけるジカ熱ウイルスの急速な蔓延に驚くのはなぜなのか――ウイルスを媒介するネッタイシマカが、そのエリア全体に広まっているというのに。

そこから学ぶべき教訓があるとすれば、こうした状況をもっと真剣にとらえなければならないということだ。私たちはこれまで、それを怠ってきた。

第八章　ワクチン――最も鋭い弓矢

世界の健康《グローバル・ヘルス》への投資は膨大な見返りを生み、その最大の利益はワクチンによってもたらされる。ワクチンは歴史上最も成果の大きい、費用効果の高い医療投資なのである。

――医学博士セス・バークレー

ワクチンが私たちの歴史と生活に及ぼした影響は、誇張しようがないほど大きい。「ワクチン」という言葉から連想するのは、エドワード・ジェンナーの実験だ。彼は天然痘への免疫をつけるために感染させた牛痘を、「Variolae vaccinae」と呼んだ。ラテン語で「ウシの天然痘」という意味だ。史上最大の殺し屋《キラー》のひとつであった天然痘を予防するために牛痘の病原体を接種する方法（種痘《しゅとう》）が成功し、広く評価されると、この手法全般が「vaccination（ワクチン接種）」と呼ばれるようになった。

私たちは当然のごとく、ジェンナーをワクチン接種の父と呼んでいるが、ワクチンの基本的概念は、おそらく一〇〇〇年前からあったようだ。一〇世紀の中国では、皮膚に軽く傷をつけるか切開して少量の天然痘の膿を入れると免疫ができると気づいた治療師たちが、「人痘接種」として知られる医術を用いていた。他にも、膿を乾燥させて粉末にしたものを鼻から吸い込む方法もあった。これらの医術で多くの人々が天然痘の本格的な発症をまぬがれたのは確かだが、一方で大きなリスクがなかったわけではない。逆に天然痘を発症する原因となり、なかには死に至るケースもあった他、皮膚の傷口から、あるいは肺への吸引によって梅毒の原因菌などの危険な微生物が伝播することもあった。それでもジェンナーの時代が訪れるまでは、最良の接種方法として多くの文化に取り入れられていた。

ジェンナーが編み出した接種方法は状況を一変させ、近代的なワクチンの時代を先導した。ワクチンの利点は、さまざまな時期に、さまざまな国で認識された。だが国によっては、ワクチンに懐疑的な人々に接種医が〝いかさま療法師〟呼ばわりされ、暴力をふるわれたり、それ以上の目に遭うこともあった。

一七七七年、ジョージ・ワシントン将軍は大陸軍の全兵士に天然痘ワクチンの接種を義務づけた。一八〇六年には、ジェンナーの手法が広く用いられていることから、時の大統領トーマス・ジェファーソンはワクチン接種を正式に承認し、「医学がこれほど有益な進歩をもたらしたことは、いまだかつてなかった」と宣言した。その七年後には、ジェームズ・マディソン大統領のもと、米国ワクチン庁が創設され、天然痘ワクチンを無料で運ぶよう合衆国郵便公社に指示が出された。一八八五年、ルイ・パスツールが狂犬病ワクチンの開発を発表。狂犬病はそれまで、致死率一〇〇パーセントの病だった。ここに至り、ジェファーソンの見解は、もはや否定しがたいものとなった。

同様に注目すべきは、初期のワクチンをめぐる裁判だ。一九〇五年、ジェイコブソン対マサチューセッツ州訴訟で、連邦最高裁判所は、天然痘ワクチンの強制接種が国民の健康にもたらす利益は、それを拒否する個人の権利に優先されるとの判決を下した。

ちょうどそのころから、感染症の原因や血清、感染経路などが科学的に解明され、革新的な《ゲームチェンジング》ワクチンの時代が幕を開けた。CDCが公表している、アメリカにおける一般的な感染症の罹患率と死亡率を一九〇〇年代と二〇一四年とで比較した表を見ると、差は歴然としている。

まだワクチンがなかった一九〇〇年代、百日咳の年間罹患者数は平均して二〇万七五二人だった。それが二〇一四年には三万二九七一人と、八四パーセントも減っている。同様に麻疹では、子どもへのワクチン接種が始まる前は年平均五三万二二一七人だったものが、二〇一四年には六六八人と、じつに九九パーセントの減少だ。一九六四年、アメリカで最後となる風疹の大流行が起きた。母親が感染すると胎児に重大な影響を及ぼす可能性のある病気だ。その年、二〇〇〇人の赤ん坊が死亡し、二万人が生涯続く重度の障害をもって生まれた。現在では、流行性耳下腺炎（おたふく風邪）と風疹はいずれも九九パーセント、死亡率のきわめて高い破傷風は九六パーセント減少し、ポリオ（小児まひ）、ジフテリア、天然痘の罹患者数はすべてゼロとなった。

二〇世紀初頭には、アメリカの乳児死亡率（生後一年未満の死亡率）は二〇パーセントで、なかには三〇パーセントに達する都市もあった。幸運にも生きのびた七〇～八〇パーセントの赤ん坊のうちさらに二〇パーセントは、五歳の誕生日を迎える前に死亡した。けれども二〇世紀後半になると、ワクチン接種と基本的な衛生設備の改善によって、子どもの死亡率は大幅に減少した。

一九〇〇年から一九〇四年まで、アメリカでは年平均四万八一六四人が天然痘にかかり、一五二八人が死亡していた。一九〇五年以降も定期的に流行し一九二九年に終息したが、散発的には一九四九年まで続いた。以後これまで六七年間、アメリカでは天然痘の症例が報告されていない。何世紀ものあいだ天然痘ウイルスによって引き起こされてきた死や、発疹による変貌、苦しみを考えれば、公衆衛生が果たした最も目覚ましい成果のひとつと言えるだろう。

一九五四年、ピッツバーグ大学医学部のウイルス学者で最初のポリオワクチンを開発したジョナス・ソークは、世界中の親たちのヒーローとなった。何世代にもわたり、親たちは毎年夏になると、子どもが遊び場やプール、映画館など人が集まる場所へ行くたびに心配していた。どこにポリオウイルスが潜んでいるかわからないからだ。親たちの脳裏には、ずらりと並ぶ鉄の呼吸器や、脚に支持具《ブレース》をつけた子どもや車椅子に乗った子どもの姿《イメージ》がつきまとっていた。だが、現代の世界からそのイメージが消える展望が開けたのだ。

一九五五年四月一二日、五〇年代で最も有名な言葉のひとつが誕生した。その日、伝説の放送ジャーナリスト、エドワード・R・マローは、CBSの報道番組「See It Now」の生放送で、ジョナス・ソークに尋ねた。「このワクチンの特許は、誰がもっているんですか?」

すると、はにかんだような笑顔を見せ、ソークは当然のごとく答えた。「特許はありません。まあ、しいて言えば、すべての人々です。いや、やはり特許はありません。だって、太陽に特許などないでしょう?」

ひとりの人間が永遠の存在となるには、それで十分だった。ジョナス・ソークは世界中の親たちを恐怖から解き放つ、無私の救い主となった。

ソークの最大のライバルであるシンシナティ小児病院医療センターのアルバート・サビン医師はのちに、生きた状態で弱毒化されたウイルス(人や動物の体内で増殖するが、病気を引き起こさないよう変化させたウイルス)をベースとしたワクチンを開発した。このワクチンは腕に注射するのではなく、角砂糖にしみこませて経口摂取できるものだった。ソークのワクチンもこのワクチンも、ポリオから人々を守るという共通の目的において絶大な効果を発揮した。

特許はなくともワクチンは採算がとれたため、多くの会社がポリオワクチン事業に乗り出し、ここでもまた、ワクチンは万人の利益のためにあるというジェファーソンの見解が正しかったことが証明された。継続的にかなりの製造需要が生み出され、ワクチンビジネスは花盛りとなった。五つの大手製薬会社がソークのワクチンを製造し、一九五五年から六二年のあいだに、アメリカ国内だけで四億回のワクチン投与が行なわれた。国民のほぼ全員が、天然痘とポリオの予防接種を受けた計算だ。

一九六〇年代から七〇年代にかけて、アメリカをはじめ先進国の子どもたちは、就学前にひととおりの予防接種を受けるようになった。ジフテリア、破傷風、百日咳の三種混合ワクチン、そのあと麻疹（はしか）、流行性耳下腺炎（おたふく風邪）、風疹の新三種混合ワクチン、さらに水痘（水ぼうそう）ワクチンも加わった。ほとんどの学区では、子どもを入学させるには予防接種を受けたという証明が必要だった。また、犬に噛まれたときには、犬をつかまえて検査することができない場合も、つかまえて狂犬病と判明した場合も、致命的な狂犬病を予防するスタンダードな処置として、ワクチン接種が行なわれた。一方、新米の兵士たちは列をなし、軍が感染を危惧するあらゆる疾病のワクチンを接種したが、そこには毎年のインフルエンザの予防注射も含まれていた。このように、ワクチンには継続的なニーズがあり、国民全体の健康を支える収益性の高いビジネスへの参入に、製薬会社は意欲的だった。

公衆衛生の目覚ましい進歩は、ワクチンのおかげだ。基本的な衛生設備と並び、ワクチンはいまもなお、公衆衛生という矢筒のなかで最も鋭く効果的な弓矢だと言っても過言ではない。その矢をどこにどう向けるかが、私たちの将来を決める。

幼少時にかかるさまざまな病気を減らし、あるいは根絶する試みが非常にうまくいったため、人々はそうした病気がない状態を当たり前と思うようになった。それこそが、反ワクチン運動が起きた最大の要因だ。ワクチンが自閉症の原因となる、あるいは予防するはずの病気を引き起こす可能性さえあると信じる反対派が、ワクチン、とりわけ幼少時のワクチン接種を警戒するようになったのだ。ワクチンがそのようなそしりを受ける科学的根拠はないが、だからといって、多くの教養ある人々が、かつては奇跡と呼ばれたワクチンを敬遠するのを止めることはできなかった。皮肉にも、こうした抵抗はワクチンの黎明期を思い起こさせる。当時、天然痘ワクチンの接種を行なった医師たちは、疑念を抱く反対派から嫌がらせや暴力を受けた。だが少なくとも、そのころの反対派は確たる情報がないことを言い訳にできた。

しかし、こんにちの反対派には、そのような大義名分はない。たとえば麻疹は、通常は一定の限られた経過をたどるが、人によってはかなり重篤化することもある病気で（免疫がうまく機能しない場合、致死率は三〇パーセントにのぼる）、アメリカでは二〇〇〇年までに撲滅された。ところが、その麻疹がふたたび発生している。まだ麻疹がある国から旅行でやってきた子どもたちが、ワクチンを受けていないわが国の子どもたちに感染させているのだ。この手の伝播は容易に起こりうる。たとえば二〇一五年、ひとりの感染者がカリフォルニアのディズニーランドを訪れ、カリフォルニア州の一三一名を含め、アメリカ全体で一四七名が感染した。こうなった原因が、麻疹はすでに過去のものだという勝手な思い込みであれ、効果の高いワクチンに対する的外れな恐れであれ、結果的に不必要な病気が起こり（なかには重篤なケースもあった）、恐怖が蔓延し、経済的コストがかかっている。

ワクチン開発を困難にしているのは、こうした勝手な思い込みや反対派だけではない。経済基盤が以前とは変わってきているのだ。

こんにちの医薬品業界では、定期予防接種や、黄熱、腸チフスといった旅行関連の予防接種はビジネスモデルとして存続しているが、それにたずさわる製薬会社は減り、政府や保険会社などの大口顧客によってある種のワクチンの価格が引き下げられ、利益幅もかなり縮小している。二〇〇二年、大手製薬会社のワイスが、三種混合ワクチンとインフルエンザワクチンの製造を中止した。会社の収益にはほとんど影響が出なかったが、これをきっかけに、翌年からその二つのワクチンの配給制が始まった。

従来とは異なる新たなワクチン需要が生まれているいま、ビジネスモデルはより複雑化し、製薬各社はワクチン製造がもはや事業の主軸にはなりえないと気づきはじめている。二〇一四年、医薬品業界の年間収益は世界全体で推定一兆ドルを超え、主要な五つの医薬品だけで四九〇億ドル以上の利益を生み出した。その内訳は、自己免疫疾患薬が三種――ヒュミラ（一二五億四〇〇〇万ドル）、レミケード（九二億四〇〇〇万ドル）、エンブレル（八五億四〇〇〇万ドル）、C型肝炎薬のソバルディ（一〇二億八〇〇〇万ドル）、そして糖尿病薬ランタス（八五億四〇〇〇万ドル）。この年の売り上げ上位一〇製品の売上高は、合計八三〇億ドルにのぼった。

これに対して、世界の五大ワクチンメーカーの二〇一四年の売上高は、合わせて二三四億ドル。一兆ドルを超える医薬品市場のわずか二、三パーセントにすぎない。

ここで、ワクチンについてひとつはっきりさせておきたい。それは、感染症がテーマのスリラー小説や映画とは異なるということだ。研究室にいる科学者たちが、突如として魔法の調合法《フォーミュラ》を発見し、できたワクチンを薬瓶に入れ、医師団が急いで現場に飛び感染者の腕に注射すると、ものの数秒か数分で奇跡のごとく回復する――。まず一点、ワクチンはほぼ例外なく、病気の治療ではなく予防のためのものだ。もう一点は、実験室レベルで、さらに次の動物実験を経て、うまくいきそうな概念実証用の〝フォーミュラ〟が見つかったとしても、そこから認可を受けるためにFDAに提出するまでにもかなりの道のりがある他、製造設備も整備しなければならないし、当然ながら、そのコストをどうカバーするかも考えなければならない。

ワクチンは他の医薬品と同じというわけにはいかず、比較して言えば、製造が難しい。高コレステロール血症の薬リピトール、糖尿病薬メトホルミン、うつ病の薬プロザック、勃起不全の薬バイアグラ――これらはみな維持薬、つまり望ましい状態を維持するための薬であり、ゼネラルモーターズの組立ラインでシボレーを製造するのにたとえることができるだろう。一方でワクチン（特に新しいワクチン）の製造は、カリフォルニアの畑でレタスを育てるのに似ている。シボレーがあなたの家のガレージに、そしてレタスがテーブルに届くころには、どちらも希望通りのものに仕上がっているだろう。だが、車の製造工程はレタス栽培に比べてはるかに予測可能で、再現性があり、基準も定めやすい。それにひきかえレタス栽培のほうは、天気や土壌の状態、干ばつや洪水、害虫、さらにその地域でたまたま流行している植物の病気の影響も受ける。

ようするに、化学薬品と生物由来の薬品との違い、つまり化学合成と生体成長との違いなのだ。長年、ワクチンは細胞培養や鶏卵培養、あるいは子牛など動物の皮膚を使って製造されてきた。それは時間のかかるプロセスであり、コントロールの難しい製造上のばらつきも多い。また、インフルエンザワクチンの製造では多くの場合、大量の鶏が大量の卵を産まなければならない。細胞培養の技術が向上すればそれだけ、ウイルスシードを既存の細胞系（初代培養から植え継いで得られた培養細胞）に移植して増殖させるスピードや効率はアップするが、それでも生物学的プロセスであることに変わりはない。

ワクチンと維持薬は製法や性質が異なるように、経済的観点からも根本的に違う。維持薬の場合、顧客は毎日、多くは一生涯その薬を飲みつづけるため、製薬会社は予測可能な一定の需要が見込める。また、癌など非伝染性の主要な病気では、すぐにその病気がなくなることはなく、特許独占が続くかぎり高額な費用を請求できるため、製薬会社は安定した市場を確保できる。

それに対し、ワクチンの需要は不安定で予測も不可能だ。すでに特許を取得していても、そのワクチンが必要になってからでは量産が間に合わないケースがほとんどだ。二〇〇九年から一〇年にかけて新型インフルエンザ（H1N1型）が流行し、アメリカでは二〇〇九年一〇月に第二波のピークが訪れたが、ワクチンの出荷量がピークに達したのは二〇一〇年の一月末で、すでに感染者数はピーク時の六分の一に減っていた。だがその時点でもなお、国内の出荷量は一億二五〇〇万回分に満たず、特に子どもは二度の接種が必要なため、すべての国民に必要な量にはまだまだ足りなかった。

アメリカ国内で投与されるワクチンは、FDAが他の薬品に課すのと同様の治験を受けなければならない。ワクチンの開発が進むにつれて、社内でのさまざまな試験を経て動物実験が行なわれ、そのあと三つのフェーズからなる治験が行なわれる。フェーズⅠでは、安全性をテストする。フェーズⅡでは、投与量をさまざまに変えて安全性と有効性をテストする。そしてフェーズⅢでは、反応にバリエーションが出るように十分な人数の被験者を対象とし、子ども、ティーンエイジャー、大人、六五歳以上の高齢者、免疫が低下している人、妊婦といった要素を考慮しながら、実際の有効性をテストする。

通常、フェーズⅢの治験はダブルブラインドテスト（二重盲検試験）、つまり被験者も試験を行なう側も、誰に本物の薬が投与され、誰にプラシーボ（偽薬）が投与されているかを知らない状態で行なわれる。そして治験の最後にその情報が明かされ、結果が比較される。ワクチンが有効であるか無効であるかが途中で明らかになった場合や、患者の安全性に問題が生じた場合には、第三者監視委員会の判断で試験が中止されることもある。このフェーズⅢの治験はかなりの費用がかかるため、FDAの認可が下りる公算が大きくないかぎり、製薬会社は積極的に行ないたがらない。現在、新しいワクチンが認可を受けるには、一〇年以上にわたる作業と一〇億ドルの投資が必要だとされている。

製薬会社の経営陣は、フェーズⅢのスタートから、出た結果をFDAのワクチン研究審査室（OVR）へ提出し、そこで念入りな審査と評価が完了するまでには、文字通り何年もかかることを知っている。このフェーズⅢの評価の時期は、「死の谷」と呼ばれている。莫大な額の研究開発費に、試験、それにライセンスの費用が積み上がっていくばかりで、なんの収益も生まれないからだ。

この現象が理解できるよう、数段階さかのぼって見てみよう。ワクチンの開発は、国立衛生研究所や科学・健康関連の財団、それに〝エンジェル〟投資家からの資金提供と委託により開始されることが多い。研究はおもに学術機関で行なわれ、ワクチン開発のこの初期段階でうまくいけばプロトタイプ（試作品）ができ、治験のフェーズⅡまで進むことができる。だが、そのあと死の谷へ突入し、その先の莫大な費用の問題がくっきりと浮かび上がり、研究開発者は根本的な判断を迫られる。

フェーズⅢの試験を経てワクチンの効果が証明され、重大な副作用はないと判断される可能性はどれくらいあるのか？　フェーズⅢを通過してＦＤＡの認可を得たとして、安定した大きな市場を獲得する見込みはあるのか？　製造設備にはどれだけコストがかかるのか？　他国の規制を通過する手続きに、さらにどれだけの時間と費用がかかるのか？「いつか世界規模の災厄となる」ことが十分に考えられるが、出現するのが数年、場合によっては数十年先かもしれない病気のために、フェーズⅢの試験も含めた研究開発費を割り振る決断をどう下せばいいのか？　西アフリカが経験したエボラや、アメリカが経験したジカ熱がいい例だ。

　確かに難しい問題だ。企業は経済面の現実を無視できない。取締役会に対しても、ビジネスの観点から合理的な活動を行なっていることを示さなければならない。社会的責任を果たす企業を私たちは称賛するが、それがビジネスモデルになるとは思えない。武田薬品工業のグローバル・ワクチン・ビジネス・ユニットのプレジデントで、ビル＆メリンダ・ゲイツ財団グローバル・ヘルス・デリバリーの元理事ラジーヴ・ヴェンカヤ博士は、全米医学アカデミーの会合でこう述べた。「製薬会社は正しいことをしたいが、リスクは抱えたくない、もしくは十分に抱えきれないのです」

　非営利団体マーチ・オブ・ダイムズとポリオキャンペーンに代表されるように、ワクチンの研究開発とその後の購入には、いまも慈善基金が一役買っている。ビル＆メリンダ・ゲイツ財団は、学術研究グループや製薬会社、製品開発事業者と連携し、ＨＩＶ／エイズワクチンと、より効果的なマラリア用ワクチンの開発に取り組んでいる。エイズとマラリアは、アフリカにおける二大殺し屋《キラー》とも言うべき感染症だが、こうした取り組みの例は他にもある。

　しかし、本書の共著者マーク・オルシェイカーと一緒にシアトルにあるオフィスへ会いにいったとき、ビル・ゲイツは私たちに言った。「人は公算の大きいシナリオに投資する。つまり、すでにあるマーケットだ。だから、大口の先行投資をするのに保険をかけたほうがいいような公算の小さいものは、いつまでも実現しない。このように、社会はおもに資本主義的なやりかたで資源を配分する。皮肉なことに、人に先駆けてチャレンジした者にはなんの見返りもないんだよ」

二〇一二年のエボラや二〇一六年のジカ熱のように、深刻なウイルス感染症が発生するたびに、人々はこの新たな脅威に対抗するワクチンがなぜないのかと大騒ぎする。そして次に、公衆衛生をつかさどる役人が、「あと〇カ月もすればワクチンが完成しているでしょう」と予言する。そしてほとんどの場合、その予言は外れる。もし当たったとしても、脅威の規模と場所に見合ったワクチンの量産がうまくいかないか、ウイルスが本来の発生場所へ後退し、もはや予防や治療の必要がなくなるかのどちらかだ。ここでも、ビル・ゲイツは次のように述べている。

残念ながら、民間部門からのメッセージは非常にネガティブなものだった。ちょうど二〇〇九年のH1N1型インフルエンザのときのように。当時、大量のワクチンが調達されたが、それは大流行が予想されたためだ。ところが完全に終息すると、人々はWHOに非難の矛先を向け、GSK（製薬会社グラクソ・スミスクライン）はワクチンを販売したが、彼らは終息するとわかっていたはずだ、とんだ金の無駄遣いだと責めた（ワクチンを開発する製薬会社から経済的供応を受けていた専門家のアドバイスに従ってWHOがパンデミック宣言をしたという背景がある）。じつに気の毒な話だ。エボラのときだって彼ら――メルク、GSK、J&J（ジョンソン&ジョンソン）――はみな多額の資金を投じたが、それも無駄にならないとは限らない。現時点で、採算はとれていない。当初はみんなに「やれば当然儲かる。なんでもやったもの勝ちだ」と言われていたにもかかわらずだ。これでは手を挙げる者がいなくなってしまう。

こういうビジネスのやりかたでは世界的なニーズに応えることはできないし、うまくいくはずがない。やりかたを変えなければ結果も変わらないだろう。

ひとつ例を挙げてみよう。毎年九月ごろになると、私たちはみなインフルエンザの予防接種を受けるよう勧められる。それでも毎年かならず、「このあいだワクチンを打ったのにインフルエンザにかかった！」と言う人が出てくる。二年前の私がそうだった。注射を打ってもらったのに、インフルエンザで一週間も寝込んだのだ。

じつは、インフルエンザワクチンは最も効果の低いワクチンのひとつで、毎年変える必要のある唯一のワクチンでもある。それはひとつには、インフルエンザの菌株が容易に変化するからだ。そのため公衆衛生を担当する部局では、その年はどの菌株が優勢になりそうかを専門的な視点から予測するのだが、地球の反対側の状況を見ながら、それを何カ月も前に行なわなければならない。私たちは南半球の秋（我々の春）にインフルエンザウイルスの菌株がどうなっているかを追い、北半球に冬が来たときにどのウイルスがやってきそうかを予測する。予測の精度は、年によってまちまちだ。

ところで、予防接種は毎年受ける価値があるのだろうか？　私の答えは、条件付きの「イエス」だ。インフルエンザの予防になるかもしれないが、ならないかもしれない。けれども、たとえ予防効果が三〇～六〇パーセントだったとしても、ゼロよりは確実に勝る。

本当に必要なのは、パンデミックを引き起こし、その後も季節性のものとして流行しつづける可能性の高いインフルエンザウイルスに一定して見られる――すなわち不変の――特徴を狙い撃ちする、革新的《ゲームチェンジング》なワクチンだ。

そのような革新的なインフルエンザワクチンの実現は、どれくらい難しいのだろうか？　はっきり言えば、わからない。死の谷を越えるどころか、そこへ突入したプロトタイプすらないのだから。

私たちに必要なのは新しいパラダイム――公的資金と民間の製薬会社連合、さらに財団によるサポートとガイダンスとを結びつける新たなビジネスモデルだ。

それはどのようなものなのか？

また戦争にたとえて言えば、新たな兵器システムが必要だと判断したとき、国防総省は全体的な仕様を提示して入札を募るだろう。大手軍事企業がその兵器を独自に開発し、テストも済ませ、採算がとれるだけの量を政府が欲しがってくれるのをじっと待つ、などという状況は想定していないはずだ。実際には入札内容が検討され、一社または企業コンソーシアムが選定される。破壊的なダメージをもたらしかねないものや薬剤耐性をもつものなど、幅広い感染症に対応するワクチンを本気で開発しようとするなら、政府の関与を真剣に考えなければならない。当初の研究開発だけではなく、実際にワクチンを市場に出すところまで政府が関与する必要がある。

世界全体でそのようなパラダイムシフトが起きてほしいが、今回もやはり、アメリカが率先して行なうべきだろう。ＥＵ諸国、中国、インドなどが科学技術や政策面でリーダーシップを発揮し、資金も提供してくれるなら大歓迎だ。だが、国際的コンセンサスを待つ余裕はない。感染症を引き起こすウイルスはいま、猛烈なスピードで迫りつつある。アメリカ政府はワクチン開発への支援を強化すべきだ。それは私たちが危機管理計画《クライシス・アジェンダ》として挙げた課題への取り組みとなるだろう。そして有望なワクチンが死の谷を越えるためには、政府、学会、産業界の連携が必要だ。

アメリカ政府は、危機に瀕したワクチンの分野を改革しようと試みた。外国やテロの脅威は、ほぼまちがいなく政府の注意を喚起する。9・11に続き炭疽菌事件が起きた時期、私は保健福祉省長官トミー・トンプソンから、長官本人と、彼が集めたバイオテロと公衆衛生の専門家チーム（非常に有能かつ経験豊富な面々だった）の特別顧問になってほしいと要請された。長官は拙著『恐怖の生命体（*Living Terrors*）』を読んで私がその分野に造詣が深いと知り、9・11の直後には省内の上級職員と何度となく電話や打ち合わせをしていることからも、適任と考えたのだった。こうして私は、感染症研究・政策センター（ＣＩＤＲＡＰ）の所長を続けるかたわら、そのあと三年以上にわたって非常勤の特別顧問を務めることとなった。トンプソン長官は意外にも、公衆衛生上の〝戦備〟の重要性を深く理解していた。これは政府高官にはめずらしいことで、私にはうれしい驚きだった。

私が関わった取り組みのひとつに、プロジェクト・バイオシールドと呼ばれるものがあった。創案者は、長官の顧問を務める側近のひとりで、公衆衛生面の非常時対応を担当する次官補スチュワート・サイモンソンと、フィリップ・Ｋ・ラッセル少将だ。医師でもあるラッセル少将は、かつて陸軍医療研究・軍需品司令部を率いた、ワクチン開発の専門家だ。この二人に加えて、故ドナルド・Ａ・ヘンダーソン医師、国立衛生研究所のアレルギー・感染症研究所（ＮＩＡＩＤ）所長アンソニー（トニー）・ファウチ医師（彼がプロジェクトの名前を考案した）、NIAID副所長の故ジョン・ラモンターニュ博士、国立衛生研究所所長代理を経てトンプソン長官の科学顧問となったウィリアム・ラウブ博士、そして保健福祉省のキャリア行政官ケリー・ウィームズがチームを組んで、プロジェクトを実現に導いた。彼らの先を見据えた画期的研究の結果、連邦議会は二〇〇四会計年度にプロジェクト・バイオシールド特別準備資金として五六億ドルの予算を計上し、向こう一〇年間で化学、生物、放射線物質および核（CBRN）の脅威への医学的対抗手段を手に入れるという目標を支援した。このような多額の政府資金が約束されたことで、医薬品業界が複数年に及ぶ対策事業に投資するきっかけになると期待された。

市場の保証が呼び水となり、新しいワクチンを含む危機対策製品の開発に、中小規模の製薬会社が数多く参加した。残念ながら、五六億ドルの資金は、独自のワクチン開発技術をもつ大企業を引きつけるには不十分だったが、それでも多数の危機対策製品（とりわけテロ対策製品）が確保されたことになる。この資金は一〇年かけて（二〇〇四〜一四年）使われ、事前に約束された支援は底をついた。現在では一年ごとに議会の予算承認が必要となり、つねに不確実性が伴うため、当然ながら複数年にわたるプロジェクトのみに力を注ぎたい企業にとって、二の足を踏む要因となっている。

政府、公衆衛生機関、医薬品業界の結びつきはとかく不安定なもので、そこからはたえず嘆きの声が聞こえてくる。それは、〝防衛費〟や〝国土安全保障費〟とラベル付けができない事業への継続的な予算確保がきわめて難しいという声だ。防衛資金提供者は、複数年にわたる予算要求に慣れている。兵器システムをたった一年で開発し構築することはできないからだ。同じように、公衆衛生および医療分野で行なうほぼすべての対策もまた、一会計年度、すなわち一回の資金調達サイクルでは終わらない。そのため、資金調達に関して言えば、誰もが強く望むのは「持続可能性」なのだ。

二〇〇六年、連邦議会は生物医学先端研究開発局（BARDA）を設立した。公衆衛生および医療に関わる非常時に備え、必要なワクチン、薬品、治療、診断ツールの開発および購入のための一貫した体系的なアプローチの提供を目的としたものだ。現在、プロジェクト・バイオシールドはBARDAに組み込まれており、BARDAに割り当てられた年間予算で、化学、生物、放射線物質および核（CBRN）の脅威への対策をすべてまかなわなければならない。ちなみに二〇一六年の予算は約一八億ドルで、ワクチンや薬物治療を含め、新たな感染症対策のための資金は計上されていない。また、毎年議会へ足を運んで新たな予算を申請しなければならず、この面倒な手続きのせいで、革新的なインフルエンザワクチンの開発といった重要な長期プロジェクトは、息の根を止められたも同然だ。

私はBARDAのスタッフの努力を尊重するが、彼らに求められる事業運営方法では、世界規模のパンデミックや一部の地域に甚大な影響を及ぼすエピデミックに対応できるワクチンを手に入れることはできない。BARDAには、連邦議会の主要メンバーたちからあまりにも頻繁に圧力がかかる。自分の州や選挙区の企業が手がける開発や調達を優先しろというのだ。このような影響力は誰の目にも明らかというわけではないが、炭疽ワクチンの調達に関するBARDAの決定を見れば、ある企業のロビー活動の力が連邦議会に、そこからさらにBARDAに及んでいるのがわかる。加えて、連邦議会に呼ばれてプログラムの進捗状況について証言を求められたBARDAの上級スタッフは、必ずと言っていいほど「コップにはまだ水が半分入っている」的な楽観的見通しを述べてきた。実際には、コップはほぼ空っぽだというのに。ことパンデミックインフルエンザ対策に関しては、まさに干上がった状態だった。

連邦政府が現在行なっている、求められる新たなワクチンを確保しようとする取り組みは、大失敗に終わるとは言わないまでも、危機への事前の備えにはほとんどならないだろう。そのことは、近年の歴史が物語っている。

近年、アメリカ政府以外でも、高まる新たな感染症の脅威に対し、世界規模のより効果的な対策が必要だとの認識がなされはじめている。WHO、ノルウェー公衆衛生研究所、ワクチン研究財団のそれぞれが主導する取り組みがスタートし、資金調達において「優先すべき病原体」のリストが作成された。優先順位は、病原体が発生する見込みと、それが世界の健康に与える影響の大きさ、そして安全かつ効果的なワクチンが考案される可能性が十分にあるかどうかにもとづいている。

ワクチン研究財団は、ワクチンのない、もしくはワクチンの効果が限定的な四七の病気のうち最初のひとつと戦うための初期資本として二〇億ドルを拠出する、グローバルなワクチン基金の創設を提起した。この基金は、危機管理計画《クライシス・アジェンダ》として挙げた疾病（MERS、エボラ、ジカ熱など）用に開発されたワクチンのプロトタイプを、研究室から死の谷を越えて製品化し、実際に病気が発生したときに使えるようにすることを目的としたものとなるだろう。基金の提起者は、現在ワクチン開発に力を入れている大手製薬会社はたった四社――グラクソ・スミスクライン、メルク、ファイザー、サノフィパスツール――しかないという事実を述べたうえで、政府、各種財団、製薬業界に加え、保険業界や旅行業界など、通例の顔ぶれとは異なるが関係の深い業界に対しても、元手となる資金の提供を呼びかけた。そして基金創設の根拠として、効果の証明されたエボラワクチンがなかったために、二〇一三年から一五年に起きた危機では、八〇億ドルを超えるコストがかかったと指摘している。最も、当時はエボラワクチンを市場に出す経済的インセンティブはなかった。ターゲットであるアフリカの人々に、それを買えるだけの資力がなかったからだ。

チャールズ・W・エリオット大学の教授でハーバード大学の名誉学長でもある、元財務長官のローレンス・サマーズは、「私は、この分野のエキスパートを名乗ろうなどとは夢にも思わない」と断言した。そうかもしれないが、公衆衛生に関する彼の分析や予想はつねに洞察に富んでいる。グローバル・ヘルス・リスクの枠組みに関する委員会の報告書「グローバルセキュリティの忘れられた側面――感染症の危機に対処するための枠組み」の発表に際した基調演説で、氏は次のように述べた。

ワクチンというものの性質上、また、非常事態が起きたときにワクチンを可能なかぎり迅速に開発できるようにするためにも、我々はもっと投資しなければならない。これは、民間部門に頼ってはならない問題の典型的な例だ。パンデミックが起きたときに、希少なワクチンや抗体を所有している者が莫大な利益を得ることを誰も許さないし、それで儲けようなどと望むべきでもない。つまり、民間企業は貴重な予防薬を開発しても、それが社会に与える利益のほんの一部さえ手にすることができないのだ。

ワクチン研究財団、WHO、ノルウェー公衆衛生研究所の取り組みはじつに殊勝な、すばらしい第一歩と言えるだろう。だが、その新たな国際的取り組みの費用を誰がまかなうのか？　どれだけの金額を、どれだけの期間負担するのか？　どのワクチンが投資案件の先頭に躍り出たかを、いったい誰が判断するのか？　官民両方のパートナーを、誰が責任をもって監督するのか？　他にも疑問はまだまだある。

期待は戦略にならないが、ワクチンの世界には新たな、真に目覚ましい発展があると私は期待している。前述の三つの組織、主要な財団、世界経済フォーラム、主要なワクチンメーカー、そしてアメリカ政府とのあいだで対話を重ねた結果、新たな組織が誕生した。それは、感染症流行対策イノベーション連合（CEPI）だ。

私は四つある作業部会《ワーキンググループ》のうち二つに加わり、CEPIの活動を内側から見てきたが、生まれたばかりのこの連合体はきっと、これまでの流れを大きく変えるだろう。CEPIのウェブサイトには、「感染症の一時的流行に早い段階で対処し、それが公衆衛生上の非常事態を招き、人命の喪失、社会や経済の停滞、人類の危機へつながるのを防止する」というビジョンが掲げられている。

ワクチンの開発から使用までをつなぐエンド・ツー・エンド方式をとることで、CEPIは市場の失敗によって生じるプロセスの隙間に重点的に取り組んでいく。まずは、新たに開発されたワクチンについて、前臨床試験から人体を用いた原理証明、そして未知の病原体に対する迅速なワクチン開発のためのプラットフォーム構築まで、すべてのプロセスを進めることだ。この取り組みを実現させるための資金をどう確保しつづけるかは、まだ答えの見つからない重要な課題だ。それでも私は、このグループはいままでで最高のチャンスだと信じている。私たちはこれまで、危機を乗り切るのに不可欠なワクチンを人々に届ける確かなパイプラインを築くために、持続可能な国際的取り組みの創設を目指してきた。今後はCEPIの前進を注意深く見守っていかなければならない。私たちの命がCEPIに委ねられる日が、いつか訪れるかもしれない。

第九章　マラリア、エイズ、結核を忘れてはいけない

エイズ、結核、マラリア、この命に関わる三大感染症のうち、真に有効な薬があるのはエイズだけだ。その理由は簡単で、エイズの治療薬はアメリカとヨーロッパに需要があるからだ。

――ジム・ヨン・キム医師、世界銀行総裁

最新のWHOの統計によると、二〇一四年、HIV（ヒト免疫不全ウイルス）の感染者は全世界で推定三六九〇万人、エイズ（AIDS、後天性免疫不全症候群）による死者は一二〇万人とされている。二〇一五年の統計では、結核の症例数が推定九六〇万、死亡者数が一一〇万、マラリアの症例数が二億一四〇〇万、死亡者数が四三万八〇〇〇となっている。これほど膨大な数の人々が悲惨な病に苦しみ、命を落としているにもかかわらず、メディアの扱いは、大都市で天然痘が十症例発見されたときの大騒ぎの足元にも及ばない。

こういうことを目の当たりにするたび、何が人の命を奪い、何が人を傷つけ、何が人の恐怖をかきたてるかは、住んでいる地域や社会によってまったく違うことを思い知らされる。いわゆる先進国に住む私たちにとっては、この三大感染症も交通事故や路上犯罪など、日常的に遭遇する危険な事象とさして変わらない存在であり、そういう疾患があるのは知っていても、その危険性をそれほど意識していない。

だが、昔からそうだったわけではない。一九八〇年代を知る世代の私たちは、エイズが巻き起こした

恐怖を今もはっきりと思い出すことができるし、当時は、ヒト免疫不全ウイルス（ＨＩＶ）への感染がわかれば、それは死の宣告と同じだった。また、私たちの祖父母や曾祖父母たちの時代には、結核になれば安静ときれいな空気以外の治療法はなく、あとは速やかな死か緩慢な衰弱死を迎えるしかなかった。マラリアも、何世紀にもわたって世界の多くの地域で住民たちに恐れられてきた病気で、それはわたしの故郷、ミネソタ州も例外ではなかった。

エイズには今もまだ治療法や予防法はないが、それでも多剤併用療法によって症状の多くは食い止めることができる。結核も、抗生物質を長期間、厳密に投与すれば治癒することができるし、マラリアはいまや西洋化された地域ではめったにお目にかからない。

そのため私たちは、この三大感染症に比較的無頓着になっているが、今でも世界の人々の健康にとってこの三つの病気は大きな脅威であり、治療や医療インフラをじゅうぶんに提供できない貧しい地域、貧しい国々の人々にとっては、命を左右する大問題だ。本書は主に社会に危機をもたらす〝病原体〟、すなわちパンデミックの原因になる病原体と、地域的に重要な病原体について取り上げているが、やはりこの三大感染症に触れずじまいでは必要な事柄を完全に網羅したとは言えないし、怠慢のそしりも免れないだろう。もちろん世界には他にも、公衆衛生に重大な影響を及ぼす感染症はたくさんある。Ｃ型肝炎、水媒介性または植物媒介性の感染症、細菌性肺炎、さらには、あまり注目されていない熱帯病やヒト狂犬病も忘れてはいけない。ヒト狂犬病が発生するのは主にアジアだが、年間五万人もの人が、狂犬病の犬に咬まれて命を落としている。

さいわいにも、このような現状を変えようと、多くの資源を投入して活動している人や団体がある。

マイクロソフトの創立者、ビル・ゲイツは、自ら築いた莫大な資産を自分の興味の赴くままに使うことができたはずだが、彼と彼の妻、メリンダが選んだのは〝すべての命は平等である〟というシンプルな理念に基づく財団の創設だった。その理念を実現するために、ビル&メリンダ・ゲイツ財団は率先して医療、貧困救済、教育への支援に尽力しており、夫妻のこの努力はノーベル平和賞に値すると私たちは考えている。子どもたちが健やかに成長できる環境を用意し、彼らが生きていくのに必要な手段を身に着ける機会を与えることほど、世界の平和に貢献する活動はないからだ。

もちろんゲイツ夫妻も、短期間で何百万人もが命を落とすパンデミックへの備えや感染症の流行には大きな関心を寄せているが、彼らはもっと基本的な活動、基本的ではあっても、世界に大きな変化を起こす活動に専念している。「医療に関しては、そこに最も多くの時間を費やしています」とビル・ゲイツは言う。「私たちは疫病対策やバイオテロ対策をする団体ではありません。私たちは、エイズや結核、下痢性疾患、肺炎の対策に取り組む団体です」

財団の主な取り組みのひとつが、ポリオ撲滅に向けた英雄的ともいえる戦いだ。じつは私は長いあいだ、ポリオの完全な撲滅など不可能と考えていた。ポリオを取り巻く政治的、経済的、宗教的問題を考えれば、撲滅はとうてい無理だと思っていたのだ。しかしゲイツ財団や、財団に触発されたパートナー団体の努力により、ついにポリオの撲滅も実現に近づいているように見える。

だがそれよりさらに重要なのが、ゲイツが今取り組んでいるマラリア対策と、彼が世界中のパートナーを活動に巻き込んでいくその手法だ。

私たちにとっては、ポリオはマラリアよりも〝実感できる〟病気だ。西側世界はこれまでずっとこの病気に悩まされてきたため、脚に装具をつけた子どもや、車いすに乗った子ども、人工呼吸器につながれた子どもの姿がイメージできるからだ。だがじつは、ポリオのほうがマラリアよりも克服は〝簡単〟かもしれない。ポリオは天然痘と同様、人間特有の病気であり、病原体保有動物はなく、蚊が媒介するウイルスでもないからだ。だがマラリアは、まったく違う話だ。

マラリアは有史以来ずっと人間と共にあり、最も効果的な二つの薬——キニーネとアルテミシニン——も、古代の治療薬であるキナの樹の皮と青高素《チンハオス》という植物由来のものだ。マラリアは、原虫と呼ばれる寄生性の単細胞微生物（原性動物）によって引き起こされる疾患で、その原虫はハマダラカという蚊が媒介する。一四章でも詳しく説明するが、この蚊はデング熱や黄熱、ジカ熱、チクングニア熱を媒介するヤブカ類とはまったく性質が異なり、蚊の駆除方法は、それぞれの蚊の生息地や繁殖地、吸血する場所によってまったく違う。

蚊の唾液とともに人の血流に入ったマラリア原虫は、肝臓に到達して繁殖する。マラリアの症状は、高熱、吐き気、嘔吐や下痢、発汗、悪寒戦慄、倦怠感、頭痛などだが、原虫が肝臓で繁殖するため、黄疸が出ることもある。重症になると、脳炎や呼吸困難、貧血を発症し、その後、昏睡状態または死へと進行する。当然ながら、貧困や不潔な水、医療施設や医療支援の不備に苦しんでいる地域では、マラリア患者が重症化する可能性も高くなるし、いったんマラリアに感染すれば、今度は輸血や注射針の共有、母子感染によって他者に感染させる可能性も出てくる。さらに、これまで取り上げてきた多くの感染症と違い、マラリアは再発する。また、患者が子どもの場合は、生涯にわたる知的障害や学習障害が出ることもある。

一九〇二年から二〇一五年までのあいだに、マラリア関連の研究はノーベル生理学賞やノーベル医学賞を五回も受賞しており、このことからもマラリアとの戦いがいかに重要かがよくわかる。だがその一方で、全世界のマラリアを撲滅するという計画は、コストがかかりすぎるうえに複雑で非現実的、という理由から一九六九年に放棄されてしまった。

マラリアは約一〇〇ヵ国で確認されているが、死亡症例の九〇パーセントはサハラ以南のアフリカで発生しており、その七七パーセントは五歳未満の子どもたちだ。

だが、ゲイツ財団やその他の団体の努力が実を結び、マラリアの症例は二〇〇四年から二〇一六年までのあいだに二五パーセント低下、死者数も四二パーセント減少した。その間にマラリア対策に投下された資金は十倍近くに増え、その多くは発展途上国のマラリア対策に注がれた。このマラリア対策の成功は、タイムリーな診断と治療、有効な殺虫剤の室内噴霧、耐久性の高い殺虫剤処理がされた蚊帳ベッドといった対策を組み合わせた結果もたらされたもので、世界で蚊帳ベッドを最も大量に購入したのが、ゲイツが支援する世界エイズ・結核・マラリア対策基金だ。

二〇一三年、ゲイツ財団は〝マラリア被害ゼロへの加速〟と呼ばれる複数年戦略を発表。当初、マラリア撲滅という財団の目標に私は懐疑的で、生物学的にも技術的にも不可能だと思っていた。しかしマークと共に、ゲイツからこの取り組みの話を聞いて「やってみなければ、わからない」という彼の考え方に大いに感服した。彼が言っていたように「こういう問題は、可能か不可能かなど誰にもわからない。けれどもし行動に出るのなら、まだよくわからない段階で出ないといけない」のだ。

媒介動物の駆除に費やせる資源が底をつけば――長年のうちには、こういうことが必ず起こる――、蚊の数も蚊が保有するウィルスもすぐ元に戻るということを、私たちは身をもって学んできた。また、たとえひとつの大陸でその蚊を絶滅させても安心はできず、飛行機や船で再び他の地域から侵入しないようつねに警戒が必要だ。つまり全世界のマラリアを撲滅しなければ戦いは終わらないのだ。そんな大事業をもし私が生きているうちにやってのける人物がいるとすれば、それはビルとメリンダ・ゲイツだろう。もし、マラリアを撲滅できれば、それは人類にとってすばらしいレガシーとなるはずだ。

マラリア撲滅の戦略はいくつかの領域に分かれているが、どの領域でもマラリアは世界の人々の健康にかかわる重要な課題だという理念が徹底されている。なかでも最も重要と目されている二つの要素、すなわちハマダラカを駆除する新たな殺虫剤の開発と、ワクチン開発が含まれているのが予防段階だ。現在は、三〇種を上回るワクチンが開発途上にあるが、アメリカ国立アレルギー感染症研究所が五年をかけて開発中のワクチンは、人間での最初の臨床試験で有望な結果を出している。

遺伝子操作で不妊化した蚊を放ってマラリアを撲滅するという技術も、いくつかの媒介生物種で試験されている。これが本当に効果的かどうかはまだ理論の域を出ておらず、科学者たちも、遺伝子組み換えをしたオスの蚊に、〝自然界の〟蚊を上回る選択的優位性を持たせる方法を検討中だ。また、この手の駆除方法は前例がないため、遺伝子を組み換えた蚊が、生態系に思わぬ影響を与えてしまう可能性もある。専門家のなかには、この戦略の効果がわかるには十年はかかると見るものもいる。

生物媒介の感染症に関しては、対策は積極策と消極策の二つに分けられる。病原体を保有する虫の駆除や、薬で病気や症状を治療するといった対策は積極策。蚊帳ベッドの使用は消極策だ。消極策で面白いのが、現在、試験されている殺虫剤処理を施した壁紙で、殺虫剤散布なら三、四ヵ月おきに実施する必要があるが、このような壁紙なら、効果が三年またはそれ以上持続する。

また、アメリカ陸軍はこの数年、蚊媒介の感染症が心配な地域に展開する兵士に、合成殺虫剤のペルメトリンで処理した戦闘服を支給している。現在は殺虫剤処理をした衣服が、マラリア多発地帯の民間人にも有効かどうかを調べる実験が進められているところだ。

治療の面では、ゲイツ財団が「一回服用するだけで体内の寄生虫すべてを駆除する錠剤」の支援を行っている。既存の薬は、マラリアが耐性を持ちはじめているうえ、三日間飲み続けなければならず、途中で服用をやめてしまう人が多いからだ。

こういった取り組みは、二〇〇五年に始まった「大統領のマラリア・イニシアティブ（PMI）」とも合致している。このイニシアティブは、二〇〇三年に「HIV／エイズ・結核・マラリアと戦うグローバル・リーダーシップ法令」が議会を通過（この法令は二〇〇八年に改訂された）したあとの二〇〇五年に開始されたものだ。マラリア関連死の五〇パーセント削減を目標とするこのイニシアティブは四つの取り組み、すなわち殺虫剤処理をした蚊帳ベッドの提供とその効力の強化、屋内での殺虫剤噴霧、アルテミシニンを主体とした薬の併用療法、妊婦への断続的な治療の強化、の規模拡大を目指している。

もうおわかりだろうが、公衆衛生で最も重要なのは持続可能性だ。だが、アフリカのマラリア対策に投入された労力や資源が実を結んで、症例数が低下しつづけたらどうなるだろうか？　マラリアとの戦いは喫緊のものではなくなるのか？　エボラ対策や蚊の駆除が成功したとき同様、またも私たちは次の差し迫った問題へと関心を移してしまうのだろうか？　あるいは天然痘のときのように、より良い世界を実現すべく、さらに努力を続けて完全なる撲滅を果たすのだろうか？

一九八〇年代から一九九〇年代にメディアが最も頻繁に報じた悲惨極まるニュースのひとつがHIV／エイズだった。この不治の感染症に罹患し、死を待つばかりのやせこけた患者たちの顔は、あの時代を生きた人々すべての記憶に深く刻まれている。だが、抗レトロウイルス薬を使った治療が目覚ましく進歩した結果——とはいえ、ワクチンはまだできていない——、死の宣告同然だったこの病気もいまや、治療薬を賄える豊かな国や国際援助を受けられる幸運な国にとっては、うまくつきあっていける慢性病になった。

しかし、新聞の見出しを飾ることがなくなり、そこまで心配しなくても大丈夫という空気が生まれてもなお、この病気が世界の大問題であることに変わりはない。

今日のHIV／エイズの状況をちょっと紹介しよう。

新規感染者は毎年約二〇〇万人、その約七〇パーセントはサハラ以南のアフリカの感染者だ。そしてこの新規感染者のうち約二二万人は十五歳未満の子どもで、そのほとんどはHIV陽性の母の胎内で感染したか、授乳による感染だ。ちなみにHIV感染者の半数は自分が感染していることを知らず、HIV感染者やHIVの感染リスクにさらされている人の大半は、予防や介護、治療へのアクセスがない。

アフリカの国々のなかでもケニアや南アフリカなどでは、状況は大きく改善し、自国の感染者の一部については治療もできるようになってきた。しかし、アフリカと中東のほとんどの国は、大半の患者に対し何もしていない。なかにはHIV感染が判明しても、症状が出たら治療に来るようにと告げられるだけというところもある。医療資源が限られているため、発症した患者にしか対応できないからだ。ナイジェリア、ウガンダ、ロシアといった国々では、感染者の多くが、職場での差別や、村八分、宗教上の迫害を恐れて感染の事実を明かそうとしない。また、コンドームの配布や、注射針を清潔な注射針と交換するといった取り組みで感染を食い止めているところもあるが、コンドームや注射針自体が社会的にタブー視されているところもある。

国連はエイズの蔓延を二〇三〇年までに終わらせるという目標を設定しているが、二〇一六年六月に開かれた高官レベルのエイズ撲滅会議では、さまざまな合意がなされたものの、その目標の達成方法についてだけは合意に至らなかった。結局、会議が出した宣言は、HIV感染者全員が治療を受けられなければならないというWHOのガイドラインを支持し、ゴールを達成できないとどうなるかを確認するだけに留まった。

しかし出席者のなかにはその宣言の文章に、男女平等や、女性のためのHIV予防対策、避妊といった文言が入ることを拒む人々もいた。「そういったことが、自国の法的枠組みに反するという国もある」とはスーダン代表の弁だ。また、感染予防のために性教育を奨励するくだりが気に入らない、あるいは静注薬物乱用者、セックスワーカー（アイスランド人はこの言葉を嫌う）、同性愛者、トランスジェンダー、囚人といった社会的弱者をあえて名指しするのはよくないと言う人々もおり、イランの代表者はそんな言葉を口にすることさえ差別的だと主張した。また、投票権のない出席者であるヴァチカンの代表は、避妊対策に触れることにさえ反対。結婚するまでの禁欲と結婚後の貞節をもっと強調すべきと求めるものもいた。

アメリカ代表のサラ・メンデルソンは、宣言では人権と生殖権、そして社会の主流から取り残された人々のことを〝もっと強く、具体的に述べるべき〟と主張。カナダとオーストラリアの代表もそれに同意し、同性愛者への差別と偏見を終わらせるという決意が入っていないことを批判した。

だが、このような意見の違いは、エイズとの戦いにとっては百害あって一利なしだ。

世界のエイズとの戦いに最も貢献してきたのはアメリカで、ジョージ・W・ブッシュ大統領が陣頭指揮を執った大統領エイズ救済緊急計画（PEPFAR）を通じて、医療資源が限られた地域に住む何百万人もの人々に治療を提供、エイズ感染の拡大を防いできた。この緊急計画は二〇〇八年、バラク・オバマ大統領が設立した世界健康イニシアティブ最大の構成要素として更新、拡充され、ひとつの国が特定の一疾患に対して行った史上最大規模の健康イニシアティブとなった。またこれには国務省、国防総省、保健社会福祉省、商務省、労働産業省、CDC、国際開発庁、平和部隊など複数の政府機関も関与し、取り組みの調整を行った。現在ではPEPFARがホスト国と直接かかわり、地元のリーダー育成や長期的な持続可能性の実現に取り組んでいる。

このイニシアティブの最終目標は、それぞれの国がプログラムを自国のプログラムとして自力で運営し、地域の医療ニーズに対応できるようにすることだ。したがって、PEPFARが緊急対策から継続的な取り組みへと移行すれば、その目的もこれまでのような治療や予防の支援から、専門知識を持つ人材の育成へと変わっていく。エビデンスに基づいた意思決定が現地でできるようにするためだ。また、ゲイツ財団のように、多国籍組織や国際的なパートナーシップの活動を利用したいとも、PEPFARは考えている。

アメリカ市民のひとりとして、私は世界のHIV問題に取り組んできたPEPFARの貢献を非常に誇りに思っている。だが同時に、このプログラムの将来への影響に懸念も抱いている。

まず、ジカ熱への対策など、公衆衛生の問題に対する現在の政治支援のレベル――あるいは政治支援の欠如――を見るかぎり、PEPFARへの財源が今後も、現在の水準で維持されるという保証はまったくない。実際のところ、PEPFARの支援が大幅に増えた二〇〇八年以降、連邦政府の補助金額は横ばいで、二〇一七年度は二〇一六年度より下がることになっている。HIVの感染者数は増加の一途をたどっているのに、である。

二〇一〇年、全世界のHIV感染者は推定三三三〇万人だったが、二〇一五年、その数は三四〇万人以上増えて三六七〇万人となった。二〇一五年、PEPFARは九五〇万人のHIV感染者に抗レトロウィルス療法を提供したが、HIVの新規感染者がこのペースで増え続け、その全員に継続的治療が必要となれば、今後十年の新規感染者は六八〇万人となる。これは、現在PEPFARの支援で治療を受けている人数の七一パーセントにおよぶ人数だ。つまり、新規感染者に対応するだけでも、これからの一〇年、PEPFARは支援を大幅に拡大しなければならないのだ。しかし、HIVの新規感染者が発生している各国の政府が取り組みを強化してその支援を提供しないかぎり、これ以上の支援拡大は不可能だ。だが、新規感染者のほぼ半数が西アフリカや中央アフリカで出ているため、支援が増える可能性は極めて低い。

この状況を脱却する最善の方法は、C型肝炎のときのように、有効なワクチンか治療法の発見だが、いまだにそれは実現していない。もちろん、ワクチンや新薬の開発を怠っているわけではなく、エイズワクチンの研究には、毎年一〇億ドル近い資金が投入されている。当初からHIVとエイズの問題にかかわってきた国立アレルギー感染症研究所の所長、トニー・ファウチ博士は「これは、科学上のジレンマなのです」と語る。「身体はＨＩＶの中和抗体を作りたがらない。ですから私たちは考えうるかぎりの手法を試みています。生殖細胞系列型Ｂ細胞の防御反応を誘導するエンベロープの立体配座を突き止めるために、低温電子顕微鏡法や構造生物学、Ｘ線結晶構造解析を使ったり……つまり非常に高度なあらゆる手法を試しているのです」

近い将来、効果的なワクチンが開発されるかどうかはわからないが、私は希望を捨てていない。だが同時に、そのような〝核〟兵器がなくても、私たちはＨＩＶ／エイズとの現在の戦いを続けていかなければならないとも考えている。そう、この戦いはいわば、継続する一連の地域戦としてとらえるべきものなのだ。

現代の私たちは、結核と聞いても最近登場した感染症に対するような危機感は覚えない。結核なんて、一九世紀や二〇世紀はじめに流行った病気で、高原のサナトリウムや吐血するオペラの女主人公ぐらいしか思い浮かばない、という人も多いだろう。だが、それは大きな間違いだ。結核はいまだに大変な病気で、結核菌の薬剤耐性もどんどん強くなってきている。じつは先進国では長年、結核はまれな病気となっていたが、ＨＩＶの登場と同時に、結核も再び増化傾向にある。また、インドや発展途上国の多くの地域では、ＨＩＶと結核の併存疾患が大幅に増え、治療の選択肢が極めて複雑になってきている。

結核を引き起こす細菌は、身体のさまざまな場所に病変を作るが、肺に巣食うことが最も多い。そしてこの結核菌は人から人に空気感染する。だが幸い、麻疹やインフルエンザといった多くの呼吸器系ウイルスのように簡単にうつることはない。

また、健康な人なら、たとえ結核に感染しても免疫システムが身体を守ってくれるので症状が出ないこともある。つまり生きた結核菌が体内に潜んでいても、菌は結節の中にあり、免疫細胞によって抑え込まれているのだ。WHOの推定によれば、世界人口の三分の一は、潜在性結核に感染しているという。そのような人たちが生きているあいだに結核を発症する確率は約一〇パーセントで、発症すると、咳(痰に血が混ざることもある)、胸部痛、衰弱、体重減少、発熱、寝汗などの症状が出る。

しかし潜在性結核に感染している人がHIV関連の病気に感染すれば、そこで万事休すとなる。結核とHIVが組み合わさると、最悪の事態になるからだ。HIV感染者は免疫システムが損なわれているため、結核菌は際限なく増殖し、肺やその他の臓器全体へ広がっていく。また、そのような患者は結核菌に肺をやられていることも多いため、他者を感染させる確率もぐっと高くなる。ミネソタ州の疫学者として私が手掛けた最も大変だった調査のひとつに、外国からミネアポリス・セントポール国際空港への直行便に搭乗していた乗客数百人の追跡調査がある。これは、乗客のひとりが、薬剤耐性のある活動性結核患者でHIVにも感染していたことがあとで判明したため行った調査だが、その患者はなんと空港に到着するまでの九時間、機内でずっと咳をしつづけていたという。

カリスマ的な存在で、広く尊敬を集める南アフリカの保健大臣、アーロン・モツォアレディ博士は、結核の脅威が舞い戻ってきた、と世界に向けて積極的に発信している。結核は、治療をしなければ、感染者の四五パーセントが命を落とす病気で、博士は、毎日四一〇〇人が結核で死亡していると指摘している。しかし結核もまた、その脅威を人々が実感していない疾患のひとつだ。アメリカ大陸に住む私たちは、エボラのことは怖がっても、結核の脅威には無自覚だ。だが間違えてはいけない。西側世界では、エボラやジカ熱より結核のほうが、ずっと多くの人の命を奪う感染症なのだ。

モツォアレディ博士は、鉱山労働者や主要な労働組合のリーダーを集め、二〇〇九年、南アフリカでは鉱山事故で労働者八〇人が命を落として大変な騒ぎになったが、その同じ年、結核で死亡した鉱山労働者は一五〇〇人もいたのに、誰も気に留めさえしなかった、と現状を説明している。

彼はオンラインメディア、ハフィントン・ポストの取材に、結核による死は「事件というよりも、プロセスなのです。結核による死は、街の片隅や隔離病棟でゆっくりと起こり、誰もそれを目の当たりにしていない。だから実感がないのです」と答えている。

それでもうれしいことに、私たちはこの一五年間で、世界の結核死者数を四七パーセント減らすことに成功した。とはいっても、二〇一四年にWHOに報告された結核の症例数はわずか六〇〇万人で、推定される発症者数九六〇万人の三分の二（六三パーセント）にも満たない。つまり、世界の新規結核症例のうちほぼ四〇パーセントが未診断か、未報告なのだ。また、この感染者たちに適切な医療へのアクセスがあるかどうかもはっきりしない。さらに悪いことに、二〇一四年には多剤耐性の結核症例が四八万件あったと推定されているが、発見または報告されたのはその四分の一のわずか一二万件だ。

だからこそ結核症例の多い地域では、ゲイツ財団のような団体や政府機関がしっかり調査をすることが重要なのだ。ゲイツは特に、ワクチン開発と速やかな診断、そして薬剤耐性に対抗する新薬の三分野に多くの資金を投入している。だが彼の投資が本当に大きな実を結ぶためには、彼の活動がリーダーシップのお手本となり、他の団体や政府がそれにならって、自らも積極的にそれぞれの役割を果たしていく必要がある。

結核は、適切なケアと治療さえあればほとんどの症例で治癒が可能だ。しかし薬剤耐性について述べる一六章と一七章でも触れるように、多剤耐性のある結核菌の株は増加傾向にあり、とりわけ薬剤耐性が高い株だと、現代のハイテク医療をもってしても、絶対に治せるという保証はない。きちんと真正面から立ち向かわないかぎり、結核は流れる川の水と同じで、水の流れはその流れに逆行して泳ぐ私たちよりもつねに、時速五マイル分速いのだ。

発展途上国の大都市では、ごみごみした場所でひしめき合って暮らす人の数が飛躍的に増えている。さらに、人々が世界中を活発に移動し、薬剤耐性のある結核も増えているため、将来、世界にとって結核が大きな脅威となる可能性は高い。だからこそ、結核の予防と対策への支援は削るのではなく、今まで以上に増やしていかなければいけないのだ。もし、それを怠れば、この先私たちは大きな代償を支払うことになるはずだ。

第一〇章　機能獲得性とデュアルユース性――フランケンシュタイン・シナリオ

昔の私がそうだったように、きみも知識と知恵を求めている、その望みが叶ったとき、それが悪魔となってきみを滅ぼさないことを私は心から祈っている、私の夢は悪魔と化してしまったから。

――メアリー・シェリー『フランケンシュタイン』

メアリー・シェリーのあの有名な小説『フランケンシュタイン』の最後、科学者のヴィクター・フランケンシュタインは、自分を助けてくれた北極探検家のロバート・ウォルトンに、科学における冒険主義は両刃の剣だと語る。努力の結果も、新たな知見も、それを誰がどう扱うかで、まったく逆効果になることもある、と。さらに彼はウォルトンに、結局、自分の研究は悲惨で破滅的なものを作り出してしまったが、あとに続く者たちは、癒しと進歩を作り出すかもしれない、と語っている。

『フランケンシュタイン』を注意深く読めば、人間の死体に命を吹きこんだ人工人間が、もとから邪悪な怪物だったわけではないことはよくわかる。創造主であるフランケンシュタインの彼に対する仕打ちや、周囲の人々の態度が、その人工人間を怪物に変えたのだ。

これこそまさに、「懸念される機能獲得性研究（GOFRC）」と「懸念されるデュアルユース性研究（DURC）」の問題に向き合う際、私たちが念頭に置いておくべき教訓だ。

四章でも触れたが、機能獲得とは、意図的に突然変異体を作って微生物に新たな機能や能力を授けることをいう。一方ＤＵＲＣ、すなわちデュアルユース性が懸念される研究は、誤用すれば公衆衛生や公共の安全に大きな脅威をもたらすこともある生命科学の研究のことだ。

二十一世紀の今、私たちが感染症を理解し、対策を考える際に必ず考慮する要素のひとつが微生物すなわちウィルスや細菌の進化だ。五章でも述べたように、多様性をもたらすのは進化であり、その進化は適者生存の概念に基づいている。現代社会で私たちと共生するウィルスや細菌は、進化を通じて確実に変異していく。なぜなら、何百万人か感染させていただけの一世紀前とは違い、いまやウィルスや細菌は地球上の何億人もの人を感染させることができるからだ。また動物も、人間同様にその数が大幅に増えているため、動物、特に農業生産関連の動物についても同じことが言える。そして現代は、宿主となる動物や人間はもちろん、ウィルスや細菌も飛行機に乗り、前代未聞の頻度とスピードで世界中を駆け巡る。だからはるかに遠い地域へも、猛烈なスピードで広がっていく。このような要素のすべてが、新たなウィルスや細菌の出現に有利に働き、私たちがどんなに予防策やワクチンや治療で対抗しても、それらは生き残り繁栄していく。

そして今、私たちは異常にスピードの速い進化を作り出す力、すなわちメンデル遺伝学やダーウィン的進化が予想もしなかった変異をウィルスや細菌にもたらす力も持っている。

このタイプの進化は微生物工学によって初めて実現する進化で、微生物の遺伝子を操作することで何千年分かの進化を早送りし、ときには普通の進化が絶対に達成できないような変異を作り出す。その例のひとつが、キメラ物質だ。これは、頭はライオン、胴はヤギ、尻尾はヘビ、そして口からは炎を吐く神話中の生き物キメラにちなんで名づけられたもので、最近では生ワクチンのなかにも、ひとつのウィルスの一部を別の複製ウイルスに挿入して作られるものがある。だがそれは、複数の微生物の遺伝物質を交換するという人間の介入がなければ不可能だ。そしてこのようなキメラは、有益な目的のためにも、邪《よこしま》な目的のためにも作ることができる。

では、この新たな進化モデルは、二十一世紀の感染症リスクにどう影響してくるのか？　すべては、急速に発展する技術力にかかっている。

二〇〇七年、スティーブ・ジョブズは初代のｉＰｈｏｎｅを世界に向けて発表した。二〇〇七年といえば、わずか一〇年前［本書の刊行は二〇一七年］のことだ。だが、当時のｉＰｈｏｎｅの機能と現在のｉＰｈｏｎｅの機能を比べれば、まさに隔世の感がある。そしてその同じ一〇年間で生命科学、特に微生物遺伝学も、その可能性、能力ともに、ｉＰｈｏｎｅ同様の画期的な進化を遂げた。現在、私たちが微生物の遺伝子操作をするときに使っている機器は、二〇年前なら政府の最先端の研究所にしかなかった代物だ。いやそれどころか今では、そのような機器は高校の理科室にもあり、微生物についての授業中、生徒たちが科学者気取りで使っている。では、遺伝子操作された微生物が人間や動物に感染して病気を引き起こす可能性はあるのだろうか？　じつは、その可能性は大いにある。それは、遺伝子ドライブ技術がもたらす可能性と危険性を巡って最近巻き起こった議論を見てもよくわかる。

新しいゲノム編集技術のひとつで、ＧＯＦＲＣになる可能性もはらんでいるのが、ＣＲＩＳＰＲ（クリスパー）だ。ＣＲＩＳＰＲは「クラスター化され、規則的に間隔が空いている短い回文構造の繰り返し」の略で、細菌の四〇パーセントが持つ、規則的な間隔を空けて繰り返すＤＮＡ配列のことだ。今、研究者たちはこのＣＲＩＳＰＲを使ってＤＮＡを編集し、より望ましい種の植物や動物を作っている。

近い将来、CRISPRを使ってまったく新しい種を作れるようになるかもしれない。

以前の遺伝子編集技術と比べると、費用も安く、シンプルで、スピードも速いCRISPRは、まったく新たな遺伝子組み換えを実現する可能性を秘めている。この種の研究で、私たちが現代の深刻な感染症に立ち向かえるようになるなら、こんなにすばらしいことはない。だが同時に、利用しやすくなったこの技術が悪魔的目的で使われたらどうなるかも容易に想像がつく。二〇一六年二月、上院軍事委員会で「世界規模の脅威に関する評価」について証言した国家情報長官のジェームズ・R・クラッパーは、遺伝子編集は世界的な脅威になったと語っている。

じつはDURCの問題はけっして新しいものではない。科学界は、原子物理学の黎明期から、この研究が社会に恩恵とリスクの両方をもたらすことに気づいていた。また、第二次世界大戦後は、敵の軍隊や民間人に対して感染性の病原体を使う細菌戦の研究が行われていたが、これには大学の微生物学者も関っていなければ、アメリカ国立衛生研究所（NIH）や米国疾病管理予防センター（CDC）といった機関の微生物学者も関わっていなかった。民生用と軍事用の両方に応用できる研究と定義され、機密扱いになることも多かったこの研究は、手法や結果を一般公開しないことが前提の軍の研究所で研究されていたのだ。

二〇〇一年の同時多発テロと、それに続く炭素菌攻撃を経験して初めて、アメリカ政府と科学界はDURCがもたらす可能性のあるリスクに真剣に向き合うようになった。一方、生命科学の世界では、引き続き急速な革命が続いていた。

二〇〇四年、マサチューセッツ工科大学のジェラルド・フィンク教授が議長を務めた全米研究会議は、フィンク・レポートと呼ばれる報告書を作成した。これは、生命工学の進歩を妨げることなく、細菌戦やバイオテロの脅威を最小限に抑える方法を考える土台となった報告書だ。生命科学界は一般に、世界の人々の健康を増進していくにはバイオ技術が不可欠と考えており、フィンク・レポートは、バイオテロリズムへの関心の高まりに対する生命科学界からの回答だ。またこのレポートは、DURCは禁止されるべきではないが、慎重に調査し、誤用の可能性もきちんと認識したうえで実施しなければいけないとも結論づけている。

全米研究会議の最後のフィンク報告書は、保健福祉省（HHS）は組み換えDNAが関わる実験についての既存の審査システムを強化し、「懸念のある実験」に分類された七分野の実験の審査システムを構築する、など七つの包括的な提言をしている。

報告書はまた、このシステム審査に助言や指導、リーダーシップを提供する全国的な科学委員会の設置も求めた。それが二〇〇四年に設置されたバイオセキュリティ国家科学諮問委員会（NSABB）だ。NSABBを構成するのは、投票権を持つ二五人の委員と、さまざまな連邦機関から選ばれた職務上の委員一八人。投票権のある二五人の委員はそれぞれ、主要な関連分野の代表として微生物学、感染症、研究室のバイオセーフティとバイオセキュリティ、公衆衛生、生命倫理に関する専門知識を提供するのだ。

二〇〇五年の夏、私は保健福祉省のマイケル・レヴィット長官から、NSABBの創立委員に指名された。おそらく当時、委員会の喫緊の課題を明確に把握していた委員はひとりもいなかったと思う。だが状況は、ある難題が降ってわいたことで一変した。発端となったのは、CDCとその他三つの研究グループが学術誌サイエンスに投稿した一本の論文だった。その論文には、一九一八年のパンデミックで死亡した患者の肺サンプルから一九一八年のH1N1ウイルス遺伝子を同定し、その遺伝子を使ってウイルスを再現した方法が詳細に記されていた。研究者たちは、その遺伝子情報を使って再現したウイルスをフェレット（ヒトのインフルエンザ感染実験モデルによく使われている）に感染させ、ウイルスの感染率や、疾患を引き起こす仕組み、重症度を調べていた。研究の目的は、パンデミックを引き起こしたこのウイルスがどのように進化してヒト型となったのか、再現されたウイルスは観察に利用できる突然変異を特定できるのか、このウイルスはなぜ致死率が高かったのか（特に若年成人のなかで）、そしてこのデータが新薬やワクチンの開発に利用できるのかを明らかにすることだった。

レヴィット長官はこの論文をNSABBに送ってくると、一般向けの医学誌に掲載すべきかどうか、委員会に判断してもらいたいと言ってきた。一番の問題は、もし第三者がこの研究を再現し、再現されたそのインフルエンザウイルスが誤って市中に流出した場合、果たして深刻な公衆衛生の危機を招くかどうかだった。

だが私たちには、それに答えるだけの準備ができていなかった。このウイルスが市民の健康に及ぼす危険を評価する標準的な基準も手順も、手続きもなかったからだ。それに当時は、そのウイルスが一般住民へのリスクとなることはまずないと考えられていた。なぜなら一般の人々の大半は、過去二五年間、季節性インフルエンザウイルスとして循環してきたH1N1ウイルスにずっとさらされていたからだ。

何度かの電話会議と全員出席の委員会で議論した結果、私たちは研究室からウイルスが流出した際のリスク低減方法を追記することを条件に、その論文の医学誌掲載に同意した。だが、たとえ従来のH1N1ウイルス株に感染したことがあっても、それがこの四年後にメキシコで出現した二〇〇九年のH1N1インフルエンザウイルスへの免疫にはならず、なんの防御にもならないことがのちに明らかになった。実際、いくつもの研究が、もしあのとき再現された一九一八年のH1N1ウイルスが市中に流出していたら、ほとんどの人に感染のリスクがあったと指摘している。

私たちはこの経験から、二つの貴重な教訓を得た。ひとつ目は、最近のH1N1ウイルス株に感染していれば、一九一八年のH1N1ウイルスには感染しないという思い込みは誤りだということ。二つ目は、このように人為的に作られたウイルスは、世界に破滅的な影響を及ぼす可能性があるということだ。それはもはや、たんなる机上の理論ではなかった。私たちは、科学的現実を突きつけられたのだ。

数年後、私たちはこれと同様の、けれどより大きな難題に遭遇した。二〇一一年の秋、変異したH5N1インフルエンザウイルスの毒性に関する研究を要約した論文が二本、科学誌に投稿されたのだ。その研究は国立衛生研究所の支援によるもので、実施したのは、オランダ、エラスムス医療センターのロン・フーシェ教授らのグループと、ウィスコンシン大学マディソン校の河岡義裕教授らのグループだった。

H5N1は鳥インフルエンザウイルスの祖先と考えられているウイルスで、一九九七年にアジアで初めてヒトへの感染が確認されて以来、深刻な公衆衛生上の問題となり、アジアの家禽や野鳥に壊滅的な影響を与えてきた。このウイルスに感染した鳥に接触すれば、人間も感染する場合があるが、人間が感染することはまれだ。それでも、もし感染すれば死亡率三〇パーセントから七〇パーセントにのぼる深刻な病気を引きおこす。だが今のところ、このウイルスはヒトからヒトに感染する力を獲得していない。

私たちはこの論文の件で、現実世界に起きた、到底見過ごすことのできないDURCのケースに直面することとなった。二つの実験はどちらも、フェレット間で呼吸器感染、つまり空気感染するH5N1の変異ウイルス作製に成功していたからだ。研究の目的は、H5N1のような鳥インフルエンザウイルスが哺乳類間で感染するウイルスに変わる際の遺伝子変異を予測できるか見極めることだった。もちろん、フェレットに起こったことと同じことが人間でも起こるとは限らないし、そんなことは確かめたくもない。だがこれは、実際に起こりうる非常に恐ろしい可能性を示唆していた。

アメリカ政府はNSABBに、この二本の論文が及ぼす可能性のある影響を評価するよう要請し、私は作業部会のメンバーとして論文を審査し、このようなデータを公表するリスクについて委員会に提言をするよう依頼された。今回も五年前のH1N1ウイルスの研究のときと同じで、問題はこの研究の手法や結果を公表すると、ヒト－ヒト感染の可能性があるウイルス、それも致命的な病気を引き起こす力を持つウイルスを第三者が作れるようになるのではないか、というものだった。

当時、H5N1ウイルスのヒト－ヒト感染はめったになかったし、それは現在も同じだ。しかしそれでもH5N1ウイルスが、人間界に大流行をもたらす鳥インフルエンザウイルス株になる可能性は依然としてゼロではない。もし、H5N1ウイルスがヒト－ヒト感染する能力と高い致死率を獲得したら、私たちは壊滅的な影響を及ぼすパンデミックに遭遇する可能性もあるのだ。

NSABBは、そのような研究内容を発表するメリット、たとえば同様のウイルスが鳥類個体群で循環しているとわかれば、早い段階でパンデミックの可能性を知ることができるといったメリットについても議論した。その後、数カ月にわたる電話会議や文書でのやり取りを重ねた作業部会は、二本の論文は世界のバイオセキュリティにとって非常に大きな懸念材料であり、その内容の公表は限定的なものにとどめるべきだという結論に達した。つまり、発表する論文は、その手法や結果を要約したごく一般的で高レベルの研究論文としなければならないと勧告したのだ。生命科学分野の研究にとって極めて異例となるこの勧告は、その後、NSABB全体で検討され、妥当な勧告として全会一致で承認された。私はこれを、論文内容を発表することで得られる恩恵と、それを発表したという前例ができることで生じるリスクの両方を慎重に検討した結果だったと考えている。さらに私たちは、研究結果の発表内容は制限すべきであるという勧告に加え、H5N1ウイルスに関するDURC研究について、幅広い国際的議論を速やかに進め、今後の方向性についてのコンセンサスを形成するべきだとも提言した。

だが話はこれで終わりではなかった。政府へのNSABBの勧告を巡り、賛成派、反対派に分かれた研究者たちの議論がなおも続いたのだ。論文全文を発表すべきと主張する研究者たちは、他の専門家や資金提供者、外部の査読者も、感染に影響を与え、パンデミック・ウイルス出現の一因にもなるウイルスの要因《ファクター》を特定する必要性を支持していると繰り返し主張。この研究は、そんなウイルスの要因を特定する取り組みに利すると力説した。さらに彼らは、研究者や環境や一般の人々を守るバイオセーフティ対策も十分にとられているため、一般市民や環境へのリスクは〝最低限〟に抑えられているとし、たとえ研究室内で人為的ミスが発生しても、ウイルスに曝露した作業者はH5型の新型インフルエンザ・ワクチンや抗ウイルス剤を使えばよく、隔離もできると主張した。また、検閲なしに論文すべてを発表すべきと主張するこのグループは、研究内容の詳細を伏せることにも反対した。空中浮遊ウイルスの作製技術はよく知られているから、あえてその情報を高度密閉の研究室だけに留める必要などないと言うのだ。「A/H5N1ウイルス感染に関するこの二本の論文の一部削除を勧告することは、たんに誤った安心感を生むだけだ」というのが彼らの言い分だった。

一方、論文の全文発表は控えるべきと考える私やNSABBの他の委員たちは、なぜ私たちがこの研究の発表に強い懸念を持っているかを公の場でも説明した。たしかに、そのインフルエンザウイルスの感染がフェレット間で起こったからといって、必ずしもその変異ウイルスが人間や哺乳類間で広がるわけではない。だがそれでも、その可能性を完全に排除することはできないのだ。研究の詳細を発表することで、そのウイルスのリバースエンジニアリングが容易になり、感染可能な変異株のウイルスが作れるようになることを私たちは懸念しているのだ、と。

私たちが恐れていたのは、ウイルスの意図的な、あるいは偶発的な流出だった。たとえウイルスの毒性が自然のH5N1ウイルスと同等でも、感染者数が増えれば、他のインフルエンザウイルスと遺伝子を交換して新たなパンデミック・ウイルス株ができてしまう可能性はある。そこで私たちは、社会に重大な危険を及ぼしかねない研究についての判断は、生命科学の視点だけで下すべきではない、生命科学分野以外のバイオセキュリティ専門家など、利益相反のない科学者をまじえて議論すべきだ、と求めた。

論文の検閲を認めれば、それが前例になる、と懸念したさまざまな生命科学分野の研究者たちは、NSABBは判断を覆すべきだと強力に主張。そのプレッシャーは日増しに高まっていった。当該の二つの研究に資金を出していた国立衛生研究所も、この問題をもう一度見直してほしいとNSABBに要請してきた。さらに国立衛生研究所の所長、フランシス・コリンズ博士は、アメリカ政府の輸出管理要件の規定により、どちらの論文も全文公表か、まったく公表しないかの二つにひとつしか道はないと言ってきた。政府はアメリカの安全保障上の利益を守り、外交政策上の目標を達成するために、機密扱いの機器やソフトウェア、技術の輸出を管理しているが、このH5N1ウイルスの研究は輸出管理規則の対象要件に引っかかるというのだ。NSABBの委員の大半は、編集した論文を公表することで、この新たな問題について世界の注目を集め、警鐘を鳴らしたいと考えていた。だがいまや委員会は、すべてを公表するか、まったく公表しないかのどちらかを選べと迫られていた。

二〇一二年三月二九日と三〇日、NSABBが再度招集された。今回、アメリカ政府は、論文を編集してから公表すべきという前回の勧告を再考するよう求めてきた。国立衛生研究所のトップは両方の論文の全文公表を承認してもらいたがっている、と私も、他の多くの委員も感じていた。もちろん、二本の論文の全文公表を可能にする方法を見つけるよう求めた国立衛生研究所に悪意があったとは思わない。むしろ彼らは、全文公表がもたらす利益とリスクの分析よりもまず、この複雑な公共政策の窮地からNSABBを救いたいと考えていたのだろう。

さらに委員会には、パンデミックを引き起こす新しいウイルス株を迅速に同定するうえでも、ワクチンを早い段階で準備するうえでもこの論文は役に立つ、という情報も寄せられた。だが、それが事実でないことは、これまでインフルエンザについて広く研究してきた私にはよくわかっていた。いずれにせよ、委員会は再投票を行い、両方の論文を全文公表することが承認された。この日私は、「さあ、これが答えだ、この答えを出すための質問を考えろ」と強いられた、公共政策ゲームという名の奇妙なゲームをようやくやり終えたかのような、虚しい気分で委員会を後にした。

このH5N1ウイルスの論文論争で、私は大きな教訓を得た。パンデミックの可能性を持つ病原体がもたらす潜在的なメリットと明白なリスクを比較、検討するという作業は、非常に複雑でコントロールが難しいという教訓だ。気候変動や最近の薬剤耐性の問題と同じで、これは私たちの専門分野をはるかに超える大問題だ。なぜなら世界では、大量殺人を夢見る精神の不安定な人や犯罪を企む人々が、膨大な数のDURCやGOFRCを行っているからだ。また、自分がどんなに危険なことをしているのかわからない、無責任な学者や企業、素人科学者も現実に存在する。

だとすれば、特定の研究をするべきか否かを決めるには、二つの問いに答えるしかない。ひとつ目は、その研究には妥当な科学的目的があるのか、その研究は研究室の研究者やコミュニティを危険にさらすことなく安全に実施できるのかという問い。そして、もしその研究に意義があり、安全に実施できると確信できれば次は、その手法や結果を含む研究内容すべてを医学雑誌に掲載される論文として一般に公表するべきか、という問いだ。

以下に紹介するエピソードは、微生物のGOFRCの話ではない。だが、研究室で研究されていた、または培養されていた微生物がなんらかの方法で研究室から流出したとき何が起こるかを知る好例といえるだろう。

一九七七年までは、新たなパンデミック・ウイルス株が出現すれば、それまでの季節性インフルエンザウイルス株は消えると考えられていた。一九一八年にあのスペイン風邪を引き起こしたH1N1インフルエンザウイルスも、大流行が終わった後は、季節性のウイルスになってしまった。季節性のH1N1ウイルスは、パンデミック当時のウイルスより毒性がかなり減弱していたし、多くの人は一九一八年から一九一九年の大流行で感染し、免疫を獲得していたからだ。そして一九五七年、H2N2ウイルスが次のパンデミックインフルエンザ株として登場した。すると、数カ月のうちに、H1N1ウイルスは消えてしまい、H2N2が季節的に循環する新たなインフルエンザウイルスになったのだ。同様のことはもう一回、一九六八年にも起こった。H3N2インフルエンザウイルスが次の大流行を引き起こすと、その後まもなくH2N2が消えてしまったのだ。一九一八年のパンデミックのあとのH1N1の進化を見てきた私たちは、その理由はわからないものの、各季節に循環するA型インフルエンザウイルス株はひとつだけと思い込んでいた。

けれど一九七七年、その思い込みはもろくも崩れ去った。H1N1インフルエンザウイルスがアジア（ソ連）に出現し、またたくまに世界中に広がったが、このウイルスは、その前の季節性インフルエンザウイルス、H3N2を駆逐しなかった。つまり、循環する季節性インフルエンザは二種類になったのだ。いったいなぜこんなことが起こったのだろうか？　二〇一二年、CIDRAP（ミネソタ大学感染症研究・政策センター）の報告書「革新的な《ゲームチェンジング》インフルエンザ・ワクチンの差し迫った必要性」を作成するため、資料を探していた私たちのチームは、連邦政府ファイルに埋もれて長く忘れられていた文書、それも一九七七年に出現したH1N1ウイルスについて書かれた文書を発見した。そこには、その年の五月にロシアと中国西部でほぼ同時に出現したウイルスの遺伝子的特徴が、二〇年前の一九五七年に姿を消したH1N1の遺伝子と酷似していたと書かれていた。もしそのウイルスが二〇年間、ずっと自然界で循環していたなら、遺伝子構造は大きく変わっていたはずだ。けれど、遺伝子はほとんど変わっていないという。だとすれば、新たに出現したそのウイルスは、人間界に戻ってくるまでの二〇年間、どこかの冷凍庫でじっと眠っていたことになる。

じつはソ連は、新しいH1N1ウイルスが最初に発見されたまさにその場所で、弱毒化した生のH1N1ウイルスを使ってワクチン研究をしていたのだ。私たちはこのときの調査で、ソ連がアメリカ政府に出した手紙も発見した。一九七六年にアメリカの陸軍基地、フォート・ディックスで流行したインフルエンザウイルスの株をワクチン研究のために分けてほしいと要請する手紙だ。たぶん、一九七七年に現れたH1N1ウイルスがわずか数か月で世界中に広がったのは、ソ連が行っていたワクチン研究のウイルスがどこかで流出したせいだろう。

彼らがそのウイルスを使って何をしていたのかはわからない。ただ、そのウイルスが偶発的に流出した、または意図的に流出させられたせいで、研究所の職員たちのあいだでインフルエンザウイルスの局地的な集団発生が起こり、その後、世界中に広がったのだろう。いずれにせよ、ここで教訓とすべきは、もしインフルエンザウイルスが偶発的に流出、または意図的に流出させられた場合、ウイルスはまたたく間に世界中に広がることを覚悟しなければいけない、ということだ。まさにこれは、一本のマッチでも世界中に森林火災を起こせる、というたとえの実例に他ならない。危険をはらんだインフルエンザウイルスを利用するDURCの実施を、誰もがみな大いに恐れるべき理由もここにある。

この五年間、CDCも世界中の大学の研究室も、さまざまな病原体の流出事故や、流出したかもしれない事故を克明に記録してきた。幸い、ほとんどの事故は、一般市民を危険にさらすまでに至らなかったが、そうなる可能性だってじゅうぶんあったのだ。もし、そのような事故が、世界屈指の研究者たちが働く最先端の施設、それもそんな事故が起これば一般の人々の耳にも入ってくるCDCのような場所でも起るのだとしたら、その他何千とある世界中の研究室でどんなことが起こっているかは想像に難くない。だから、インフルエンザのようなウイルスが関わるDURCを行うときは、わずかなミスも許されないのだ。

だとすれば、そのような研究はするべきではないのだろうか？　H5N1ウイルスの論文を巡って巻き起こったあの論争で、私は同僚たちの多くが明確に、賛否の立場を主張していたのに驚いた。論文は研究者が申し入れたとおりに公表されるべき――一種の学問の自由問題だ――と主張するものもいれば、そんなことをしたら倫理的一線を越えてしまうとでもいうように、全文公表は絶対すべきではないと強硬に主張するものもいた。

当時、私はこの二者択一の空気に違和感を覚えたし、それは今も同じだ。例のH5N1ウイルス研究のような論文は私たちに、それまで思いもよらなかった、画期的な研究結果を教えてくれる。たとえば、エボラウイルスが呼吸器経路で感染する病原体になるかどうかがわかれば、まさに画期的だろう。私が期待を寄せるその他のDURCプロジェクトも、もちろんリスクはある。偶発的な流出もリスクだし、科学誌で公表された手法や結果が不正な意図を持つものの目に触れるのもリスクだ。流出の危険が高まるようなずさんな安全対策をとる人も、やはりリスクだ。

そうであれば、この問題の答えは明白だ。このような研究は、トップレベルの専門家がいて、最先端の安全対策がある選り抜きの研究室だけで行うのだ。また、その研究は機密扱いにする必要――少なくとも機密と考える必要――もある。そうしておけば、研究結果は、知る必要がある人のあいだのみで共有される。この方法でウイルスや菌がもたらす危機を予見し、その危機が訪れたときのためにしっかり備えれば、私たちはアメリカ政府、そして責任ある行動をとる世界中の政府を支援することができる。

二〇一六年、二年間の検討を終えたNSABBはアメリカ政府への包括的な提言をまとめた。パンデミックを引き起こしかねないH5N1ウイルスやその他の病原体を扱うGOFRCの研究に関する評価と資金提供に関する提言だ。判断材料となる情報の質も、二〇一二年のころより大幅に向上したため、それもこの勧告に反映した。だがそれでもまだ、七つの主要な調査結果と、それに関連する七つの勧告をまとめたNSABBの新たな文書「機能獲得型研究案の評価と管理に関する勧告」には大きな問題があると私は考えている。

最も違和感を覚えるのは、GOFRCを実施すべきか否かの判断に関するくだりだ。NSABBは「生命科学分野の研究には、懸念される機能獲得性(GOF)研究のように、リスクのほうがその恩恵を上回るものもあり、そういった研究は実施するべきではない」としている。

もし、最高レベルの安全対策を講じた機密研究モデルの導入が可能で、その研究が天災や人為的な大惨事の早期発見や早期対応に役立つなら、どのようなGOFRCでもやるべきなのだ。

だが、世の中はそんなに甘くない。たしかにDURCやGOFRCの悪用防止問題や、研究室の安全対策問題については、生命科学コミュニティや政府が最初の防御壁になれるだろう。だが現実には、この世の悪党全員を捕まえられるわけではなく、安全対策の不備をすべて取り締まることもできない。IRA(アイルランド共和国軍)がかつて言ったとされるように「そっちはつねにツイてないといけないが、こっちは一回ツキに恵まれればじゅうぶん」なのだ。

NSABBが非政府組織や民間企業など、全世界を巻き込む必要があると指摘したことは大変すばらしい。もしどこかの国で再びH1N1ウイルスの流出事故が起きたとしたら、私たちも大変なことになる。だからこの問題では、すべての政府を巻き込み、各国の支持と行動を求めていかなければならない。

本書で挙げた懸念事項のなかでも、最も厄介で、今のところ満足のいく答えも解決方法もないのがDURCとGOFRCの問題だ。このような研究を行う技術は、今後、さらに洗練され、利用しやすくなっていくだろう。また、このインターネットの時代に、重要な科学的知見を絶対に外に漏れないように守り抜くことを期待するのも難しい。私たちはただ、できるかぎりの最善を尽くすしかないのだ。

第一一章　バイオテロ――パンドラの箱が開く

なかばおののき、なかば好奇心に突き動かされて彼女は蓋を持ち上げた。蓋はほんの一瞬、わずか一インチ持ち上がっただけだったがその瞬間、箱の中からは無数の恐ろしいものが猛烈な勢いで飛び出してきた。どれも臭くて、気味の悪い色をした、いかにも禍々しい姿かたちをしたものばかりだ。なぜならそれは邪悪なもの、悲惨なもの、おぞましいものすべての霊だったからだ。戦争、飢餓、犯罪、疫病、恨み、残虐、病、敵意、嫉妬、苦悩、悪意。このすべての災いが世界に解き放たれたのだ。

――ルイス・ウンターマイヤー訳「パンドラの神話」

二〇〇一年一〇月四日、私はテレビの調査報道番組「六〇ミニッツ」で著書『いまそこにある恐怖：生物テロを生き抜くためにアメリカ人が知っておくべきこと（*Living Terrors: What America Needs to Know to Survive the Coming Bioterrorist Catastrophe*）』について話すために、ニューヨークのCBSのスタジオにいた。この本は一年ほど前に出版してそこそこ売れていたが、九月一一日にあの同時多発テロが起こると、その内容は突如、恐ろしいほど切実な問題に変わったのだ。スタジオには、レポーター兼インタビュアーのマイク・ウォレスと私、そして三人のゲストがいた。生物兵器に関する私のもうひとりの師匠、USAMRIID（アメリカ軍伝染病研究機関）の大佐、デイヴィッド・フランツ博士と、元大使で国連の主任武器査察官のリチャード・バトラー氏、そしてノーベル賞を二度受賞したライナス・ポーリング博士の弟子でハーバード大学の分子生物学者マシュー・メセルソン博士だ。

そこに突然、ニュース速報を手にしたエグゼクティブ・プロデューサーのドン・ヒューイットが駆け込んできた。そして私たちのインタビューに割り込み「炭素菌事件について、なんでもいいから知っていることを教えてくださいい！」と質問をぶつけてきたのだ。じつはこの直前、タブロイド紙「サン」の写真編集者、ロバート・スティーヴンスが肺炭疽を発症した、とフロリダ州の衛生当局が発表したのだ。アメリカの肺炭疽症例はほぼ二五年ぶりで、スティーヴンス氏は翌日、死亡した。

このとき私たちは事件について何も知らなかったが、その後は全員、この件に深く関わることとなった。問題は、これが炭疽菌に感染した動物に接触した環境曝露による特殊な症例なのか、それともテロ攻撃の第一波なのか、だった。炭疽菌はつねに、生物兵器の第一候補と言われてきた。なので9・11テロ事件の直後に炭疽菌の感染が起こり、それが今後も続くとすれば、たんなる偶発的な集団発生とは考えにくい。

一週間後、私はワシントンで保健福祉省の長官、トミー・トンプソンのスタッフとこの炭疽菌事件の進展について意見を交わしていた。そのころには、サン紙の版元でナショナル・エンクワイヤラー誌なども出版するアメリカン・メディア社の他、東海岸の四つの報道機関（ABC、CBS、NBCニュース、ニューヨークポスト）にも、極めて致死率の高い炭疽菌粉末が入った手紙が送り付けられていたのだ。

私がワシントンにいるのを知ったミネソタ州のポール・ウェルストーン上院議員（残念なことに、このちょうど一年後、彼は飛行機の墜落事故で亡くなった）も、自分のスタッフとトム・ダシュル上院院内総務に現状を説明してほしいと要請してきた。

ダシュル上院議員の豪華なオフィスで、議員たちと会った日のことは生涯忘れないだろう。私は彼らに、炭疽菌粉末の入った手紙がどのように病気を引き起こすかを説明し、封筒内の粉末の質から見て、犯人の手元にはまだ炭疽菌が残っているはずだと伝えた。そしてその五日後、ハート上院オフィスビルにあるダシュル上院議員のオフィスに、炭疽菌入りの手紙が届いたのだ。これは、個人宛てに送られた最初の手紙だった。同日、パトリック・リーヒー上院議員宛ての手紙もワシントンに届いた。乱暴な文章で書かれたその手紙は、アメリカとイスラエルを激しく非難し、アラーの偉大さを称えていた。ついに事件は、連邦政府機関に向けた純然たる攻撃に発展したのだ。

一連の事件では、少なくとも二二人が炭疽菌感染症を発症、このうち一一人が生命に関わる呼吸器感染症を発症した。死者は五名。そのなかにはワシントン、ブレントウッドにある郵便局の仕分け作業施設で働いていた職員二名も含まれていた。当時、犯人はイスラム教のテロリストだろうと見られていたが、大規模な捜査の結果ＦＢＩが発表した犯人は、アメリカ軍の研究施設、フォート・デトリックの研究者、ブルース・イヴィンズだった。生物兵器防衛の研究者だった彼は、精神的な問題を抱えていたとされ、起訴される直前の二〇〇八年に自らの命を絶った。この悲劇的なテロ事件は、彼が単独で行った犯行と私は考えている。だが同時に、世界には今も第二のブルース・イヴィンズ、つまり研究所で働く科学者で、彼よりもっと〝うまくやれる〟第二のブルース・イヴィンズたちがいるはずだとも確信している。

本来、ひとりの死者もあってはならないが、それでもこの事件の犠牲者が少なかったのは不幸中の幸いだった。しかしその何通かの手紙が届いたハート上院オフィスビルや、議会およびメディアのオフィス、郵便局施設の消毒には、一〇億ドル以上の費用がかかった。作業は二四時間体制で行われたが、ハート・ビルが再度使用できるまでには三カ月もかかったのだ。また郵便局はブレントウッドの施設の利用再開までに二年以上、ニュージャージー州ハミルトンの施設の利用再開には三年以上の歳月を要した。

当然ながら、テロリストの最大の目的は社会に恐怖をかき立てることだ。そして歴史的に見ても、すべての社会にとって最大の恐怖は伝染病であり、それは中世よりさらに前の時代にさかのぼっても変わらない。

紀元前一八四年、ハンニバルは小アジアの国、ペルガモンの国王、エウメネス二世との海の戦いの際、自軍の水兵たちに「ありとあらゆる種類の蛇」を甕に入れて敵船に投げつけよと命じた。また一三四六年には、タタール軍が黒海の港湾都市カッファを包囲し、要塞化された塀の中に黒死病の犠牲者たちを投げ入れて街に疫病を流行らせようとした。

また一七六三年のポンティアック戦争で、ペンシルヴェニア州のピット砦を包囲していた民兵の司令官、ウィリアム・トレントは、「天然痘患者を治療する病院の毛布二枚とハンカチ一枚」をオタワ族のインディアンに送ったと記し、「期待通りの効果が出るといいのだが」と書き添えている。どうやら効果はあったらしく、この直後に「猛烈な勢いで広がった伝染病」の原因はたぶんこれだ。ちなみに、その案を提案したのはジェフリー・アマースト将軍で、彼はマサチューセッツ州の名門私立大学、アマースト大学の名前の由来となった人物だ。

さらに第一次世界大戦では、捕虜となったドイツのスパイ、オットー・カール・フォン・ローゼン男爵の手荷物から、連合国側の馬に感染させるための炭疽菌が入ったガラス瓶が発見されている。また第二次世界大戦では日本軍が飛行機を使い、ペストに感染したノミを含んだ穀物を中国浙江省の上空からばらまいている。冷戦中も、ソ連とアメリカは大規模な細菌戦の研究を行っていたし、アパルトヘイトが終わる直前の南アフリカでは、政府が攻撃されたときに備えてHIVウイルスやエボラウイルスなどの致命的な病原体を備蓄していた。

一九六九年、ニクソン大統領はアメリカの生物兵器プログラムを縮小した。生物兵器では、軍事目標を正当に達成することはできないと考えたからだ。それ以降、フォート・デトリックの医師や科学者、技術者たちは、生物兵器に対する防御策の研究にだけ取り組んできたが、ソ連はその後もさまざまな生物兵器の開発と製造を続けている。

私とマーク・オルシェーカーは一九九八年のある土曜の午前中、ケン・アリベクから話を聞く機会に恵まれたが、このときのことは一生忘れないだろう。CIAの関係者の仲介で、私たちはヴァージニア州の北部、アリベクの自宅近くのコーヒーショップで彼と待ち合わせた。医師であり、微生物学の博士号も持つアリベクは、アジア風の顔立ちをしたきさくなカザフスタン移民で、ロシア語訛りはきついものの、語り口の穏やかな人物だった。だがソ連が崩壊するまで、彼はカナジャン・アリベコフというロシア名で呼ばれるソ連軍の大佐であり、バイオプレパラトの副局長だった。機密扱いの巨大組織、バイオプレパラトは、ソ連の細菌兵器研究機関であり、彼は自然界最悪の細菌を使ってさらに最悪な戦争兵器を開発する部門の責任者だった。ソ連崩壊直後に彼が国を出たのは、アメリカはすでに生物兵器の研究を放棄していると気づいたからで、生物兵器の開発を続ける必要があるという上司たちの言葉は嘘だとわかったからだという。亡命したわけではない、と彼は言っていたが、国を出るなとKGBから直接命令されたにもかかわらず、国を離れたことは認めている。

待ち合わせの場所に妻のレナとともに現れたアリベクは、落ち着いた口調でソ連での自分の研究について、そして自分が扱っていた病原体について語りだした。彼が研究していたのは、炭疽症やブルセラ病、鼻疽、マールブルク病、ペスト、Q熱、天然痘、野兎病などの感染症を引き起こす病原体で、そのどれもが爆弾やミサイルに搭載可能だったという。彼によれば、そのような病原体の毒性をできるだけ強化するために、炭疽菌だけでも二〇〇〇株を作製したそうだ。

なかでも最も戦慄を覚えたのは、アリベクが語ったベネズエラウマ脳炎ウイルスの実験だ。ベネズエラウマ脳炎は蚊が媒介し、脳の炎症を引き起こす感染症だが、彼らはその実験で、このウイルスの遺伝子を牛痘、すなわち天然痘のワクチンに導入したという。もしこの実験が成功していたら、バイオプレパラトに豊富に備蓄された天然痘ウイルスにベネズエラウマ脳炎の遺伝子が導入され、アメリカのワクチンがまったく効かないスーパー兵器が出来上がっていただろう。彼の話では、この研究はキメラ・プロジェクトと呼ばれる組織的なプログラムの一環だったという。

細菌戦には長い歴史があり、私たちの時代にも細菌戦は起きている。だが、二〇〇一年のあの炭疽菌攻撃から一五年以上が経ってもなお、私たちは細菌戦に対して無防備なままであり、そんなことは実際には起こらないだろうという態度もほとんど変わっていない。その一方で、遺伝子操作でウイルスや細菌の機能を付加する私たちの能力は大きな変化を遂げた。たとえば、ウイルスや細菌が人の命を奪ったり、人に伝染したりする方法を変える機器など、二〇〇一年には存在しなかったが、今では大学や短大、高校、民間の実験室はもちろん、ガレージや地下室で実験を行う素人科学者たちでさえ持っている。もはや、大金がつぎ込まれた国や企業の防衛研究所を心配しているだけではすまないのだ。インターネットで検索すれば、新たな技術で微生物の殺傷力を強化する方法など、簡単に手に見つけることができる。

二〇年前、バイオテロで一番心配されていたAクラスの病原体は五つあった。炭疽菌、天然痘ウイルス、ペスト菌、野兎病菌、そしてエボラなどのウイルスだ。だが現在、私が心配しているのは主に炭疽菌と天然痘ウイルス、そして新たな高性能機器で簡単に人間や動物への感染力を上げたり、現在の治療やワクチンへの耐性を持たせたりできるあらゆる種類の微生物だ。

炭疽菌は特に効果的な生物兵器だ。人から人には伝染せず、乾燥するとほとんど重量のない微小かつ頑丈な胞子となって自らを守り、何十年、いやそれ以上の長期にわたって生きながらえる。その痕跡は、考古学者たちによりエジプトの墓からも発見されている。人がその胞子を吸い込み、その胞子が肺や消化管の湿った快適な環境に到達すると、炭疽菌は発芽して活性型に戻り、三種類の極めて有害なタンパク毒素を放出する。ゆえに胞子を肺に吸い込めば肺炎を発症し、治療をしなければ四五パーセントから八五パーセントの確率で死亡する。そんな乾燥状態の炭疽菌を他の白い粉末と混ぜれば、空港の警備員にも他の誰にも怪しまれることはない。

一九九三年、連邦議会技術評価局は、化学兵器、生物兵器、核兵器がワシントンDCにもたらす影響を比較検討した「大量破壊兵器の拡散――そのリスクの評価」という報告書を作成した。報告書によると、小型機が一〇〇キロの炭疽菌胞子を散布するだけで、水素爆弾搭載のスカッド級ミサイル一発より多くの人を殺せるという。天候や爆弾の投下地点にもよるが、水素爆弾は約七七七平方キロメートルの範囲で五七万人から一九〇万人を殺傷するのに対し、同様の条件下で炭疽菌を散布すると、それだけで一〇〇万人から三〇〇万人を殺傷できるという。

マークと私の友人、故ウィリアム（ビル）・パトリックは優秀な科学者で、かつてはフォート・デトリックでアメリカの生物兵器プログラムのトップを務めた人物だ。どこに行くにも七・五グラムの無害な細菌培養物、それも顕微鏡で見ると炭疽菌そっくりに見える培養物が入った小さなガラス瓶を持ち歩いていた彼は、一九九九年三月、連邦議会の下院情報特別委員会に出席した。証人として呼ばれた彼は、そのガラス瓶を取り出すと、その中身を説明してから「私はこれを持ったまま、主要な空港、国務省、国防総省はもちろん、CIAの建物にも入りましたが、誰にも呼び止められることなく、警備システムをすり抜けることができました」と語った。ちなみに七・五グラムの炭疽菌は、上院や下院のオフィスビルと同じ規模の建物にいる人全員を殺害できる量だ。

炭疽菌はシプロフロキサシン（シプロ）などの広域抗生物質で治療可能だ。しかし早期での診断が重要で、治療には何週間、あるいは何カ月もかかる。また、実験室での研究では、炭疽菌はすぐに抗生物質に耐性のある株ができることがわかっている。

生物兵器は他の大量破壊兵器とは違うし、対応する戦略も違う。たとえば、ジェット機二機がワールド・トレード・センタービルに突っ込み、崩壊させたあの事件は本当に恐ろしい事件だったが、それでもニューヨークやアメリカにとっては〝生き残りが可能な〟悲劇だった。事件当日の二〇〇一年九月一一日も、その日が終わるころには、テロ行為は終了し、復興に着手することができたからだ。しかし生物テロの場合はそういかない。その日の終わりは悲劇の始まりでしかないのだ。それどころか、そんなテロが起こったことさえ、まだ誰も気づかないかもしれない。それからの一週間、私たちは何も知らないまま時間が流れ、致命的な感染症の最初の犠牲者は、それと気づかぬうちにアメリカ中、そして世界中にその病原体を運んでしまうかもしれないのだ。

たとえ人から人に伝染しない病原体でも、その恐ろしさは変わらない。私の自宅からそう遠くないミネソタ州ブルーミントンの「モール・オブ・アメリカ」はアメリカ最大のショッピングセンターで、一日に一〇万人以上が世界中から訪れる。もし、この広大なショッピングモールに炭疽菌がばらまかれたらどうなるか。おそらく、何千人もが発症して地元の医療は崩壊し、何千人もの死者が出るだろう。だが最初のうち、犠牲者たちは自分たちが標的になったことなど気づきもしない。そのまま数日を過ごすうちに発熱、悪寒、胸部痛、息切れ、疲労感、嘔吐、吐き気に襲われるのだ。しかし多くの人にとって、気づいたときにはもう遅い。

おそらくそれは、永遠に忘れられることのない歴史的な事件となるだろう。その理由は、死者数や炭疽症の恐ろしさ、その後に続く想像を絶するパニックのせいだけではなく、ショッピングモールの除染作業が大規模すぎ、複雑すぎるからでもある。また、建物を解体すればいいというわけでもない。炭疽菌攻撃を受けたフロリダ州、アメリカン・メディア社のAMIビルは、五年以上にわたって閉鎖されたままだった。炭疽菌の胞子が周辺の地域に拡散するリスクがあったからだ。途方もない消毒作業の末、ようやくビルの炭疽菌が完全に除去されたと宣言されたのは二〇〇七年のことだ。だからもし、AMIビルの何倍もある「モール・オブ・アメリカ」が汚染されたら、チェルノブイリ原発同様に有害で人の住めない巨大な建築物として、ミネソタの大平原に打ち捨てられることになるだろう。

私が懸念する三大病原体の二番目は天然痘だ。この四〇年近く、発症した人はひとりもいないが、それでもやはり天然痘は地球上最も恐ろしい病気のひとつだ。天然痘は、人類史上最大の一〇億人の死者を出した病で、症状は重く、病が癒えても深刻な痘痕が残る。神様の姿をした病というのはほとんどないが、それでも多くの文化で天然痘の神が存在するのは、この病気が社会に与える影響が途方もなく大きいからだろう。もちろん私たち現代人は天然痘のウイルスを神とは考えない。だがそれでも天然痘の再来が、すべての公衆衛生当局者にとって悪夢であることは間違いない。

一九九〇年代後半、私たちは天然痘に対して完全に無防備だった。天然痘ウイルスの偶発的、または意図的な流出から世界の人々を守る手立てをまったく持っていなかったのだ。ワクチンの備蓄はないも同然で――あまりにも長いあいだ、その必要がなかったからだ――、残っているワクチンも、どれほどの効力が残存しているかの評価がされていなかった。

二〇一四年、メリーランド州ベセスダにある国立衛生研究所内に置かれていたFDAの研究所の倉庫、それも倉庫内の使用されていない区域から、「天然痘」と記されたガラス瓶が発見された。それは明らかに一九五〇年代のものだった。研究所は一九七二年にNHIの管轄からFDAの管轄に移ったが、そのときも誰もその存在に気づかなかったらしい。けれどもし、これを見つけたのが先に触れたような、不満を抱えた研究所員だったらどうなっただろう？　どうなったかは、火を見るより明らかだ。そしてそんな天然痘の試料はまだ、どこかの研究者のフリーザーの中、誰かに発見されるのを待っているはずだ。

だがここで話はより複雑に、そしてより恐ろしいものとなる。

誰もがその目で見てきたように、二十一世紀、遺伝科学は爆発的な勢いで進歩してきた。ワトソンとクリックがDNA分子の二重らせん構造を発見した時から数十年の歳月を経た現在、私たちは植物や動物の遺伝情報を構成するアデニン、チミン、シトシン、グアニンの何千もの分子配列を調べることができる。政府が出資する大がかりなヒトゲノム計画の陰で、さまざまな生物の遺伝子配列解析は現実のものとなったのだ。

二〇〇二年、ロングアイランドのストーニーブルック大学のチームを率いる著名な分子遺伝学と微生物学の教授、エッカード・ウィマー博士は、インターネットを開発したことでも知られる国防省の国防高等研究計画局の支援を受け、ポリオウイルスを一から合成することに成功した。ポリオウイルスには生命のコードを形成するアデニン、チミン、シトシン、グアニンが組み合わされた塩基対が七五〇〇含まれている。何年か前だったら、病気を引き起こすポリオウイルスを一から合成するなど、サイエンスフィクションの世界と言われただろう。ゆえに、簡単に手に入る遺伝子素材を使い、公表されているゲノム解析結果をもとにポリオウイルスを一から合成したウィマー博士のチームの研究は、まさに驚きの、そして歴史に残る科学的大事件だった。

天然痘と比べると、塩基対が七五〇〇しかないポリオは比較的単純なウイルスで、HIVウイルスなどは、塩基対が一万もある。一九九四年、J・クレイグ・ベンターのチームは、天然痘ウイルスのすべての遺伝子コードを突き止めたが、なんと塩基対は一八万六一〇二もあった。つまり、ポリオの遺伝子を一〇〇階建てのビルにたとえるとしたら、天然痘は一六〇〇階建てのビルに相当するのだ。したがって、誰かがそれを自分の研究室で作るかもしれないという心配はそれほど大きくはなかった。ウィマーがポリオウイルスでやったことを、天然痘でできる人などいなかったからだ。

しかしテクノロジーは猛烈なスピードで進歩し、遺伝子工学の超高層建築も日増しに現実味を帯びてきた。このままいけば、ウィマーが研究室でポリオウイルスを再現したように、天然痘ウイルスが再現される日もそう遠くはないだろう。実際、二〇一四年一〇月のニューヨークタイムズ紙には「天然痘の復活？　それは思いの他簡単」という意見記事が掲載された。南カリフォルニア大学の高名な教授、レオナルド・エーデルマンが、どのようにすれば、自分の研究室や他の研究室が天然痘のウイルスを作製できるかを書いた記事だ。つまり、私たちはいまや一六〇〇階建ての遺伝子ビルも建てられるということだ。

ではそれは簡単にできるのか？　もちろん簡単ではない。それでも核爆弾を作って爆発させるよりはずっと容易であり、それこそが、私たちがずっと懸念してきたことだ。そのうえテロリストに雇われた科学者は、遺伝子の機能獲得技術を使って自分たちが作った新たな天然痘ウイルスを変異させることも、強化することもできるのだ。そうなったら、今あるワクチンでは私たちは身を守れない。

兵器は、一定の基準を満たしていないかぎり、有効な兵器とはいえない。その兵器を利用する者の経済力や科学的な知識に見合ったものでなければいけないし、標的に確実に損傷を与える能力も必要だ。また、巻き添え被害もうまく管理できなければならず、もちろん期待通りの結果も出せなければいけない。

そう考えると、テロリスト用の武器として、天然痘ほどこの基準を満たす武器はないだろう。他の大量破壊兵器ほど金がかからず、標的に到達するのも簡単だ。また、巻き添え被害などは初めからテロリストたちの知ったことではなく、期待する結果――パニックとそれに続く恐怖心――は確実にもたらされる。たとえば一九九五年に東京の地下鉄で発生したサリン事件で命を落としたのは一二人で、この犠牲者数は、オウム真理教の教祖が期待した数よりはずっと少なかったが、それでも恐怖と社会的混乱を引き起こすという彼らの目的は確実に達成された。

さらに、散布や感染が起こってから症状が発現するまでに時間がかかれば、恐怖はいっそう大きく、長期的なものになるし、テロリストの追跡や特定、逮捕も難しくなる。

そういったすべての基準を満たすのが天然痘だ。だが、こういった基準を満たす病原体、それも遺伝子を操作された病原体が今後、いったいいくつ出てくるのかはまったくわからないし、効果的に対処しなければ、やがてすべてのテロリストが自分たちの目的を遂げられるようになるだろう。邪悪な心を持つ一握りの人々が、地球の政治的均衡や治安、健康、そして経済的健全性をひっくり返しかねない力を持つ、そんな事態が人類史上初めて生まれるかもしれないのだ。

ではいったいそれは、どういう類の人間たちなのか？　現在の世界状況から考えれば、リストのトップに来るのは一匹狼、またはＩＳＩＳなどのグループに属するイスラム過激派だろう。だが、彼らの他にも候補はいくらでもいる。精神を患っている科学者や、自分の知識やスキルを高値で売りたいと考えている科学者もそうだ。アメリカやその他の多くの国には国内テロの長い歴史があり、テロ行為の実行者も、アメリカの例でいえばＫＫＫからオクラホマシティの連邦政府ビルを爆破したティモシー・マクベイまで、その層は幅広い。

そんな彼らのねじ曲がった心が、このような陰湿な方法で同胞の命を奪おうという考えに行きつく理由も無数にある。また、自分は正当に評価されていない、もっと優遇されてもいいはずだと考える研究所の職員が、このゆがんだ方法で自らの能力を証明しようとしたケースも、これまで私たちはいくつも目にしてきた。

もちろん、動機はまだ他にいくらでもある。天才といえるほど高いＩＱを持ち、ユナボマーとして知られた連続爆弾犯、セオドア・カジンスキーは、モンタナ州の人里離れた小屋でひとり、工業化された現代社会を激しく批判していた。彼が爆弾犯になったのは、たんに爆弾の作り方を知っていたからにすぎず、もし彼が数学ではなく生化学で博士号を取っていたら、バイオテロの方向に進んだかもしれない。マークの長年の共著者でＦＢＩの元特別捜査官、ジョン・ダグラスは著書のなかで、このように病的に反社会的な人々の多くは劣等感と、それと同じくらい強い誇大妄想や万能感を抱いており、その相反する思いがつねに自分の中でせめぎあっていると語っている。さらに彼らは、自分は世の中から無視されているという恨みも抱いているという。

もしテロリストが天然痘ウイルスをばらまくテロを起こしたとき、私たちがどれほど無防備かを紹介するために、天然痘によく似ているが、そこまで深刻ではない病気が流行した例を紹介しよう。

二〇〇三年、イリノイ州ロックフォードのスウェディッシュアメリカン病院に、サル痘の症状がある一〇歳の少女が運び込まれた。一般の人は、サル痘という病気をあまり耳にしたことがないだろう。というのもこれは、天然痘と同じオルソポックスウイルス族のウイルスが引き起こす病気で、天然痘のワクチンを打てばサル痘の免疫もできるため、あえて心配する必要がないからだ。だが、どちらのウイルスも同様の深刻な症状を引き起こす。またサル痘は天然痘と比べると致死率はずっと低いが、それでも約一〇パーセントは死亡するうえ、天然痘と違って種を越えて伝染するという特徴がある。

一九五〇年代にアフリカのサルで見つかった（サル痘の名はここからきた）この病気のウイルスは、中央アフリカの一部でリス、イエネズミ、そしてさまざまな小型のげっ歯類を宿主としている。先述の患者、一〇歳のレベッカの感染源も、ガンビア産のポケットネズミを販売するペットショップで購入したプレーリードッグだった。ここで売られていたポケットネズミたちは、ガーナからテキサスに出荷され、そこからシカゴ郊外のペットショップに運ばれてきた。そう、感染症はこのように、いとも簡単に世界中を移動するのだ。

レベッカは、その年の夏にアメリカで集団発生したサル痘患者三七人のうちのひとりで、スウェディッシュアメリカン病院では唯一のサル痘患者だった。それでも、レベッカの全身に膿疱疹ができ――口やのどにまでだ――、高熱、咽頭痛、嚥下困難といった症状が出ると、病院中が大混乱のパニック状態に陥った。医師や看護スタッフのなかで最近、またはこれまでに天然痘の予防接種を受けたものはほとんどいなかったため、レベッカを入院させるべきか、別の病院へ転院させるべきかを巡っては、実際的、倫理的議論まで持ち上がった。スタッフのなかには、文字通り命の危険に怯えるものも、副作用を恐れて予防接種を拒否するものもいた。

サル痘の治療薬はないため、レベッカは隔離され、彼女に近づく場合は、保護マスクと防護服の着用が義務づけられた。また、防護具なしに彼女の皮膚に触れることも禁じられた。幸い、レベッカはその後、病気との苦闘を物語る瘢痕がいくらか残っただけで無事に回復したが、ひとりのサル痘の患者を治療するだけでも、病院スタッフはパニック同然となり、後に尾を引く心の傷が残るのだ。天然痘の患者、それも複数の天然痘患者が出たら、いったいどうなるのだろうか。

天然痘ウイルスがテロに使われた場合、犠牲者が感染に気づくまでに最低一週間はかかるし、もちろん他の人たちもそれまではまったく気がつかない。そして感染がわかったころには、犯人はとっくに逃げた後だ。やがて感染した人たちが、頭痛、腰痛、高熱、吐き気や嘔吐など、インフルエンザによく似た症状で診療所や病院の救急外来を訪れはじめる。ほとんどの患者は、水分を摂ってゆっくり休むように言われて帰される。なかには症状が重くて、髄膜炎などの検査をされる患者もいるだろう。だが、結果は陰性だ。観察力の鋭い何人かの医師は、ブドウ球菌の感染、おそらくは食物経由の感染だろうと疑うが、その診断も症状にはうまくあてはまらない。

そのうち、家に帰された患者が、発疹が出たといって戻ってきだし、これは何か珍しい病気かもしれないと医師たちは考えはじめる。けれど、どんな抗生物質を処方しても、効き目はない。身体に出ていたぶつぶつは固い膿疱になり、崩れて液体が流れ出しはじめる。このとき初めて医師たちはハッとあることに気づき、まさかそんなことが、と思いながらも、この病の正体を自分自身に、あるいは同僚にささやく。だが彼らのなかで、実際に天然痘の症状を見たことのあるものはひとりもいない。

そして、現場は蜂の巣をつついたような騒ぎになる。医師や公衆衛生当局者が全員、州の保健局やCDC、その他考えられるかぎりの専門家たちに電話をかけはじめる。まもなく、ホワイトハウスと緊密に連携するCDCや保健福祉省の緊急事態管理者たちは、全国に患者のクラスターが発生していること、特にニューヨーク、ニュージャージー、ペンシルヴェニア、そしてコネチカット地域に多くの患者が出ていることに気づく。また、職場での欠勤者や学校での欠席者が、通常より多いことも明らかになる。

ホワイトハウスは、天然痘撲滅を手掛けた伝説の学者や専門家など、情報を持っていそうな人物にかたっぱしから電話をかける。さらに、9・11の同時多発テロ事件のあと、保健福祉省のトミー・G・トンプソンの指揮によって開発された天然痘の戦略的予備ワクチンの全量放出も命じるだろう。ワクチン接種の最初の対象者は、救急隊員などの初期対応者と現場で治療にあたる医療従事者、そして軍の兵士や警察官たちだ。まずは、一九七〇年代にビル・フェイギーがインドの天然痘撲滅のために考案した包囲ワクチン接種戦略をとることになるが、患者が増えるにつれ、これは不可能になるかもしれない。このころ、死者の報告が入りはじめ、全国的なパニックが始まる。誰もがワクチンを接種してもらおうと血眼になり、ドラッグストアの略奪が起こるが、もちろんそこにワクチンはない。知事の何人かは、州兵を出動させる。ワクチンの闇市場がたちまち形成される。大統領は、いずれ全員がワクチンを接種できるから落ち着くようにと国民に呼びかける。だが、その日程はと記者たちに問われると、具体的なスケジュールはまだわからない、としか答えられない。

ホワイトハウスの会議では、感染拡大を封じ込めるべく大急ぎで策定された隔離計画が説明される。集団隔離は一〇〇年以上実施されたことがなく、法務長官でさえ、誰がその命令を出すのかわからない。だがそこで、集団隔離の効果は疑わしいとCDCの幹部たちが口をはさむ。大規模な隔離をしようにもクラスターが多すぎるし、いまやヨーロッパやアジア、アフリカ、南アメリカから新規感染の報告が毎日届いているからだ。おそらくどの国にも、三週間前、アメリカを訪れた人々がいるのだろう。他の国々は国連に、アメリカ、カナダ、メキシコへの出入国を禁じるよう要請しつづける。

そのあいだも死亡率は上昇を続け、葬儀場は遺体の引き取りを拒むようになる。困った病院は、冷蔵トラックに遺体を一時的に保管する。メディアはこぞって、コロンブスの時代、新世界の先住民は天然痘など彼らが免疫を持たない病気で壊滅的な打撃を受けていた、と特集記事を組むだろう。そして株式市場は七五パーセント下落する。

こういった筋書きはいくらでも考えつくが、危機を抑え込むまでに何回、流行の波が来るのかは誰もわからない。そしてこのパンデミックは、9・11の何倍もの負の影響を社会に与え、アメリカや世界の人々の心に深い傷を残す。

さらに恐ろしいことに、最初のウイルス攻撃からようやく立ち直りはじめたとしても、テロリストの再度の攻撃を防ぐ手立てが私たちにはまったくない。そしてもし、テロリストの手先となった科学者が、天然痘ウイルスのゲノム改変方法を見つけ、天然痘ワクチンでは免疫がつかないウイルスを作製したとしたら、まさに最悪のシナリオだ。

二〇一五年一〇月、コネチカット州選出の元上院議員、ジョセフ・リーバーマンと元ペンシルヴェニア州知事で初代国土安全保障長官のトーマス・リッジが共同議長を務めた無党派の専門家委員会、ブルーリボン委員会は、「アメリカのバイオテロ防衛の青写真——取り組みの最適化に必要なリーダーシップと改革」と題した報告書を作成した。このタイトルの後半部分、「取り組みの最適化に必要なリーダーシップと改革」は、委員会の調査結果をかなり穏やかな表現にしたものだ。

報告書は、「アメリカはバイオテロへの備えができていない」というメッセージを繰り返し述べている。わが国には「アメリカ国家安全保障・二一世紀委員会」、「同時多発テロ事件に関する独立調査委員会（9・11委員会）」、「大量破壊兵器に関するアメリカの諜報能力に関する委員会」、「大量破壊兵器の拡散とテロ行為の防止に関する委員会」とさまざまな委員会があるが、それにもかかわらず「生物テロに対するアメリカの多彩な防衛活動が分裂したままなのは、バイオテロ防衛を専門とするリーダーシップが欠けているからだ」と。

さらに報告書は「簡単に言えばわが国は生物テロに対して、他の脅威に対するほどの関心を寄せていない。バイオテロに特化したリーダーシップも国としての包括的な戦略プランもない。バイオテロに対しては、包括的な専用予算もない」と手厳しく指摘している。

まさにその通りだ。この報告書の最も恐ろしく、最も興味深いくだりのひとつが、「二〇一六年のバイオテロ攻撃以前と以後の政権および議会の活動に関する合同調査委員会」という架空の上下両院委員会の委員長の演説だ。二〇一六年のバイオテロ攻撃とはこの報告書が想定した仮想のテロで、遺伝子操作されたニパウイルス（一九九八年にマレーシアで発見された、脳炎と呼吸困難を引き起こすウイルス）のエアロゾルがワシントンDCで放出され、上院、下院の議員とそのスタッフを含む六〇五三人が死亡、何万人もが病気や障害に苦しんだという設定だ。さらに、この仮想シナリオでは、この攻撃と同時に、家畜を標的にしたエアロゾル放出攻撃も農村部で行われたことになっている。

以下に紹介する架空の委員長の演説は、現在のわが国の欠点を的確に指摘している。

テロリストたちが攻撃に成功したのは、政府――もちろん議会も含まれます――が機能しなかったからです。彼らは私たちのすきを突いてきた。政府は、環境内に放出された病原体を検知できず、家畜が病気になったことにもすぐには気づかず、患者の不調の真の原因もすぐにはわかりませんでした。また、公衆衛生や医療の備えに投資することを怠り、医療用品の備蓄もじゅうぶんではなく、有事の際には従来とは異なる相手とのやり取りが必要になることも確認していませんでした。テロリストは、バイオテロ防衛を国の最優先事項にしてこなかった私たちのすきをついてきたのです。

残念ながら、二〇〇一年のテロ同様、二〇一六年のテロ攻撃も「想像力の欠如」が招いたと9・11委員会は分析しています。

失敗、がこの報告書の中心的なテーマだ。そしてこの委員長は、我々はテロの予測や、初期段階での警告、検知に失敗しただけでない、「脅威にきちんと向き合い、政治的な意志を構築し、待ち受ける危機への対策を講じること」にも失敗したのだと語っている。そしてこれが、私たちの現状だ。

では、私たちには何ができるだろうか？

ビル・ゲイツは、自らが持つ莫大な資源をもってしても、それが手に余る難題だと考えている。「これだけの資金があればバイオテロを食い止められる、と言われたら」と彼は私たちに言った。「喜んで小切手を切りますよ。私はリスク調整型の人間ですからね。でも、その小切手を誰あてに書くんですか？　いったい、そのお金で何をするというんです？」。そこで、こういったテロ行為について説明すると、彼は「それは政府がやることですよね」と答えた。

たしかに、バイオテロに備えるためには莫大な予算がいる。だが必要なのは予算だけではない。組織も大規模で周到な計画も必要だ。また、このような脅威に対応するだけで満足していてはいけない。バイオテロが発生したときには、もはや想定外とは言えない状況での喫緊の課題に対応できる医療体制が整っていなければならないのだ。

公衆衛生や医療に従事する人々のなかには、深刻な感染症が日々、自然発生しているのに、かぎりある政府の資源を使って〝もしかしたら起こるかもしれない〟事態に向けた準備をすることなどできないと言う人たちもいる。もちろん、彼らの言うこともよくわかる。だがそこで、私たちは思い出さなければならない。情報機関は長年にわたり、テロリストにはアメリカに大規模攻撃をしかける組織力もなければ資源もない、と言っていたのだ。だが二〇〇一年九月一一日、その予想がまったく外れていたことを私たちは思い知らされた。それにバイオテロ攻撃はたとえ小規模なものでも、非常に大きな被害が出る。だがそれを、多くのアナリストたちはいまだにわかっていない。

ブルーリボン委員会が推奨した行動計画のひとつに、バイオテロ専門の情報マネージャーの設置がある。これは、ワンヘルス（ひとつの健康）という概念の重要性を理解し、バイオテロに関するすべての取り組みを調整するバイオテロ対策の専門職だ。ワンヘルスという概念がなぜ重要かというと、バイオテロは人間同様、動物にも影響を与えるからで、新たに出現する感染症の六〇パーセントは、動物を介して人間に感染するからだ。

報告書は、バイオテロ防衛は州や地域レベルで対応するべきだと指摘しているが、これも私は最もだと思う。なぜなら、どのようなテロ攻撃も最初に当事者となるのは緊急時の初期対応者や病院の緊急救命室だし、何が起きているかを把握する必要があるのは州や地域だからだ。報告書はさらに、病院の適格性評価や連邦政府の補助金、補償は、予想外の生物学的事象への対応準備度に基づいて決定すべきとも提言している。また各州が有事への備えと対応を万全に行うためには、連邦政府が州に対して莫大な予算を投じる必要もあるだろう。

委員会はまた、バイオテロ防衛に重要な役割を果たす国立アレルギー感染症研究所(NIAID)と米国生物医学先端研究開発局(BARDA)の組織間コミュニケーションと資源の調整も強く推奨している。資源の問題は、一般のワクチン開発における問題とよく似ていて、一般にMCMと呼ばれる医学的対策に関しては、基礎研究にも初期段階の開発にもかなりの予算が投入されるが、治療薬の製造や流通に投じられる予算は比較的少ない。委員会の具体的な提案は、(一)国立衛生研究所の研究が、民間の医療対策の優先順位と合致しているか確認する、(二)資金の分配がニーズに合っているか確認する、(三)バイオテロ防衛に関する支出計画の策定を国立アレルギー感染症研究所に求める、の三つだ。しかし現実には「政権は(緊急時対応の準備)プログラムは成功していると喧伝しながらも、予算要求は削減してきている」。

炭疽菌攻撃の例でも触れたように、バイオテロの被害が一通り終わったあとも、そのあとには環境の復旧という非常に手ごわい作業が待ち受ける。正直なところ、この問題にどう対処すべきかはまったくわかっておらず、早急に調査検討する必要がある。また、環境保護庁にいくばくかの責任があるのは確かだが、そのような復旧作業に関しては明確な法律も規定もなく、正式な手引きさえ存在しないのが実情だ。

私はブルーリボン委員会の報告書すべてに同意しているわけではない。この報告書には「権限を持たせる」、「できるようにする」、「求める」、「奨励する」、「評価する」、「決定する」、「調整する」といった言葉で終わる、あいまいでふわふわした提言が多すぎるからだ。しかし、この報告書が突きつける問題点も、アメリカや世界の国々にとって最も恐ろしい脅威に対する準備が根本的に欠落している、というメッセージも決して無視されるべきではない。

例のパンドラの物語によれば、箱からすべての災厄が飛び出したあと、パンドラは箱の底にまだ何かが残っていることに気づく。

箱の底には、何かがブルブル震えていた。その身体は小さく、翼も弱々しいが、全身が燦然と光を放っていた。それを見た瞬間に、なぜかその正体がわかったパンドラは、それをそっと取り出すとエピメーテウスに見せると、「これは希望よ」と言い、「生き延びてくれるかしら?」と尋ねた。

パンドラの箱を開けてしまったのち、その箱に残ったものが生き延びられるか否かは、世界の指導者と私たちにかかっているのだ

第一二章　エボラウイルス病――アウト・オブ・アフリカ

未来はすでにここにある――まだじゅうぶんにいきわたっていないだけだ。
――ウィリアム・ギブスン

二〇一四年、なぜ私たちは驚いたのだろうか?

エボラウイルス病が発見されたのは一九七六年、南スーダンのンザラと、ザイール(現コンゴ民主共和国)のヤンブクで、ほぼ同時に集団発生が起こったときのことだ。以前からあった出血性感染症のマールブルグ病と同様、エボラウイルスもフィロウイルス科のウイルスで、そのビリオン(ウイルス粒子)はループ状でフィラメントのような形状をしている。エボラという病名は、コンゴで集団発生が起こった村の近くを流れるエボラ川にちなんでつけられた。一九七六年から二〇一三年までに、アフリカではエボラウイルス病の突発的な発生と流行が二四件あり、二〇〇〇年の流行が最大規模とされている。このときの発生地のひとつがウガンダのグルで、四二五人が感染、二二四人が死亡した。それ以外の流行はほとんどが小規模で、感染症の専門家も公衆衛生当局者も、この傾向が続くと考えていたため、二〇一四年にエボラウイルス病が本格的に流行するとは思ってもいなかった。

エボラウイルスは中央アフリカ、赤道直下の森の奥深くにひっそりと生きている。その正体は謎めいていて、ウイルスの自然宿主もはっきりとはわかっていないが、おそらくオオコウモリ科のフルーツコウモリと考えられている。エボラの突発的流行はつねに、人里離れた辺鄙な場所で起こるため、たいていは限られたリソースと小規模な公衆衛生支援チームを派遣すれば封じ込めることができた。

人から人への感染が起こる危険が最も高いのは、患者が治療のため運び込まれるクリニックや病院だ。そのため、医療従事者が手袋や防護具を着用するなどの感染対策をしないと、こういった医療施設が〝感染拡大〟スポットになってしまう。したがってエボラウイルス病の集団発生が起こった場合はまず、感染対策の専門家と感染防止に必要な医療用品を投入して、施設内での感染を防がなければならない。エボラウイルス病には特効薬もワクチンもないが、こういった標準的な対策は効果的で、流行は比較的すぐに収束していた。

だが二〇一四年三月、エボラウイルス病はいつもの赤道アフリカではなく、西アフリカの西端、ギニアの南東部にある森林地帯に出現した。西アフリカの大流行の震源地はここで、このときの最初の感染者は幼い男の子だった。おそらく村のそばの木の洞にいたコウモリから感染したとされている。その子は高熱、嘔吐、出血性の下痢といった症状を発症、二日後に死亡した。

二〇一四年から二〇一五年にエボラが広がった理由はたくさんある。遺体への接触がことの他多い伝統的な葬儀や埋葬の準備を人々がいつも通りに行ったこと、リベリアの首都モンロビアやシエラレオネの首都フリータウン、ギニアの首都コナクリのスラムで大規模な感染が起こったこと、地域の医療施設がエボラ感染者と他の患者を隔離できない構造だったため、WHOが言う〝複数の伝染連鎖を引き起こした〟こと、適切な医療を提供できる設備も訓練された人材も不足していたことなどだ。また、病に苦しむ家族を病院に連れて行かずに隠す人たちも多かった。愛する家族を、治療らしい治療もできない病院に入院させ、ひとりさびしく死なせたくなかったからだ。防護具もなかったため、アフリカの医師や看護スタッフの多くが感染し、途方もない数の犠牲者が出た。さらに、WHOやその他の国際援助団体がその問題に気づけず、対処が遅れたことも、この危機の長期化につながった。

WHOの事務局長、マーガレット・チャン博士は二〇一五年九月にロンドンで開かれた会議で「エボラウイルス病のような病気は、医療制度の隙を露呈させ、その隙すべてを突いてくる」と語った。だが、それはいつの世もそうだ。

では、今回は何がいつもと違ったのか？

二〇一四年七月のワシントン・ポスト紙のコラムにも書いたが、その答えは「エボラウイルスは変わっていない、変わったのはアフリカだ」に尽きる。このときの大流行の理由も、そして今後起こるであろう流行の理由も、この単純な事実がもたらす複雑な影響の結果に他ならない。

第一の変化は、ギニアでは外国資本が大規模な採鉱事業と林業を行ったことで森林伐採が進んだこと。その結果、エボラウイルスは森林の奥に住む動物集団の外に出ていきやすくなったのだ。二つ目は、数十年前と比べてギニア、リベリア、シエラレオネの住民の行動範囲が広くなり、より遠くまで、そしてより多くの人と接触するようになったこと。感染者と接触した人がみな近い場所にいれば、接触者も簡単に追跡できるが、はるか遠くの地域に拡散してしまえば、そうはいかない。

また、現代の交通機関を使えば何百キロも離れたところに住む病気の家族に会いに行くこともできる。加えて、今回流行が起こった西アフリカ地域は、過去に流行が起こった多くの地域よりもずっと都市化が進んでいる。その結果、先に挙げた三つの首都のスラムでは、感染が速く、高密度に広まった。そしてこういったすべての要素により、ウイルスは驚くべきスピードで進化した。流行の最初の四カ月で人から人に感染した件数は、なんと過去五〇〇年から一〇〇〇年のあいだに起こったと思われるヒト－ヒト感染の件数を上回っているのだ。つまり、遺伝子のサイコロが何回も投げられたということだ。

エボラウイルスは全身のさまざまな細胞内で効率的に複製し、ひどい炎症反応と敗血性ショックを引き起こす。エボラウイルス病の症状といえば、眼球から血が滴り、内臓がドロドロになるといったイメージが一般的だが、これはいささか大げさで、臨床的に正確とは言えない。とはいえ実際の症状も、じゅうぶん悲惨だ。感染して最初の五日から一〇日は、高熱、悪寒、猛烈な頭痛、関節痛、筋肉痛、極度の倦怠感に襲われる。次に症状は、吐き気と嘔吐、出血性の下痢、発疹、腹痛、青あざ、出血と進んでいく。症状が最終段階に進むと、目や口、直腸から出血することも珍しくない。さらにむごいのは血液の凝固作用が低下することで生じる内出血で、その血は臓器と臓器の隙間にたまっていく。死に至った症例では、血圧低下による循環不全や深刻な体液喪失が死因となることが多い。

恐ろしい症状が急激に表れて進行し、無残な死を遂げることが多いエボラウイルス病は、人々の心に、他の一般的な感染症にはない恐怖心を呼び起こす。二〇一四年から二〇一五年の大流行では、感染者が二万八六〇〇人を上回り、一万一三二五人が死亡、西アフリカでは三万人の子どもが孤児になった。

エボラはこれまでその希少性から、マラリア、結核、エイズ、ワクチンで予防可能な疾患や下痢性疾患のように、個別に恐れるべき病気として数えられてこなかった。それは西中央アフリカだけでなく、ここアメリカでも同じで、最近、アフリカに行った人に対しては、その行き先がアフリカのどこであっても、多くの人は接触するのを怖いと感じている。そこで政治家や公衆衛生当局者たちがよく使うのが、「慎重な配慮のもと……」という言葉だ。

だが実際のところ、最近アフリカに行った人が危険であることなど、ほとんどない。エボラウイルス病は、感染した人の体液に接触することで広がるからだ。エイズウイルスの感染は、性的接触や、感染した血液と傷口の接触、汚染された血液の輸血、感染した母親からの母子感染で起こるが、エボラはエイズと違い、感染者に触れたり、感染者の体液に接触したりすることで感染する。また、特定の医療処置のさいにエアロゾル化した患者の体液を吸い込むことで感染する場合もある。したがってエボラの感染が最も起こりやすいのは、葬儀で遺体に触れたときと、病院や家庭での患者の介護中だ。しかし症状が出る前から患者に感染力があるインフルエンザと違い、エボラ患者は実際に症状が出るまで感染力を持たない。また、これまで説明したようにエボラウイルス病の症状は顕著なので、まず見逃すことはないはずだ。

エボラに対する恐怖は、多くのレベルで人々の理性的判断を凌駕した。たとえばアフリカのペンテコステ派教会の指導者のなかには、エボラウイルス病の存在を否定しようとした者も、エボラは不特定多数との性行為や同性愛に対して神が下した罰だと主張する者もいた。また、文化的な信条が科学を上回った例もある。たとえばモラヴィアでは、病気を治してもらおうと家族が病人を教会に運び込み、その信徒の世話をした牧師四〇人が感染して死亡した例もある。

二〇一四年九月、議事堂の上院会議室で開かれた朝食会でエボラウイルス病の現状について説明していた私は、ある年配の議員と激しい議論になった。というのもその議員が、流行の収束が確認されるまで、アフリカのエボラ発生地域とアメリカを結ぶ航空機の運航を禁じる法案を提出したいと言い出したからだ。私は彼に、もし現地に赴いた医師や看護師、公衆衛生関係者たちが、患者の治療中に感染してもアメリカに戻って治療を受けられないとなれば、アフリカに行ってエボラの流行を抑えるために働こうと考える医療従事者はいなくなると指摘した。そうなれば、ここアメリカでもエボラウイルス病が拡大する可能性は高まるのですよ、と。また、もし飛行機の運航を止めたら、どうやって感染地域に物資を運ぶのかも尋ねた。さいわいこの議員も、現在の状況下で飛行機の運航禁止が得策ではないと理解してくれた。

議員や知事のなかには、現地から戻ってきたすべての医療従事者の隔離期間を延長せよと求めた人もいた。これもまた例の〝慎重な配慮のもと〟戦略だ。公衆衛生界では多くの人が、ニューヨーク州知事、アンドリュー・クオモとニュージャージー州知事のクリス・クリスティのことを、〝ドクターー〟のクオモとクリスティー、と皮肉を込めて呼ぶ。これは彼らが、エボラ患者の医療支援から戻ってきた医療従事者たちを隔離する理由として、公衆衛生学的にまったく見当違いの理由を挙げたからだ。

当時、隔離に関しては、両極端の意見があった。エボラ患者と一言でも口をきけば、たとえそれが大きな部屋の端と端での会話でも、二一日間は隔離用の部屋で過ごすべきという意見と、エボラ患者の世話をした医療従事者に対しては経過観察さえも人権の侵害であり、医学上も公衆衛生上も正当化できないという意見だ。だが、私の考えは、この両極端の意見のほぼ中間というところだった。

このころ私たちが耳にした科学的情報はすべて、臨床症状が出てから一、二日目までは、他者にウイルスを感染させることはないとしていた。また、エボラウイルスに曝露した可能性のある医療従事者は、症状が出たらただちにそれを報告するはずだとも言われていた。その理由は二つ。ひとつ目は、彼らはエボラ患者を助けるために自らの命を危険にさらした人々だということ。そんな人たちが自分の感染を知ったとき、他者を危険にさらすようなことをするとは到底思えない。

それはきれいごとだという向きもあるだろう。しかしエボラに感染した場合、早期の集中治療により、救命率が劇的に上がることを一番知っているのも、現場を体験した彼らだ。だとしたら、エボラ患者の支援を終えて帰国した彼らが、自分にその初期症状が出ていると気づいたとき、あえて身を隠したり、通りをうろついたりするはずがない。

実際、自らの症状に気づいた三人のアメリカ人医療従事者は全員、きちんと医師の診察を受けているし、外出したときも、誰にもウイルスを感染させてはいない。なぜならエボラの明らかな症状が出るまで、感染者が他者を感染させることはないからだ。また、医療従事者は自身の健康状態を観察する能力に優れ、自らの体調変化にも敏感なため、それも家族や同僚、通りや地下鉄ですれ違う第三者への感染を防ぐ一助となるはずだ。

その一方で、帰国した医療従事者のなかには、自分の私生活に公衆衛生当局や政府が口をさしはさむ権利はない、と主張するものも少数だが存在する。しかしそういう姿勢には、私は違和感を覚える。そのような態度は、多くの一般人や何人かの政治家たちが抱いている懸念、すなわち、医療界や公衆衛生界の人たちは自己本位で、他者へのエボラウイルスの感染を気にかけていないという懸念を強めることになるからだ。

アフリカから帰国した医療従事者や、エボラ患者支援から戻ってアメリカで入院した医療従事者たちの自己観察能力は非常に鋭い。しかし残念ながら、私たちはそれを一般の人に上手に説明してこなかった。きちんと説明できていたら、世間の反応はまた違ったものになっていただろう。

ではエボラウイルスはつねに、今まで説明してきた方法で感染するのだろうか？　これまでもアメリカでエボラウイルスが発見された例は何件かある。そのひとつが一九八九年、ヴァージニア州レストンの倉庫に保管されていた実験用のカニクイザルのケースで、これはリチャード・プレストンの一九九五年の大ベストセラー『ホット・ゾーン』の題材にもなっている。倉庫内にいたサルは全頭、エボラウイルス病で死んだか、感染拡大防止のために安楽死させられた。だがのちに、このレストン株のウイルス――西アフリカで集団発生を引き起こしたウイルスの株とは異なる――は人間には感染しないことが明らかになった。しかし残念なことに、アメリカ国内で発見されたエボラウイルスの別の四つの株はそうではなかった。

レストンのケースでは、人間は運よく感染を免れた。しかし倉庫内で感染したサルはみな、それぞれケージに入れられ、サル同士が物理的に接触することはない状況だった。だとすれば、このウイルス株は呼吸器経路によって感染した可能性が高いことになる。では、レストンのウイルスがいずれ人間に空気感染した可能性もあったのだろうか？　それは、誰にもわからない。しかし最近、ケント大学の研究者チームが明らかにしたところによると、エボラウイルスが新しい宿主に適応する場合、それほど大きなゲノムの変化は必要ないらしい。研究チームは「ヒト病原性のレストン型ウイルスが出てくる可能性はある。それは懸念材料だ。なぜならレストン型ウイルスは飼育されている豚のあいだで流行しており、それが人間に感染する、それも空気感染する可能性があるからだ」と結論づけている。

二〇一二年、カナダの研究チームは、西中央アフリカで流行を引き起こしたのと同株のザイール型エボラウイルスは、豚からサルへ、呼吸器経路で感染すると明らかにした。ここで気になるのは、豚とサルの肺は人間の肺とよく似ているという点だ。もし、エボラウイルスの人から人への感染、それも空気感染が起こるとしたら、事態は一変する。そう、それはとても、とても大きなことなのだ。

二〇一四年九月にこれをニューヨークタイムズ紙の論説で取り上げたとき、私は心配しすぎだと非難された。だが当時の私はこの可能性を無視できない、いや無視してはいけないと考えていたし、今もその思いは変わっていない。この論説を書くにあたり私は、自分と同じ疑問を抱いていた世界でも有数のエボラウイルス研究者や疫学者たちと話し、このウイルスが人に感染した件数は数週間で過去数十年分の感染数を超えてしまった、このような超高速の進化はやがてウイルスを空気感染するように変異させるかもしれないと指摘した。だが彼らは、その可能性を語りたがらなかった。人騒がせと批判されるのを恐れていたのだ。

彼らはアメリカやヨーロッパ、アフリカでエボラを研究する第一人者たちで、二〇一五年三月、私はそのうちの何人かを含む一九人の専門家と共に、エボラウイルスの感染について現在わかっていること、わかっていないことをまとめた包括的なレビューを、微生物学の学術誌、mBio誌で発表し、「裏付けとなる疫学的データはないが、それでも将来、エボラウイルスの原発性肺感染や呼吸器感染が起こる可能性は念頭に置いておく必要がある。たとえエボラウイルスの遺伝子に劇的な変化が起こらなくとも(だが長期にわたる進化により、ウイルス遺伝子が劇的に変化する可能性は高まる)、そのような感染は可能だということを、多くのエビデンスが示しているからだ」と述べた。

ニューヨークタイムズ紙に私の論説が掲載された直後、コロンビア大学の著名なウイルス学者、ヴィンセント・ラカニエロ博士は自身のブログにこう書いている。「我々は一〇〇年以上にわたってウイルスを研究してきたが、人に感染するウイルスでその感染経路が変化したものは見たことがない……人に感染するウイルスはこれまで感染経路を変えたことがなく、エボラだけが他のウイルスと違うと考える理由もない」

だがこれは明らかに間違いで、感染方法が変化したウイルスの例はちゃんとあるし、それは南北アメリカ大陸によく見られるジカウイルスを見ただけでもよくわかる。二〇一六年二月、ラカニエロ博士はジカウイルスの感染経路について「ジカウイルスは性感染するだろうか？　おそらく、ごくまれにはあるだろうが、主要な感染経路は蚊を媒介とした感染だ」と書いている。

今ごろラカニエロ博士は、ジカウイルスの性感染はまれだと書いた自分のブログについて再検討したいと思っているだろう。私たちは二〇一六年の初夏までに、生物媒介病であるジカウイルス感染症（ジカ熱）は、人間のあいだでは性行為でも感染すること、そしてそれは珍しいことではなく、新たに判明した重要な感染経路のひとつであることを確認した。蚊媒介感染症の研究者の多くは、ジカウイルスの突然変異により、人への感染経路とその規模が根本的に変わったと考えている。

市中でエボラウイルスの空気感染が起こる日など絶対に来ない、と言い切ることはできない。もちろん、空気感染など起きてほしくないし、西アフリカで空気感染が起きたという証拠もこれまでのところまったくない。だがしかし、エボラウイルスの空気感染など想像するだけで恐ろしいという理由で、自然界で起こるかもしれないことを科学界全体が否定してしまったら、次に何か生物学的に予想外のことが起きても、私たちはそれに対応することができない。

私たちにはまだわかっていないことがたくさんある。たとえば、エボラウイルス病から回復した患者は免疫ができるので、他の人に感染させることはないと私たちはずっと思っていた。だがシエラレオネの危機を救った英雄のひとりで自らもエボラに感染したアメリカ人医師、イアン・クロージャーは、治療が終了して完全に回復したあとも、目からエボラウイルスが検出されたと二〇一五年五月に発表されている。その後の調査で、回復後もなお精巣にウイルスが残っている男性がいることも判明し、エボラウイルス病には性感染の恐怖も加わることとなった。

こういった長期的な感染が、エボラの大規模流行を収束させる際に大きな妨げになることを、私たちは身をもって学んできた。各国が集団感染の収束を宣言してかなりの時間が経ったが、それでもなお二〇一六年五月現在、西アフリカでは各地で流行の再燃が何件も起こっている。どのケースでも、原因はエボラから回復した患者と未感染者との性行為や、元患者による子どもへの授乳だ。回復した患者の精液や母乳を検査したことで、こういった再燃ケースの原因は明らかになったが、これはエボラウイルスが元患者の体液に何カ月も残っていること、そしてウイルスが体内にあるかぎり、元患者たちには感染力があることを意味している。だがその間、多少の症状があるものはいても、大半の患者は無症状だ。

このような小規模な流行再燃が、アフリカのどこかで次の大流行を引き起こす可能性もある。二〇一四年から二〇一五年の流行は、エボラが一回かぎりのものではなく、たとえ大きな山火事を消しても、残り火がくすぶり、小さな火の粉が飛んでいるうちは消火作業が終わっていないことを明らかにした。だが私たちは、まだその教訓をしっかりと学んでいないようだ。

当初より、エボラウイルス病が沿岸の三カ国以外に広がったら大変なことになると言われていたが、その第一号となったのがナイジェリアでの流行だった。幸いこのケースは、アフリカ最大かつ最も都市化された経済圏のひとつで起こったため、優れた監視と迅速な医療管理によってエボラ危機が食い止められた好例だと言われている。もちろんナイジェリアの医療従事者や連邦保健省の働きは素晴らしかったが、はっきり言えば、このときの成功は人為的な努力よりも幸運のほうが大きかった。

二〇一四年七月二〇日、患者第一号――ミネソタ州在住で、リベリア政府のコンサルタントを務めるリベリア系アメリカ人弁護士、パトリック・ソーヤー――がリベリアからトーゴ経由でナイジェリアに到着した。しかし患者はすでに体調を崩しており、ラゴスのムルタラ・モハンマド国際空港で倒れる。彼はすぐさま病院に搬送され、三日後にようやくエボラウイルス病の診断が下った。

このとき、公立病院はたまたまストライキ中だったため、患者は感染症に対応する態勢が整った私立病院、ファースト・コンサルタンツ・メディカル・センターに移された。しかし彼のエボラ感染が確認されるまでに、院内では九人の医療従事者が感染してしまった。このエピソードの中心人物のひとりが、病院の医務部長だったアメヨ・アダデボフ医師だ。自らソーヤーを担当した彼女は、彼を隔離すると、本人の意志に反して隔離を継続。また、ソーヤーを退院させるよう迫った政府や病院のあらゆる圧力にも彼女は抵抗した。当時は、彼を病院から出しさえすればナイジェリアの問題は解決すると思われていたが、もし退院させていたら、それこそ大問題となっていただろう。

七月二八日、アダデボフ自身にも症状が現れ、八月一九日に彼女は死亡した。今日、彼女は強い意志と献身、そして思いやりの象徴として、ナイジェリアの国民的英雄となっている。

アダデボフや彼女の同僚たちのような献身的な医療従事者ももちろん、ナイジェリアの救世主だが、本当にこの国を窮地から救ったのは、ポリオの撲滅者たちの存在だ。特にその貢献が大きかったのが、ナイジェリアのポリオ撲滅計画を指揮し、自身のチームのスタッフをエボラ対策に回した、CDCのフランク・マホーニー医師だ。CDCチームは指揮系統を整備し、マホーニーは自らのスタッフがナイジェリアの保健当局と緊密に連携して国内のエボラ撲滅対策を支援できるよう心を砕いた。

ではここで、想像するだけでも恐ろしい仮定について考えてみたい。

もしもこのとき、ナイジェリアにポリオ撲滅チームがいなかったら、どうなっていただろうか？　もし患者第一号が空港で倒れず、ラゴスの街へ出ていたら？　人口一五〇〇万人のラゴスでは、その三分の二が安全で清潔な飲料水もなければ、電気も浄化設備もない、ごみごみしたスラムに住んでいる。そんな場所でエボラが流行したら、沿岸のあの三カ国で起こったことなど大惨事の余興ぐらいにしか思えないほど、悲惨なことになったはずだ。

そしてこれは、ラゴスだけで終わる話ではない。同じような大都市は、サハラ以南のアフリカ全土にあるからだ。コンゴ民主共和国の首都、キンシャサのスラムには、ギニア、シエラレオネ、リベリアの首都三都市の人口を合わせた以上の人々が住んでいる。人口約一四〇〇万人のキンシャサは、コンゴ民主共和国一の大都市で、同国の他の四都市も人口は一〇〇万を上回っている。またナイジェリアはラゴス以外にも、人口が一〇〇万を上回る大都市が五つもあり、ガーナのアクラも二八〇万人を上回る人々が暮らしている。こういった都市のどこかでエボラウイルス病が発生すれば、それはガスタンカーの前でマッチをするようなもので、猛烈な感染爆発が起こることは火を見るより明らかだ。

では、もしエボラとの戦争を、アフリカの複数の場所で戦わなければならないとしたらどうだろうか？　アメリカの農園を転々とする出稼ぎ労働者と同じで、西アフリカでも毎年、何千人もの青年や少年が季節労働者として外国に働きに行く。西アフリカでは、五月から一〇月にかけて雨が降り、それで農作物が成長するため、青年たちは八月から一〇月はじめまでは故郷の畑で収穫を手伝い、そのあとは臨時雇いの職を求めて出稼ぎに出る。働き先は、ブルキナ・ファソ、ニジェール、ガーナの金鉱や、ガーナ、アイボリーコーストのカカオ豆やパームオイルのプランテーション、モーリタニア、セネガルのナツメヤシの農園や漁業、その他これらの国々の違法な木炭製造所などだ。

祖父や父の時代からずっとそうしてきたように、彼らは国境の検問所を避け、一般には知られていない森の中のルートを使って移動する。彼らは加盟国すべてを自由に通行できる、西アフリカ諸国経済共同体（ECOWAS）のIDカードも持っているので、沿岸の国々から出稼ぎ先までは一日から三日ほどの移動だ。つまり、エボラウイルスはアフリカを移動するのに車も飛行機も必要ない。そう、彼らは人間の足で移動するのだ。

「エボラがあそこまで広がったということは、今後はもっと恐ろしいことが起こるという前兆です」とロン・クレインは語る。二〇一四年一〇月半ば、オバマ大統領からの電話で、エボラ危機が収束するまで、アメリカのエボラウイルス病対策責任者を引き受けてくれないか、と要請されたのが彼だ。だが当時、ロンは必ずしもその職に適任といえる人材には見えなかった。医学的な背景はゼロで、彼自身が言うように、ワクチンを投与する資格さえなかったからだ。彼は、ハーバード大学法科大学院を卒業し、副大統領のアル・ゴアとジョー・バイデンの首席補佐官を歴任した人物だ。そんな彼をこの職に抜擢したオバマ大統領の決断は当初、広く批判されたが、その人選が的確だったことは、やがて誰の目にも明らかになった。危機にあってもすばやく政策を取りまとめ、複数の機関が連携する複雑な危機対応の調整にもたけているクレインは、まさにこのとき、この国が求めていた人材だった。

「最終的にエボラウイルス病の死者数は、CDCが予測した最悪の数字よりはるかに小さくてすみました。でも、何千人もの犠牲者が出ていてもおかしくなかった」とクレインは語る。感染者が出た国々は、文化や行動様式を変えるという決して簡単ではない努力で感染拡大を抑え、勇気ある対策を講じて家族や隣人を守った。一方、そのような現場の取り組みを支えたのが、前代未聞の規模の世界的支援——アメリカなどの多くの国々と国境なき医師団をはじめとする非営利組織が展開した世界的な支援だった。

このとき、アメリカはさまざまな分野の対応に、三万人を超える政府職員、請負業者、軍関係者、ボランティアを動員したが、その成功体験があってもなおクレインは「将来の感染症の流行は、もっと大変な事態を招くはずだ」と語る。

しかし、備えができていないのは新興国だけではない。「アメリカの都市で隔離用のベッド数が三床以上あるところはニューヨーク市だけです。そのニューヨークでさえ、その数は八床ですよ」とクレインは言う。

だが、そのような事態に組織的に対応する国際的な計画は存在しない。

もし次に、もっと大規模なエボラの流行が起こったとき、わが身を守るために私たちができる合理的で包括的な方法はただひとつ、効果的なワクチンを開発、製造、供給することだけだ。

しかし、ワクチンと予防接種のための世界同盟、GaviのCEO、セス・バークレー医師は、動画の無料配信プロジェクト、TEDトークでこう語っている。「このような感染症に罹患するリスクが最も高い人たちは、最もワクチンにお金を払えない人たちでもあります。ですから、豊かな国の多くの人々が感染リスクにさらされないかぎり、市場にはワクチンを製造しようという動機が生まれない。貧しい人々相手のワクチン製造は、商業的にリスクが大きすぎるのです」

それでも、二〇一四年に西アフリカの大流行が始まると、国際社会もエボラワクチン開発に向けて少しずつ動きだした。現在は、候補となる一三のワクチンがフェーズⅠとフェーズⅡの臨床試験で試験されており、アフリカではギニア、リベリア、シエラレオネの三カ国でフェーズⅢの有効性試験が始まった。ニューリンク・ジェネティクス社とメルク社が製造した組み換え水泡性口内炎ウイルスワクチン（rVSV―ZEBOV）は、予防効果を裏付ける予備的エビデンスも示している。

エボラの流行が大幅に収束し、ワクチンの研究も進行している現在、アフリカのエボラ危機はこれで終わった、もう再び現れることはないと考えている人々も国際社会には大勢いる。しかし現実はそう甘くない。西アフリカでの大流行の記憶が薄れつつある今、世界の公衆衛生コミュニティがワクチン開発の努力を続けていかなければ、エボラワクチン承認への歩みは止まってしまう。二〇一六年のはじめにジカ熱が流行したとき、アメリカ議会はエボラウイルス対策用の基金の未使用分を、ジカ熱対策に流用する決定を下した。おかげでエボラウイルス病とジカ熱、どちらにもじゅうぶんな注目が集まらなかった。

二〇一六年八月現在、多くのワクチンが臨床試験のさまざまな段階に進んでいる。しかしどのワクチンもまだ規制当局に承認されていないため、ひとつ、あるいはそれ以上のワクチンが承認され、次の流行に向けた備蓄が終わらないかぎり、前回を上回る体制でエボラを迎え撃つことはできない。

製薬会社はエボラのワクチン開発に何百万ドルもの資金を投入しているが、ワクチン購入の契約がまとまったのは、Gaviが購入する五〇〇万ドル分の未承認ワクチンだけだ。これを聞いただけでも、ワクチン開発に何らかの公的助成が必要なのは明らかだ。さすがに、営利企業の製薬会社にこんな途方もないリスクを期待するには無理がある。

医学研究を支援するウェルカム・トラスト財団の代表、ジェレミー・ファラー医学博士は、エボラ危機のあいだじゅう、明確かつ説得力のある発信をしてきた。彼は「エボラの感染が制御されたと安心した人々の関心が、より差し迫った脅威へと移り、エボラワクチンの開発が中途半端で終わるのではないか、と非常に心配している」と語っている。

もしそんなことになったら、次にエボラウイルス病が流行したとき、メディアや議会の委員会が言いそうなセリフは想像がつく。二〇一四年から二〇一五年のあの危機にあれほど警鐘を鳴らしたのに、なぜワクチンがないのかと言ってくるに決まっている。

もし一種類またはそれ以上のワクチンの有効性が証明されて認可が下りたら、備蓄用のワクチンを製造しなければならない。だがそれ以上に重要なのが、エボラが流行しそうな地域の特定の人たちに対する事前のワクチン接種だ。その対象者は、医療従事者、救急車の運転士、警察官、そして埋葬担当チームなどだ。流行の兆候が見えたら即座に包囲接種を開始できるよう、前もってじゅうぶんな量のワクチンを配備しておく必要もあり、エボラが発生した地域全体にいきわたるだけの追加のワクチンもすぐに手配できるようにしなければならない。確保しておくべきエボラワクチンの妥当かつ合理的な数は、最大で一億回分といったところだろう。

エボラワクチンを私たちの最初の大逆転勝利にするために、私はＣＥＰＩの取り組み（八章を参照）を強力に推進してきた。私たちにはそれができる、と確信しているからだ。たとえエボラウイルスが突然変異をし、患者と同じ空気を吸っただけで感染するようになっても、ワクチンさえあれば、エボラを主要な重大伝染病からはずすことができるはずだ。問題は、私たちにワクチン開発を達成するための共通のビジョンとリーダーシップ、そして財政的支援があるかどうかだ。

ウインストン・チャーチルはこう言っていた。「〝全力を尽くす〟などと言ってもだめだ。なすべきことには、必ず成功しなければいけない」

第一三章　SARSとMERS――これから起こることの前兆

そして湾の向こうの中国から、夜明けが雷のようにやってくる
――ラドヤード・キップリング

二〇〇三年二月の末、上海で働く健康な四七歳のアメリカ人ビジネスマン、ジョニー・チェンは、香港からシンガポールに戻る飛行機の機内で高熱に襲われ呼吸困難に陥った。飛行機はハノイに緊急着陸、彼はフレンチ・ホスピタルに搬送された。

偶然にもそのときハノイの病院には、WHOの医師、カルロ・ウルバニがいた。感染症と熱帯病の専門家で国境なき医師団のイタリア支部会長を務める彼は、ベトナムとカンボジアの風土病対策で、同僚たちからも高い評価を受けていた。またウルバニ医師は一九九二年、世界の尊敬を集める組織国境なき医師団がノーベル平和賞を受賞した際、ノルウェー国王も臨席した一二月一〇日の授賞式に代表者として列席したひとりでもある。ノーベル賞の賞金の一部で、世界の貧しい人々に救命医療を提供する基金を設立したのも彼だ。

チェン氏を診察した医師たちは、おそらくインフルエンザだろうと診断したが、ウルバニ医師は彼の症状が典型的なインフルエンザのそれとは違うと気がついた。なぜなら彼は、高熱と下痢の症状が出てから一週間たつまで、重篤な状態にならなかったからだ。

ウルバニ医師は彼に抗生物質を投与し、設備の整った現代の病院でできるすべての標準的治療を行っ

た。しかし何をやっても効果はない。このとき初めて、彼はこの病気がこれまで自分が見たことのあるどの病気とも違うことに気がついた。

人工呼吸器につながれて七日後、ジョニー・チェンは救急ヘリで香港に搬送されたが、一流の緊急治療の甲斐もなく、三月一三日に死亡した。一方ハノイのウルバニは、彼が最も恐れていたことが現実になったと感じていた。病院の患者や医療従事者たちが次々と、チェンと同じ症状を訴えはじめたのだ。なんとチェンは少なくても三八人を感染させていた。ウルバニはジュネーブにあるWHOの本部に連絡し、謎の感染症の病原体が広がるのを抑えるべく病院を閉鎖した。

じつはこの感染は、数カ月前から始まっていた。中国広東省は世界の季節性インフルエンザ株の発生源となることが非常に多いが、この地域で症状が異常に重いインフルエンザに似た疾患が出現したことがきっかけだった。二〇〇二年一一月、WHOのインフルエンザ対策チームを率いるクラウス・シュテールは、北京で中国のワクチンプログラムに関する会議で広東の医療当局者から、香港に近い地域で、重篤なインフルエンザで死亡した患者が何人か出たと聞かされた。じつはこの時期はちょうど、インフルエンザ担当官たちが、中国や極東に新たなインフルエンザ株が出現しないかを厳戒態勢で監視する時期だった。中国や極東地域は、膨大な数の豚、家禽、アヒルやガンなどの水鳥と濃厚に接触して暮らす人々の世界最大の密集地であり、このような鳥類は、ウイルスの自然宿主だからだ。

そして二〇〇三年二月一〇日、新興疾患監視プログラム（ProMED）のサイトに、スティーヴン・カニョン医師が次のような投稿をした。

広東省で流行している疾患について何か聞いていますか？　教員のチャットルームで知り合った広東省在住の友人から、病院が閉鎖され、死者が多く出ていると聞いたのですが。

それからの六カ月、謎の感染症について伝え続けたProMEDの情報は、この新たなヒト病原体を世界が理解、特定し、制御するうえで重要な役割を果たすことになった。

じつは一一月に中国を訪れた際、クラウス・シュテールはウイルスのサンプルをジュネーブに持ち帰っていた。しかし研究室の分析結果は通常のインフルエンザウイルスだったため、みな安堵して警戒を緩めていたのだ。だが、二〇〇三年二月、香港周辺で重症肺炎の症例が出はじめ、今回は患者の血液や唾液のサンプルからインフルエンザを示すエビデンスは検出されなかった。「その時、私たちの疑念は不安に変わったのです」とシュテールは語る。

そこで、経験豊富な世界中の公衆衛生専門家たちに声をかけ、意見を聞くことになった。このころ、香港や東南アジア、ジュネーブのWHO、アトランタのCDC、ベセスダの国立衛生研究所、そしてワシントン、保健福祉省のインシデント・コマンド・センターとの電話会議が連日行われていたが、この未知の病気が、まったく無警戒だった人々を襲ったときの様子を聞いたとき、私の脳裏をよぎったのは、ラドヤード・キプリングの詩の一節「そして湾の向こうの中国から、夜明けが雷のようにやってくる」だった。まさに雷のように、この感染症は中国から香港、そしてベトナムへとやってきたのだ。

WHOが行っていた電話会議の多くは、参加者が何百人にものぼる大規模なものだったが、シュテールと、当時WHOの感染症クラスター部門を率いていたアメリカ人のデイヴィッド・ヘイマン博士は見事な手際で、各国の調査活動すべてを調整していた。流行の初期は、原因が〝不明〟であることが人々の不安に拍車をかけていたため、原因究明は急務であり、世界中の複数の研究室をひとつのチームとして機能させたヘイマンのあの巧みな調整は、まさにWHOにおける最高の瞬間のひとつだった。

そんな電話会議のなかで聞いたカルロ・ウルバニの声は今でもよく覚えている。そのときの彼はあまり多くを語らず、声にも力がなかった。学会でバンコクに行く途中で体調を崩した彼は、到着してすぐ入院したのだ。入院後も、最初の数日間は隔離された病室からWHOの国際電話会議に参加していた。だがしだいに彼はいやな咳をするようになり、その咳は徐々に悪化していった。この電話会議を通じて、彼の咳は世界各国の参加者の耳に届いたはずだが、今思うとあれは〝この疾患は、私たち全員が深刻に取り組むべき疾患だ〟と伝える彼の警告だったように思う。

二〇〇三年三月二九日、彼は意識不明となり、死亡した。バンコクの病院の集中治療室で一八日間治療を受けたのち、力尽きたのだ。享年四七歳。死が近づいたころ、彼は臨終の秘跡のために司祭を呼んでほしいと頼み、自分の肺の組織をとって分析するよう言い残した。カルロ・ウルバニが、現代の伝染病学における偉大な英雄としていつまでも人々の記憶に残ることを私は願ってやまない。崇高な使命を担った彼は、自らを犠牲にして病める人々に手を差し伸べ、たちの悪い病が世界に迫っていることを、その身をもって全世界に警告したのだ。

報告を怠り、事態を隠ぺいしたせいで、この病気を早い段階で封じ込める貴重な機会を失った中国は、のちにWHOに謝罪している。

詳しい調査の結果、この謎の病気が香港に入り込んだのは、二月二一日、広東省に住む六四歳のリュウ・ジェンルン医師が結婚式参列のために香港を訪れたときだと判明した。広東省で重症の非定型肺炎の患者を治療していた彼は、香港に到着するとメトロポール・ホテルに滞在した。彼の客室は九一一号室。あのジョニー・チェンと廊下をはさんで向かいの部屋だった。翌日、体調を崩したジェンルン医師は広華医院の救急診療部を訪れ、集中治療室で治療を受けた。その後、香港の保健当局が新しく危険な感染症の発生をつかんだが、そのころにはすでにウイルスはシンガポールへ、そしてウルバニが感染したベトナムにも広がっていた。

二月二五日には、リュウ医師の五三歳の義弟にも症状が現れ、彼も三月一日に広華医院に入院。リュウ医師は同医院で三月四日に亡くなり、義弟も三月一九日に死亡した。その同じ日、やはり広東に滞在していたビジネスマンが飛行機で香港から台湾の台北へ戻り、ウイルスは台湾にも運ばれた。結局、メトロポール・ホテルで感染した一六人を含む香港の感染者全体の八〇パーセントが、リュウ医師を感染源としていた。

このときもまだ、この謎の病気はその正体も、次にどこで集団感染が起こるかも不明なままだったが、その答えはすぐに明らかになった。三月五日、七八歳の女性、クアン・スイチューが、呼吸困難でカナダ、トロントの自宅で亡くなったのだ。じつは彼女もジョニー・チェン同様、リュウ医師と同じ時期にメトロポール・ホテルに滞在していた。彼女が死亡した二日後、今度は彼女の息子チェ・シクワイが重度の呼吸困難でスカボロー・グレイス病院に救急車で運ばれ、その六日後に死亡した。

トロントのグローブ・アンド・メール紙によれば、チェが病院に運び込まれた夜、緊急医療チームからの連絡で同病院に駆けつけた救急医療班のスーパーバイザー、ブルース・イングランドも、そこで感染したという。幸い、彼は一命をとりとめたが、一〇年後の今も慢性的な倦怠感と呼吸障害に苦しんでいる。

当時はわからなかったが、チェが病院に搬送されたことにより、感染は六次感染まで拡大し、トロント地域の病院網にSARSの集団発生が起こることとなった。

三月一二日、WHOは全世界に向け「原因不明の重症で急性の呼吸器症候群」を特徴とする非定型肺炎が発生している、と警告を発し、三月一六日までに、症状を羅列したその説明が「重症急性呼吸器症候群」という疾患名になった。すなわちSARSだ。その二日前、ブリティッシュコロンビア州バンクーバーの保健当局もメトロポール・ホテルでの滞在歴があり、この症状を訴えている五五歳の男性をSARSの感染者と特定していた。幸い彼は回復し、カナダの西海岸ではトロントのようなSARSの流行は起こらなかった。

四月には、CDCとカナダの国立微生物研究所が、SARSウイルスを新型のコロナウイルスと特定した。コロナウイルスという名は、電子顕微鏡で見ると、ビリオン（ウイルス粒子）からタンパク質が突起状に突き出しており、その形態がコロナ（王冠）に似ていることにちなんでいる。五月には、このウイルスの主要な自然宿主は、広東地域原産で、地元の市場で食材として売られているハクビシンとイタチアナグマと断定された。人に感染したきっかけはおそらく、西・中央アフリカの地方部でエボラが人に感染したときと同じで、感染した野生動物の肉を人が食べたせいだろう。その後の調査により、ハクビシンやイタチアナグマはこの大流行が始まる数カ月、あるいは何年か前にコウモリから感染した可能性が高いと明らかになった。

当時の最大の懸念は、ワクチンも具体的な治療法もないこの疾患が、HIVのように人間社会に定着、あるいはインフルエンザのように季節的に巡ってくる脅威になるのではというものだった。

流行が発生した地域には恐怖が広がり、看護師のなかにはSARS患者の看護をするぐらいなら、と退職を選ぶものも現れた。まさに、エイズ禍の初期、病院職員の一部がエイズ患者に対してとった態度を彷彿とさせる光景だ。三月二四日、トロント・スター紙の一面には「謎のウイルスが、病院の緊急救命室を封鎖」という見出しが躍った。このウイルスについてわかっていることはほとんどなかったため、公式の発表もあいまいさや矛盾が目立った。また、役所と現場間の連絡も混乱し、連絡自体がないこともあった。

四月二日、WHOはやむをえない場合を除いて、広東や香港に行くのは控えるようにとの勧告を出した。そして四月二三日には、トロントもこの勧告の対象地域に加わった。

最終的に感染拡大を止めたのは最先端の薬ではなかった。というより、SARSを治療する薬はなく、感染拡大を止めたのは、徹底した感染対策だった。患者は隔離、医療従事者は防護具で身を守り、医療従事者と感染者に接触した人々の両方を集中的にフォローして、SARSの初期症状が出たらただちに隔離する、という感染対策を徹底したのだ。おかげで五月の半ばには流行は徐々に収まり、オンタリオ州は緊急事態宣言を解除した。しかし解除を発表して数日で、病院は感染した患者であふれはじめ、封じ込め対策は再開。結局、トロントがSARSを完全に制御するには、さらに五週間を要した。

おそらくSARSの流行における医学上最大の謎は、リュウ医師やチェン氏のように軽く接触しただけでもたくさんの人に感染させる人がいる一方、感染して体調を崩しても、他者にほとんど感染させせない人もいるという点だろう。その理由は、まだ完全にはわかっていない。だが、特定の人たちがコロナウイルスの〝スーパースプレッダー〟になることは明らかだ。

公衆衛生界、特に感染症を専門とする私たちは、致死率が高く、呼吸器経路で簡単に感染する病気、感染した人や動物と同じ空間にいるだけで感染する命に関わる病気を最も心配している。感染力の高い疾患では、感染者ひとりが他者に感染させる可能性を基本再生産数と呼ぶ。感染者に接触する人全員がその疾患の免疫を持っていない、すなわちワクチン未接種またはそのウイルスに未感染の場合は、どの感染者でもこの数字はほぼ同じだ。たとえば、呼吸器感染症で感染力が非常に高い麻疹なら、通常の基本再生産数は一八から二〇。つまり、患者ひとりが、麻疹ウイルスに免疫のない人を平均一八人から二〇人感染させるということだ。ちなみに糞口感染のポリオウイルスの場合、基本再生産数は通常、四から七だ。

この再生産数のルールが当てはまらないのが、スーパースプレッダーたちだ。彼らは、他の感染者よりはるかに多くの人を感染させる。これまでのところ、スーパースプレッダーがなぜそんなに多くの人を感染させるのかはわかっていないが、彼らの存在によって、コロナウイルスの感染状況が悲惨なものになることだけは確かだ。だが、こういったスーパースプレッダーたちは、一見しただけではわからない。必ずしも重症患者というわけではなく、免疫力が落ちた人や高齢者、妊婦など、一般に私たちが感染しやすい集団と考えている人々でもないのだ。

カナダでは、SARSと思われる患者は合計四三八人、そのうち四四人が死亡した。世界では感染者の一一パーセント、推定九一六人が死亡したとされている。世界的拡大の可能性がある感染症として、これは非常に恐ろしい致死率だ。そしてトロントでは、観光業の損失が約三億五〇〇〇万ドル、小売業の損失は三億八〇〇〇万ドルにのぼったとされている。

世界銀行は、ＳＡＲＳによる全世界の経済損失を五四〇億ドルと推定しているが、この数字の大半は直接的な医療費ではなく、一般の人々の〝感染回避行動〟によるものだ。

ＣＤＣの首席副局長、アン・シュケット博士は「ＳＡＲＳを抑制するには、私たちが何百年も前から利用してきた方法しかありませんでした」と語っている。それでも、公衆衛生の視点に基づいた、まったく異なる二つの対策、すなわち中国の感染源となった動物の駆除と、効果的な感染予防策は、ＳＡＲＳの流行を食い止めるうえで補完的に働き、大きな効果を上げた。まず、人へのウイルス感染源がハクビシンとアナグマらしいとわかると、これらの動物を南アジアの市場から一掃、一般の人々にもハクビシンやアナグマを食べたり接触したりしないよう注意喚起がなされた。これはある意味、一八五四年にジョン・スノウ医師が感染症の流行を止めるために、ロンドン、ブロード・ストリートにあった井戸の〝ポンプのハンドルをはずした〟のと同じだ。

動物を介した感染がなくなれば、あとは病院での感染対策と、感染者への接触者をフォローするだけでいい。つまり、感染者と接触した人がＳＡＲＳに似た症状を発症したら、即座に隔離するのだ。しかしこれは予想以上に難しいプロセスで、特にスーパースプレッダーの場合は困難を極めた。それでも人から人への感染はなんとか止まり、公衆衛生上の予防対策はついに成功した。こうして二〇〇三年の夏、ＳＡＲＳは全世界で姿を消した。

しかし、生態学と人間および野生動物の健康を結び付けた革新的保護科学に力を注ぐ世界的組織、エコヘルス・アライアンスの会長で疾病生態学者でもあるピーター・ダサック博士は「ＳＡＲＳはまだ中国に存在しており、次の流行への準備は整っている」と語っている。

最近の二つの研究も、博士のこの言葉を裏付けている。中国と台湾で捕獲したコウモリが、遺伝子的にＳＡＲＳウイルスと同一のウイルスを保有していたのだ。ということは、人間との接触が多い別の動物種にそのウイルスがいつ感染してもおかしくない。もし、コウモリのウイルスに人が感染したら——その場合、ウイルスに感染した別の動物が媒介となる可能性が高い——、中国広東省で二〇〇二年と二〇〇三年に起こったあの流行が再び起こることになる。ＳＡＲＳウイルスはすでに過去のもの、とはまだ言えないのだ。

ＳＡＲＳの歴史や、野生生物が保有するコロナウイルスを理解し、コウモリが自然宿主らしいとわかれば、いくらハクビシンやイタチアナグマを駆除しても、これでもう大自然が私たちにさらなるコロナウイルスを投げつけてくることはない、と断言できる論理的根拠はなくなる。

二〇一二年の夏、サウジアラビア王国の男性が、通常の細菌やウイルスが原因ではない重い肺炎や腎不全といったＳＡＲＳと非常によく似た症状を発症した。二カ月後、サウジアラビアにいたエジプト人の微生物学者、アリ・モハメド・ザキ博士は、その男性の肺組織からウイルスを分離し、ＳＡＲＳと同様のコロナウイルスであると同定した。これはＳＡＲＳと同一のウイルスというわけではなかったが、一〇年前のＳＡＲＳウイルス同様、このウイルス株もこれまで発見されたことのない新型だった。同年九月、カタール在住の四九歳の男性が同様の症状を発症。彼の病気もまた、同じウイルスによるものだと判明した。その年の秋と冬、サウジアラビアとカタールではさらなる症例がいくつも出現した。

この新しい疾患は中東呼吸器症候群、MERSと名付けられた。その後の分析は、MERSの症例第一号が二〇一二年四月にヨルダンで発症したケースであったことを示唆している。このウイルスの自然宿主はおそらく、中東に生息するコウモリ種と思われ、そのコウモリが、中東と北アフリカに多いヒトコブラクダにウイルスを感染させたと考えられている。アフリカとアラビア半島のラクダから採取、保存していた血液サンプルで、MERSまたはそれに似たウイルスの抗体検査を行った最近の調査では、これらのウイルスが、中東や北アフリカのラクダのあいだで少なくとも五年前から循環していたことが明らかになっている。

ウイルスに感染したコウモリが食べたイチジクなどの果物が地面に落ち、それを食べたラクダが感染した可能性はある。また、ラクダがコウモリの糞に接触して感染したケースもあるだろう。そうやって感染したラクダが、そのウイルスを他のラクダや人に感染させていくのだ。

やっかいなのは、MERSの致死率は三〇パーセントから四〇パーセントのあいだと、SARSより高いことで、公衆衛生界のなかにはこれを〝強化されたSARS〟と呼ぶものもいた。だが、このウイルスは人から人には感染しにくいようで、それがわずかな救いでもあった。人が感染するには、感染者と長時間、濃厚に接触する必要があるとされていたのだ。しかし数カ月と経たないうちに、MERSのウイルスもSARSのウイルスと同様、特定の個人をスーパースプレッダーとして〝選んでいる〟こと、そして誰がスーパースプレッダーになるかは、まったくわからないことが明らかになった。

さて、ではこの命に関わる病を引き起こすMERSウイルスはいったいどこからきたのだろうか?

最近になって突然、ラクダに感染し、それが人間に感染したのか？　それとも、昔からラクダには同様のウイルスによる風土病があり、それが変異して、より危険な性質を持つようになったのか？　もしそうなら、ＭＥＲＳに似たウイルスの抗体を持つラクダは多いが、人間にとって危険なのは、ＭＥＲＳウイルスに感染したラクダだけということになる。

ラクダはＭＥＲＳのウイルスを持っていても無症状のことが多く、症状が出てもせいぜい軽い呼吸器疾患を患うぐらいだ。また、ラクダは慢性的に感染したまま、何年にもわたってウイルスをまき散らすこともある。そんなラクダの呼吸や、体液、生乳を通して人は感染するのだが、感染しても軽い体調不良を起こすだけの人もいれば、生命を脅かすＭＥＲＳを発症する人もいる。

そしてＭＥＲＳがＳＡＲＳやその他のコロナウイルスと決定的に違うのが、ＭＥＲＳウイルスは中東地域全体のラクダ集団に定着しているという点だ。もはやコウモリさえ、ウイルスの伝播には必要ないのだ。

イタチアナグマやハクビシンの駆除は、そう難しくはない。たとえ駆除しても、それほど目くじらを立てる人はいないからだ。こういった風変りな珍味を好む人々も、それをあきらめるのにたいして苦痛は感じないだろう。しかし、中東でラクダを駆除するなど、絶対に不可能だ。

中東の文化では、ラクダは非常に貴重な動物で、神聖といってもいい存在だ。何千年ものあいだ、人はこの地で生き抜くためにラクダに大きく依存してきたし、現在もラクダは人々の生活や地域の商業活動と密接な関わりを持っている。ラクダはその乳や肉、毛の供給源として、さらには移動手段やその他の仕事を担う動物として飼育されている。糞も燃料として利用されるのだ。ラクダの乳はラクダ製品のなかでも特に重要で、遊牧民たちの主食にもなっている。

さらに「アフリカの角」と呼ばれる地域の国々では、輸出農産物としてもラクダの重要度が高まっている。たとえば近年、ソマリアでは年間三〇〇〇万ドルを超えるラクダを中東に輸出している。

また、ラクダレースも忘れてはいけない。ラクダレースはアメリカの競馬と同じで、アラビア半島では人気の高いスポーツだ。レースに勝ったラクダは五〇〇万ドル以上の値がつくことも多く、なかには三〇〇〇万ドルという破格の値段で売れることもある。そして人間同様、なんとラクダにも美人コンテストがあるのだ。優勝すればラクダレースで勝ったラクダ同様の値がつくため、ラクダの美を競うコンテストの人気も上昇中だ。

要するに、中国やアメリカでは鳥インフルエンザに感染した鶏すべての殺処分を何度か行ったが、ほとんど、またはまったく症状がないラクダをラクダの所有者たちが処分するなど、中東ではまず考えられない。したがって、中東やアフリカのラクダの殺処分という案は、排除しなければならない。

ではそれが、MERSの将来にどのような影を落とすのか？　MERSは今、その恐ろしい顔を見せはじめただけと私は考えている。現在、アラビア半島には一二〇〇万頭を超えるヒトコブラクダがいるが、その七八パーセントはサウジアラビア、アラブ首長国連合、イエメンにいる。コブが二つあるフタコブラクダが住んでいるのは、主に中国とモンゴルだ。アフリカには二四〇〇万頭のラクダがいるとされ、そのほとんどはソマリア（七〇〇万頭）、スーダン（四九〇万頭）、ケニア（三二〇万頭）といった「アフリカの角」の国々にいる。

もし、MERSへの感染リスクとラクダとの接触に関連性があるのなら、MERSの症例が多いのはヒトコブラクダが最も多い国のはずだ。しかし、これまでのMERS患者の八〇パーセントは、人口二七一〇万人、ラクダの数八〇万頭のサウジアラビアで報告されている。一方、アラビア半島の他の国々は人口が約五一〇〇万人でラクダの数は四〇万頭。「アフリカの角」地域の人口は二億二五八〇万人、ラクダは一六〇〇万頭とされている。サウジアラビアの人口は、「アフリカの角」地域の人口のわずか九・八パーセント、ラクダの数も四・三パーセントと断然少ないが、MERSの症例はその八〇パーセント以上がサウジアラビアに集中している。なぜなのか？　その理由はわからない。

ただ、「アフリカの角」地域のラクダのあいだで、以前からMERSまたはMERSに似たウイルスが循環していたのはわかっている。だが、その地域のラクダ飼いの集団にMERSの症例があったというエビデンスは見つかっていない。また最近発表された研究によると、ケニアで調査した一一二二人のうちMERSの抗体を持っていたのはわずか二人だけだった。これは、ラクダの大規模な個体群がいるアフリカ諸国に、MERSの感染がほとんどないことを示している。

では、これらの国々でもじつはMERSは深刻な公衆衛生問題だが、医療体制が乏しく、疾病監視も適切に行われていないせいで、症例が見逃されているということはあるだろうか？　おそらくそれはないだろう。もし「アフリカの角」諸国でサウジアラビアのようなMERSの流行が起きれば、スーパースプレッダーによる院内感染が必ず発生するため、いくら疾病監視が不十分でも、流行が見逃されることはありえない。

今日、人間に深刻な病気を引き起こしているMERSウイルスは、五、六年前にサウジアラビアかヨルダンで初めて出現したと私は考えている。おそらくそれは、MERSウイルスに似ているが人間に病気を引き起こさないタイプのアフリカのウイルスの突然変異株だったのだろう。ラクダの取引の大半は一方通行で、「アフリカの角」のラクダがアラビア半島へ売られるため、人間に病をもたらすMERSウイルスはまだ、アフリカには入ってきていないのだ。

けれど、他の感染症で何度も起こってきたように、MERSウイルスもそのうち必ずアフリカに入ってくる。あとはもう時間の問題だ。通常の貿易の方向とは逆だが、このウイルスが紅海を渡る日がこないと考えるのは、疫学的に不合理であり、非論理的だ。

人に感染するMERSウイルスの次なるフロンティアは、二億二五八〇万人の人口を擁する「アフリカの角」だろう。もとよりこれらの国々は、基本的医療資源の多くが不足しているため、MERSは壊滅的な打撃となるはずだ。まさに、西アフリカが被ったエボラ被害の東アフリカ版になりかねない。

アラブ首長国連邦の王室の招聘でアブダビの実地調査をした私は、MERSの調査を、その発生源の中東と、のちにこのウイルスが上陸した韓国の両方で行うことができた。その後も私は中東状況の監視を続け、中東でワクチン――人とラクダ両方のワクチン――に関わる人に会えば必ずワクチンの話をし、MERSと戦う唯一の方法は、動物と人間の両方に働きかけるワンヘルス・アプローチしかないと訴えた。たとえ人の病気の予防や症状の軽減が可能なワクチンや抗ウイルス薬ができても、MERSの抑制に最も直接的かつ効果的に作用するのは、ラクダなどMERSウイルスを保有する哺乳動物用のワクチンだからだ。これこそが、〝ポンプのハンドルを外して〟感染拡大を止めた例の戦略に他ならない。

MERSは今も中東の地でくすぶり続けている。一九五〇年から二〇〇九年のあいだ、サウジアラビアで保健相を務めた人物はわずか二人だった。しかしMERSが出現して以来、保健相は五人も次々と変わっている。それこそが、彼らにウイルスを制御する能力がないことの証だと私たちは考えている。

二〇一五年三月、新興疾病の脅威について検討する会議が、ワシントンDCの米国医学研究所（この機関はこの年の七月一日に「全米医学アカデミー」と改名された）で開かれた。その席で私は、近いうちにスーパースプレッダーが飛行機で大都市に向かい、MERSは中東以外でも出現する、それがいつどこで起きるかはわからないが、その事態はほぼ避けられない、と発言した。

その会議から二カ月と経たないうちに、中東四カ国を旅した六八歳の韓国人男性が、韓国に帰国。彼は、具合が悪くなってからMERSだと診断されるまでの九日間に四カ所の医療施設を受診しているが、もし、早い段階で診断が下っていれば、彼はすぐに隔離され、流行は食い止められたかもしれない。少なくとも、感染の拡大はもっと抑制できただろう。

しかし、六月の初めまでに、彼は自分の家族の他、受診した平沢聖母病院とサムスンソウル病院の患者、医療従事者など二〇人以上にウイルスを感染させてしまった。

韓国で感染がこれほど急速に拡大したのは、感染予防対策、特に感染力の高いスーパースプレッダーに対する対策が不十分だったからだ。だがそれは、残念ながら全世界の近代的な医療施設すべてに共通する問題だ。

このウイルスによる経済的、社会的、政治的影響は非常に大きく、サムスンソウル病院は六月一四日から七月二〇日までの五週間にわたって新規患者の受付を停止した。学校は、三〇〇〇校近くが休校。スポーツイベントへの参加者は激減し、コンサートは延期、店やスーパーマーケットでの買い物など、ごく基本的な活動まで減少した。また、韓国への旅をキャンセルした人も一〇万人を上回った。韓国銀行は金利を過去最低にまで引き下げ、深刻な不景気に突入する可能性を表明した。朴槿恵《パク・クネ》大統領のリーダーシップについても国中で議論されるようになり、彼女は問題に真剣に対応していないと批判されることとなった。

保健当局は、感染が疑われるすべての患者に病院での隔離か、自宅での自主隔離を指示。感染予防対策を見直し、対策のいっそうの強化を図った。スーパーマーケットの棚は消毒薬で丹念に拭われ、地下鉄の駅や列車は定期的に消毒剤が散布された。また、空気感染を避けるためにマスクの着用も奨励された。全体で一万六〇〇〇人以上が隔離され、なかには村が丸ごと隔離されたケースもあった。また、感染した人それぞれの病状は公式に監視された。

七月の末までに、韓国でMERSの感染が確認された人は一八六人、うち三六人が死亡した。

九月、私とメイヨー・クリニックの同僚、プリティッシュ・トッシュ博士は、サムスンソウル病院の宋在君《ソン・ジェフン》院長に、ソウルへ招かれた。サムスンソウル病院を視察し、さらなる危機を避けるために何をすべきかアドバイスしてほしいというのだ。在君とのつきあいは長く、彼は私が尊敬する友人であり、私の仕事仲間のなかでも最も腕の立つ感染症専門医のひとりだ。だがこのときの彼は、瞬く間に医学的危機、政治的危機へと発展した厳しい状況のただなかに置かれていた。彼は国会の公聴会に召喚され、サムスン病院の救急外来が感染者をMERSと診断しなかったせいでスーパースプレッダーが見逃された、そのうえ病院は疫学的調査まで妨害していると非難されていたのだ。

サムスンソウル病院は、世界屈指の地域医療センターと肩を並べる、全国に名の知れた大病院だ。医師、看護師、事務スタッフも、医療業界で最も有能で熟練したプロフェッショナルたちで、MERSの流行時には、彼らの多くが自らの仕事に果敢に取り組み、重症の同僚やその他の患者のそばを片時も離れず、何日もMERS病棟につめて働いていた。また、巷の噂とは異なり、患者第一号は三つの医療機関を受診したのち、最後に訪れたサムスンソウル病院でようやくMERSと診断されたのだ。サムスンソウル病院では、具体的な感染対策が導入されるまでに、二八五人の患者と一九三人の医療従事者がこの患者と接触しているが、その時点での感染は起こっていない。問題の最初のきっかけは、この患者がサムスン病院で受診する前に接触した三八人のうちのひとり、渡航歴のない三五歳の男性がサムスン病院の救急外来にやってきたことだった。この人物の来院により、大規模な感染拡大の引き金が引かれたのだった。

MERSの感染者らしいとわかった時点で、彼はすぐに隔離されたが、それまでの二日間に感染が繰り返し発生していたのだ。その後、彼が緊急救命室（ER）で接触した人全員に、検査、問診、そして接触者の追跡が行われた。

今、これと同じことがアメリカで起こったとして、当時の韓国より備えができているか、といえばまったくそんなことはない。もし同じようなMERSのスーパースプレッダーがアメリカの病院に現れたら、結果は韓国と同じだっただろう。そして公衆衛生当局が発信する情報も、二〇一四年のエボラ流行時と同じぐらい混乱したものになったはずだ。もし、メイヨー・クリニックやジョンズ・ホプキンズ病院、マサチューセッツ総合病院、クリーブランド・クリニックといった大病院が、MERSのスーパースプレッダー騒動で五週間も閉鎖されたとしたら、メディアや一般市民はどんな反応を見せるだろうか？　国家的危機となることは間違いない。

二〇一四年のCDCの調査によれば、サウジアラビアとアラブ首長国連邦から飛行機で直接アメリカへ入国する人は、二カ月間で一二万五〇〇〇人を上回るという。だとすれば、そのなかに、中東から韓国に帰国したあの六八歳の男性のような感染者がいたとしてもまったく不思議ではない。

サムスンソウル病院で発生したMERSの集団感染の調査と対策を手掛けた同病院のチームは二〇一六年、その取り組みと、そこから得た教訓を記録した詳細な報告書を英医学誌「ランセット」に発表した。その報告の最後の段落には、戦い抜いた果てに到達した結論と経験者の生の声が記されている。それはまさに全世界の医療従事者が真剣に耳を傾けるべきものだ。

中東でMERSコロナウイルスの感染が続くかぎり、ひとりの旅行者から始まった今回のような流行は、世界中のどこでも起こりうると覚悟しなければならない。将来の大規模な流行を防ぐには、緊急事態への備えと警戒態勢が何よりも重要だ。MERSコロナウイルスやその他の新興感染症との戦いで最も重要なもの、それは病院や研究室、政府機関の日ごろからの備えであり、この報告書はそれを世界に伝える警鐘である。

韓国で起こったようなMERSの流行が、今後もかならずどこかで繰り返されるのは間違いない。そして次の流行がどこで起ころうとも、病院と公衆衛生当局は韓国と同じ難題に直面することとなる。つまりMERSに関しては、私たちは二つの大きな課題に直面しているのだ。ひとつ目は次の大流行も、韓国のときのようにひとつの都市や地域にとどまるとは言いきれないという問題。もし、ウイルスがアフリカ大陸にたどり着けば、MERSを撲滅するどころか、抑制することさえ難しくなるだろう。今ならまだ、決定的な策を講じることができるが、チャンスは永遠に続くわけではない。

もうひとつはワクチンの問題だ。本書が書き上がる直前、WHOは「中東呼吸器症候群（MERS CoV）に関する研究と製品開発のロードマップ」という文書を発表した。そこにはMERS対策として開発が必要な製品も規定されている。人間とラクダのワクチン開発はどちらも最優先事項とされており、ロードマップでも、効果的な治療やより良い診断検査の開発が優先事項に挙げられている。

MERSワクチンの研究開発は、ワクチン研究財団やノルウェー公衆衛生機構、CEPI（感染症流行対策イノベーション連合）も優先事項に挙げている。では、MERSワクチンはいつの日か、本当にできるのだろうか？　それはわからない。ワクチンを研究、開発するための予算がないし、マンハッタン計画のように、当局がその取り組みを指揮するわけでもないからだ。このままでは、WHOのロードマップはオフィスの棚でほこりをかぶることになる、と私は危惧している。なぜなら私も、それと同じことを実際に経験しているからだ。じつは私たちも以前CIDRAPで、画期的なインフルエンザ・ワクチンの必要性を論じた包括的な報告書を作成したことがある。だがこの報告書も、もう何年も棚ざらしとなっている。これについては、本書の最後の章でふれているので、ぜひ読んでもらいたい。

SARSの流行は世界にひとつの置き土産を残し、私たちはいまだにその影響に悩まされている。じつは二〇〇三年にSARSの大流行がはじまったとき、ワクチンメーカーの多くがWHOの要請に応えてSARSワクチンの研究・開発に乗り出し、莫大な投資を行った。製薬業界全体がどのぐらい投資をしたのか、正確な数字は誰にもわからないが、おそらく何億ドルもの投資がされたと思う。業界は、この公衆衛生の危機に対応することで世界を支援し、自分たちの役割を果たしたい、同時に、投資のチャンスも活かしたいと考えたのだ。

しかし二〇〇三年の夏の終わりに流行が収束すると、政府機関も慈善団体も、SARSワクチンの研究を支援することに興味を失い、そんなワクチンを購入する気もなくなってしまったのだ。結局、製薬会社はSARSワクチンの初期の研究開発に多額の資金を使っただけで終わってしまった。当時のこの苦い〝記憶〟が置き土産として残り、製薬会社はいまだにワクチン関連の投資に積極的になれずにいる。

本書を書いている今現在、西アフリカでのエボラの流行は収束しているため、この病気への政府の関心は薄れ、ワクチン製造企業も特になんの取り組みも行っていない。彼らがSARSのときの二の舞になることを警戒しているのだとしたら、次に世界的な感染症の危機が訪れても、大手ワクチンメーカーが大きな投資をすることはないだろう。

それこそが、私たちにとっての最大の課題だ。もし、私たちがこの問題に正面から向き合わず、専門家の報告書にある勧告や戦略にも耳を傾けないなら、いずれ深く後悔する日が必ず来るだろう。

第一四章　蚊――公衆衛生の敵、ナンバー・ワン

自分なんて、なんの力もないちっぽけな存在、と思うなら
蚊と一緒に寝てみなさい

――ダライ・ラマ

　私は職業上、本書で取り上げたすべての病気と何らかの形で関わってきた。また、感染症専門の疫学者なので、このような感染症や感染経路についてはいくらでも語ることができる。しかし、蚊と蚊が媒介する病気については、特に個人的な思い出がある。

　一九九七年、わが家はツインシティーズ（ミネアポリスとセントポール）西部の郊外、美しいミネトンカの湖畔に家を新築した。敷地にはうっそうと木が繁り、立派なアカガシワが二九本もある自然豊かな場所だ。一六歳の息子ライアンは、夏休みの最初の一カ月をミネアポリス北部に住む祖父母の家で過ごしてから、家に帰ってきた。当時、私は家の周囲に木を植えていたので、彼が私を手伝って敷地の境界部分に植樹用の穴を掘っていたときは、私はその傍らで、敷いたばかりの芝に水をやっていた。

　それから一週間ほどたったある日、ライアンはひどい頭痛に襲われた。それが、土曜の夜だったことはよく覚えている。テレビで一緒にミネソタ・ツインズの試合を観ていたとき、だるいから地下の寝室で寝るとライアンが言いだしたからだ。

　翌朝、寝室の息子に、起きて教会に行く準備するよう声をかけると、まだだるいので、今日は寝てい

るとモゴモゴした答えが返ってきた。その後、教会から帰ってきた私は、ただいま、と彼の寝室に声をかけたが返事がない。不審に思って息子の部屋に下りていくと、彼は倒れたままうめき声をあげていた。だが、何を言っているのかもわからない。噴出性の嘔吐をしたあとが部屋中に残っていたが、洗面所に行こうとする力さえないのが見てとれた。

じつはその前年、ミネアポリス南部、マンカトの高校生のあいだで細菌性髄膜炎の集団感染が起こっていた。そのとき対策チームを率いた経験から、最初に私の頭によぎったのもこの病気だった。その集団感染では、ライアンと同様の症状が出ていた一六歳の少年が命を落としていた。

その日、家には他にだれもいなかったため、私はライアンを肩に担いで車の助手席まで運ぶと、ミネアポリス小児病院に連絡を入れてから、大急ぎで病院に向かった。さらに車を運転しながら、マンカトの対策チームで共同リーダーを務めたクリス・ムーアにも連絡したので、彼女も夫と一緒に緊急救命室に駆けつけてくれた。

腰椎穿刺では目に見える細菌が確認できなかったため、細菌性髄膜炎ではなかったとほっとしたものの、今度は、では何が原因なのかと別の心配が頭をもたげてきた。ライアンはそのまま入院したが、翌日も状態は変わらなかった。月曜の夕方になって病状は少し改善し、依然として原因は不明だったものの、夜になるころにはなんとか山は越えたように見えた。

だが火曜の夜、ライアンは意識不明となり、ICUに移された。このとき初めて、私は息子を失うかもしれないという現実に直面した。

ライアンの担当医と一緒に思いつくかぎりの原因を検討した私は、職業的経験から、ミネソタ州に生息する蚊が媒介するウイルスの抗体検査をしてみたらどうかと提案した。とはいえ、まさか自分の息子がラクロス脳炎にかかっているとは思ってもみなかった。ウイルスの潜伏期間は通常一週間以上あるはずだし、その時期に彼がいた祖父母の家の周囲にはそんなウイルスなどいるはずがないからだ（と、その時は思っていた）。

そのため、検査結果が陽性だったときは本当に驚いたが、この件をきっかけに、私たちはラクロス脳炎の潜伏期間を見直すこととなり、ウイルスにはまだ自分たちが知らないことがたくさんある、と改めて思い知った。じつは私はこの診断に少し安堵していた。一九六〇年にこの脳炎にかかった年若い患者は不幸な結果となったし、現在もまだ具体的な治療法はないが、それでも私たちが想定していた他の疾患と比べれば、この病気の予後はずっといいからだ。

病院の積極的な対症療法のおかげで、ライアンは少しずつ快方に向かい、これといった問題もなく順調に回復した。脳の後遺症の心配は残っていたが、そちらはただ様子を見守ることしかできなかった。

私の自宅周辺を調査したメトロポリタン蚊駆除局のスタッフは、木の枝の股に自然にできたか、腐ってできたらしい穴を発見した。どうやら私は芝に水をやったとき、庭の縁にあったその木の穴にも水をまいてしまったらしい。また、周辺ではヤブ蚊の一種、エーデス・トリセリアータスも発見された。検査の結果、その蚊からはラクロスウイルスが検出されたため、あたり一帯の木の穴はすべて埋められた。

その後メディアが話を聞きつけ、やがてこの一件は、蚊の感染症が専門の疫学者でさえ、木に水をまいて蚊を驚かせたらどんな危険を招くか気づかなかった、という教訓話になってしまった。

さいわい、ライアンにラクロス脳炎の後遺症は残らなかった。その何年もあと、ミネソタ大学の医学部に進んだライアンの妹エリンは、神経学の授業でラクロス脳炎についての説明を聞いたが、そこで紹介された匿名の症例は、なんとライアンのものだったという。

アメリカ人にとって蚊は迷惑な存在だが、恐ろしい敵とはあまり認識していない。虫除けスプレーで防御するときもあるが、たいていは刺されたときにピシャリと叩くだけでおしまいだ。もちろん、すべての蚊が危険なわけではない。蚊には約三〇〇〇の種があるが、媒介となって人にウィルスを感染させる蚊は比較的まれだ。それでも、病気を媒介する蚊が動物界一の公衆の敵であることに変わりはない。結局、私の息子の命を危険にさらしたのも、小さくてブンブンうるさい蚊だったのだ。

蚊は節足動物だ。外骨格の体は分節し、関節のある付属肢を持っている。種が違えば、行動も異なるが、これは生物媒介の病気とその感染方法を理解するうえで重要だ。一日で何キロメートルも風に乗って移動する種もあれば、一本の田舎道さえ越えない種もある。森林にしかいない種、湿地にしかいない種もあれば、ネズミやゴキブリのように人間界に適応して生きる種もある。人間界に住む種は、裏庭やクローゼットを住処にし、よどんだ排水溝や、雨水がたまった木の穴で産卵するものも、わずかに水がたまったプラスチックボトルの中で繁殖するものもいる。したがって蚊の駆除は、どの種の蚊がウィルスや寄生虫を運ぶのかを知ったうえで行うことが肝心となる。

人間界では犯罪者の大半が男性だが、蚊の世界は反対で、人を刺すのはメスだけだ。彼女たちは吻と呼ばれる口部から伸びた細いチューブ状の針で人を刺す。種によっては、吸った血液の栄養で卵を作るものも、吸った血液の刺激で卵を作るものもある。蚊は人を刺すとき、小さな傷口に唾液を流し込む。

この唾液には、吻がなめらかに吸血できるよう、血液が凝固しにくくなる成分が含まれている。蚊に刺されると、皮膚には赤くて痒い小さな痕ができるが、それは進入してきたタンパク質をヒスタミンが撃退したしるしだ。そしてウィルスや寄生虫を含んだ蚊の唾液が、私たちを感染させる。もちろん蚊の餌食となるのは人間だけではない。小型の齧歯動物や爬虫類も、さまざまな種類の蚊に血を吸われている。

蚊が感染性の病原体を媒介するには、まずその蚊自体が病原体に感染する必要がある。幸い、ヒト病原体に感染する蚊は、蚊の種の中でもごく一部で、主に病原体に感染した人や動物の血を吸うことで感染する。たとえば初夏になると、ウエストナイル熱や東部ウマ脳炎、西部ウマ脳炎のウィルスを保有する蚊が、まだ飛ぶことのできないヒナ鳥を刺す。するとヒナ鳥たちはそのウィルスに感染して体内にウィルスを持つことになる。さらに別の蚊がこのヒナ鳥を刺し、その蚊がまた他の鳥や人を刺していくうち、感染のピラミッドが出来上がっていく。

一方マラリアは主に人の病気で、蚊はマラリア感染者を刺すことで感染し、その蚊がまた別の人間を刺して感染させていく。最近の東南アジアでは、主にサルに感染するが、人にも感染するマラリア原虫が増えてきている。また、外部潜伏期間、すなわち吸った血液中の病原体にその蚊自身が感染するまでの期間は、気温によって変わるため、気温もまた重要な要素となる。一般に、生物媒介の病気のほとんどは、気温が高ければ高いほど外部潜伏期間は短くなる。感染について検討するとき、気温の変化が重要となるのはそのためだ。

じつは、ライアンを感染させた蚊、エーデス・トリセリアータスと私のあいだには、この一件よりもはるか以前から深い因縁があった。

高校二年生のころ、私は仲良くなった地元の猟区管理人の紹介で、アイオワ州の公衆衛生研究所であるアイオワ州立大学衛生研究所で夏休みのアルバイトをさせてもらうことになった。このころ、私の実家があるウォーコン周辺ではラクロス脳炎の症例が年々増加していた。ラクロス脳炎ウイルスは脳に炎症を起こす厄介なウイルスで、感染すると倦怠感、発熱、頭痛、吐き気、嘔吐を引き起こし、さらには痙攣、昏睡に進んでマヒ状態に陥ることもある。最も重症化しやすいのは一六歳未満の子どもで、通常は一過性で終わるが、症状が永続的に続くこともあり、死に至る場合もある。

ラクロス脳炎は、もとはカリフォルニア脳炎として知られていた。今の名前に変わったのは、原因不明の病気を患ったミネソタ州の少女が、ウォーコンから一〇〇キロほど離れたウィスコンシン州のラクロス・ガンダーソン・クリニックで治療を受けたことからだ。気の毒なことにその女の子は亡くなったが、彼女の脳と脊髄組織は保存され、五年後にそのサンプルからアルボウイルスが分離された。

このラクロス脳炎のウイルスを保菌し、感染させる蚊が、エーデス・トリセリアータスだ。ツリーホール（木の穴）蚊とも呼ばれるこの蚊は、広葉樹や水がたまった容器、放置タイヤ、その他日陰にある、雨水がたまった廃品に卵を産む。

オークなどの広葉樹は、木の股部分に雨水や水まきの水がたまるくぼみができることがあり、このくぼみがエーデス・トリセリアータスの格好の繁殖場所となる。暗く、静かで、風からも守られ、落ち葉が落ちてくることも多いその場所で、落ち葉が微生物の餌となり、その微生物がボウフラの餌となるのだ。

たいていの場合、エーデス・トリセリアータスは孵化した場所から数百メートルほどしか移動しない。

ラクロス脳炎ウイルスの主な保有宿主は齧歯動物で、この病気に蚊が感染すると、経卵感染が可能になる。つまり、感染したエーデス・トリセリアータスが産んだ卵はすでに感染しているため、そこから生まれた蚊は自ら感染した血を吸わなくても、ラクロスウイルスを伝染させることができるのだ。

私がラクロス脳炎の研究を手伝うアルバイト始めた当時、アイオワ州北東部、ミネソタ州南東部、ウィスコンシン州南西部には毎年、ラクロス脳炎の症例が二〇件から四〇件発生していた。患者のほとんどは子どもで、一般に、最初の症状は頭痛と項部硬直だ。

私は、衛生研究所が用意してくれた器具を自宅の地下室に並べて、簡易の実験室を作った。研究所は採集した虫の観察用に簡単な顕微鏡も貸し出してくれ、この地域に生息する三〇種ほどの蚊の見分け方を教えてくれた。さらに、蚊のサンプルを入れるガラス瓶と、蚊を保存する特別なドライアイスフリーザー、そして毎晩、蚊を捕まえるのに使う捕虫器もたくさん渡された。この捕虫器は、電灯とファンが設置された透明なプラスチック製の円筒と、そこからぶら下がったネットのような大きな袋でできていて、私は毎日、夕暮れ前に一五から三〇キロメートルのルートに一〇個から一五個の捕虫器を仕掛けていった。捕獲器の電灯とファンは、オートバイのバッテリーで一晩中稼働するようになっており、捕虫器の上には、ドライアイスを入れた布袋もぶら下げた。これは溶けたドライアイスから出る二酸化炭素で蚊を電灯におびき寄せるためで、電灯に近づいた蚊は、ファンによってネットの袋に吸い込まれていく。夜が明ける前に捕虫器を設置したルートを逆に走って蚊を集めると、その蚊を一時間、ドライアイスフリーザーに入れておけば、蚊はすべて死ぬので、あとは小瓶に分類するだけだ。

私の仕事は、ラクロス脳炎が発生していた森林地帯に生息するエーデス・トリセリアータスの捕獲だった。この蚊は、木の穴や木の股、放置タイヤの中やアイオワの農場によくある生分解しない容器などで孵化するため、たいていはその周辺で捕獲できた。そうやって集めたサンプルを、毎週、州の衛生研究所に送るのだ。それと引き換えに、衛生研究所からはドライアイスが送られてきた。フリーザーに使う分と、蚊をおびき寄せる二酸化炭素の発生用だ。

さらに、捕虫器を仕掛けたのと同じエリアに置いたケージでウサギを飼育するのも私の仕事だった。一週間に一回、ウサギの感染を調べるために採血をし、その血液を遠心分離器にかける。そうやって分離した血清成分から抗体を検出するのだ。実験道具を使ってこなすこの仕事は、私を本物の科学者気分にさせてくれた。

私はこの仕事を大変気に入り、高校三年になっても続けていた。そんなある土曜の夜、私が帰宅すると母がキッチンで泣いていた。どうしたのかと尋ねると、いつものようにひどく酔っぱらって帰ってきた父が地下室に下りていき、実験道具の一部を叩き壊して出ていったというのだ。父は正体不明になるまで酔っぱらい、そのまま新聞社の自分の暗室で眠ってしまうことがよくあった。

地下室は惨憺たる状態で、割れたガラス瓶が部屋中に散乱していた。幸い、蚊のサンプルが入ったドライアイスフリーザーは、弟や妹がフリーザーに頭を突っ込んで事故にならないようロックしてあったので無事だったが、顕微鏡のレンズは粉々に割れてしまっていた。怒りと驚き、そして衛生研究所のアルバイトをクビになるのではないかという恐怖に押しつぶされそうだった私は翌日、帰宅した父に詰め寄り、この研究室と蚊の調査が自分にとってどんなに大切かはわかっているはずだ、どうしてこんなにひどいことをしたのかと問いただした。

「だいたい、あんなガラクタがどうしてあそこにあるんだ?」と父は言い返した。今でもなぜ父が、私の実験器具を壊したのかはわからない。私に対する根深い不満のせいかもしれず、自分の人生への絶望だったのかもしれないが、父はそれをはっきり説明することができなかった。二度と家に戻ってくるな、と私が父を家からたたき出したのは、この騒動の一年とちょっとあとのことだ

月曜の朝、私は衛生研究所の所長で、全国でその名を知られた著名な微生物学者のウィリアム・ハウスラー博士に電話をした。その時の私は、仕事をクビになり、そのうえ壊された機器も弁償を求められるのではと不安に震えていた。

それでも勇気を振り絞って電話をかけたのは、何が起こったかを包み隠さず所長に告げるしかない、と覚悟を決めたからだった。当時、特に私の住んでいた地域は、家庭の問題を他人に話すことはタブーとされていたから、真実を打ち明けるのはたいへん勇気がいることだった。

泣きながら事情を話した私に、ハウスラー博士が最初にかけてくれた「きみは大丈夫かい?」という言葉は今もはっきり覚えている。大丈夫だと答えると「きみのご家族は?」とさらに尋ねられた。ええ、こういう状況ですが、大丈夫ですと私は答えた。

「実験器具は、いくらでも交換がきく」と彼は言った。「何か起こったときは、その対策を考えればいいんだ。お父さんは、またやると思うかね?」

「わかりません、そうならないといいとは思っていますが」

このときの安堵と、私がハウスラー博士に抱いた尊敬の念、そして親愛の情はなんと言葉にしていいかわからない。私はアルバイトを辞めずにすみ、博士は壊れた器具を新しいものと交換してくれた。そ

の後、私が疫学者になってからも、博士とはしょっちゅう連絡を取り合い、それは彼が二〇一一年に亡くなるまで続いた。幸運なことに、私はこれまで何度も、自分の講演をハスラー博士に聞いてもらう機会に恵まれた。博士が司会を務める講演会で話させてもらったこともある。そのようなときは必ず、私の職業人生最初の危機となったこの一件と、私を救ってくれた博士のエピソードを披露した。それは、私がこの仕事に就くための扉を開いてくれた博士に対するささやかな感謝の気持ちの表現だ。彼は生涯を通じて、職場での価値観とはどうあるべきで、それにどのように優先順位をつけるか、そしてその価値に基づいていかに行動するかを教えてくれた。博士はすでにこの世にいないが、私が永遠に彼の弟子であることは変わらない。ちなみに、父はあの後、私の実験器具には二度と手を触れなかった。

私がミネソタ州保健局の急性疾患疫学班を率いはじめたころも、蚊は依然として私の最大の関心事だった。ミネソタ州で多く発生していたラクロス脳炎の症例追跡に深く関わっていた私は、新たな症例の原因となるエーデス・トリセリアータスの繁殖場所を特定して駆除することを考えていた。

一九八〇年代初頭、西部ウマ脳炎のウイルスが鳥やイエ蚊の一種、キュレックス・タルサーリスに広がっているのを知った私たちは、CDCと連携して夏の大流行を防ぐ対策に着手した。キュレックス・タルサーリスは、湿地や大草原の小さな池など、小規模な水域で繁殖する蚊で、活動範囲は広く、風に乗って一晩で三〇キロメートル以上移動することもある。

一九八三年、蚊のサンプルを検査した私たちは、西部ウマ脳炎ウイルスを保有する蚊が増加していること、さらにミネソタ州中心部西側でこの病気を発症した馬も増加していることを確認した。その夏は非常に高温で雨が多く、蚊の数も史上最大を記録し、まさに人に、西部ウマ脳炎が大流行するすべての要因が揃った状態だった。そして私は、この病気が馬や人のあいだで大流行するのを予防する大規模な殺虫剤散布計画の責任者となった。

まずは、殺虫剤散布の対象地域である一八の地域のうちの一三の地域で散布を開始することにし、オハイオ州デイトンにあるライト・パターソン空軍基地所属の腕利き散布チームをはじめとする一二機の飛行機を使って、散布を開始した。だが突然、ミネソタ州検事総長事務局から連絡が入った。オッターテイル郡の判事が、殺虫剤散布に対して暫定的差し止め命令を出したというのだ。差し止めを要請したのは蜂の巣箱への影響を心配したミネソタ州養蜂家協会および二人の養蜂家だった。私は、散布時には巣箱に覆いをかけるし、被害が出たら責任を取ると提案、養蜂家たちは、殺虫剤の散布は蜂が活動しない日没から日の出までに行ってほしいと申し入れてきた。

その日の深夜、ミネソタ州最高裁判所の判事は州保健局の会議室に関係者一同を招集した。そのときの私はすでに四〇時間、一睡もしていなかったが、その場でミネソタ州を代表する証人は私しかいなかった。裁判所は私と相手側代理人の証言を聞いたあと、差し止め命令を解除し、私たちは午前一〇時から午後五時までは薬剤散布をしないこと、散布は対象地域にできるかぎり限定することで合意した。これは、公衆衛生上の利益と一般市民や企業が当然抱くであろう懸念が衝突する典型的な例だが、このときはすべての関係者に配慮した解決ができたと思う。

結局この散布計画は、西部ウマ脳炎の予防を目的に実施されたアメリカ最大規模の空中散布のひとつとなった。四〇の郡、すなわち州の人口のほぼ半分を対象にした、経費一七〇万ドルの大作戦で、契約した飛行機のホースが破損したことで四〇〇ガロンの薬品が農家の納屋周辺に放出され、損害賠償を求めて起こされた件などの訴訟が約一〇〇件、保健局はこれに総額約五万九〇〇〇ドルを支払った。

結局、西部ウマ脳炎の流行は起こらなかったが、それについて記者に質問された私は、次にもし同じ状況になったら、やはり同じことをしますよ、と答えた。薬剤散布をしなくても、流行は起こらなかったかもしれないが、それは誰にもわからない。そこが、積極的公衆衛生対策の難しいところだ。対策をしたことで、何かの発生を防いだとしても、必ずあとから、あんなことはしなくてもよかったのではという批判が出てくるのだ。一方で、危険を知らせる情報があったのに対策を取らず、その結果、流行が起きてしまえば、メディアや議員はもちろん同僚たちからまで批判の集中砲火を浴びることになる。公衆衛生当局者である私はつねに、自分が取らなかった行動の責任をとるよりは、自分が取った行動の責任を取りたい、というスタンスでやってきた。

養蜂家たちは巣箱をいくつか失ったが、それでも最終的には私たちの活動を支持してくれ、CDCは「西部ウマ脳炎の脅威を封じ込めたこの計画はすばらしかった」という声明を出してくれた。

その二年後、私はCDCから、デング熱と黄熱を媒介するヒトスジシマカについての作業部会に参加するよう要請された。座長を務めるのはカリフォルニア大学バークレー校のウィリアム（ビル）・リーヴズだ。彼は生物媒介病分野の重鎮のひとりで、件の殺虫剤散布計画でも相談に乗ってもらった人物だ。私があの計画に自信を持っていたのには、彼の助言があったことも大きい。

この作業部会の招集は、対応策ではなく積極策を目的とした、極めて珍しいものだった。当時、アメリカではまだヒトスジシマカによる生物媒介病の流行は起きていなかったが、この蚊が国内で初めて確認されたため、CDCは事前に対処したいと考えたのだ。調査の結果、極東から大量の再生タイヤが輸入されていたことがわかった。そのタイヤの多くは、現地で再生される前後に屋外に放置され、その後、船に積み込まれたという。放置されたタイヤは完璧な雨水受けとなり、蚊が産卵する絶好の場所となったのだろう。多くの病気はこのようにして広がっていく。屋内、屋外関係なく、人間社会にうまくなじんでいるため〝ゴキブリのような蚊〟とも呼ばれるネッタイシマカも、最初は奴隷船でアフリカからアメリカ大陸にやってきたのだ。公衆衛生を追求していくとかならず、思いもよらない原因が見つかることになる。

エーデス・トリセリアータスは、アメリカの公衆衛生にとっては依然として重要な問題だ。だが、ネッタイシマカは今、世界の公衆衛生に危機をもたらしている。

一九一五年、ロックフェラー財団が黄熱の研究と撲滅を優先事項に位置付けると、黄熱の主要な媒介生物であるネッタイシマカの駆除は、公衆衛生対策の一大焦点となった。そして一九四〇年代末、ロックフェラー財団のフレッド・ソーパーと汎米衛生機構（のちに汎米保健機構と改名）は、アメリカ大陸全土でのネッタイシマカ絶滅を目指して、組織的かつ包括的な対策に打って出た。これは、さまざまな駆除方法を組み合わせた全国的な取り組みへと発展し、発生源の除去の他、DDT（ジクロロジフェニルトリクロロエタン）などの殺虫剤を使ったボウフラと成虫の駆除も大々的に実施された。

この駆除作戦が大成功した結果、私たちはネッタイシマカ問題をすでに解決した問題と捉え、蚊がいなくなったことを当たり前のこととして受け止めるようになった。そしてそれがいつしか無関心、油断へとつながっていったのだ。さらに、プラスチックなど生分解しない製品が増え、それがゴミとなって屋外に放置される状況も仇となった。

一九六〇年代、一九七〇年代を通じて、発展途上国の大都市にはスラムが無数に生まれ、それに伴い無造作に廃棄されるプラスチックや固形廃棄物——ヒトスジシマカの理想的な発生源——も大幅に増加したのだ。

そしていまやアメリカは、蚊を撲滅した過去の栄光を失ったばかりか、その過去へと逆行しつづけている。今日、ネッタイシマカが媒介する感染症など、蚊媒介の感染症のなかには、人への感染率が人類史上最も高くなっているものもあり、これは現在の四大熱病、黄熱、デング熱、チクングンヤ熱、ジカ熱にも当てはまる。

現実を言えば、今現在、世界で蚊、特にヤブ蚊を適切に駆除できている国はひとつもない。だがじつはそれほど遠くない昔、私たちはアメリカ大陸におけるネッタイシマカの大規模な駆除に成功しているのだ。それは二〇世紀になってすぐのことで、蚊の発生源の除去、すなわち蚊の産卵場所を見つけて除去する活動に重点を置いた取り組みだった。その結果、一九六二年には西半球のかなりの地域が、蚊とデング熱を撲滅したと宣言した。だがそれこそが、私たちの失敗への道の始まりだった。その失敗を理解するためにはまず、過去の成功を振り返る必要がある。

キューバのハバナ市、マリアナオ地域には、背の高い石に注射器の彫刻が施されたカルロス・フィンレイ博士の記念碑がある。

メリーランド州のウォルター・リード米軍医療センターの名は、ウォルター・リード医師にちなんでいる。

米国陸軍外科医教会が授与するゴーガス勲章は、ウィリアム・C・ゴーガス医師の名前を記念している。この三人の先駆者たちの名がさまざまな形で記念されているのは、感染症とネッタイシマカとの戦いにおける彼らの功績がいかに偉大だったかを示す証に他ならない。

じつはもしネッタイシマカがいなかったら、フランスはパナマ運河の建設に成功していたかもしれないのだ。しかし黄熱など、生物媒介の感染症により毎月二〇〇人もの作業員が次々と死んでいったため、フランスは一三年間取り組んだ建設工事を放棄せざるをえなかった。そんな工事を完成させ、西半球の海運と貿易に革命をもたらしたのがアメリカだ。だがその成功はひとえに、フィンレイとリードの理論と発見に基づく衛生対策と蚊の駆除を、ゴーガスが陣頭指揮を執って実施したからに他ならない。

黄熱

黄熱——重症になると肝臓を傷め、黄疸の症状が出るためこう呼ばれる——は、東アフリカまたは中央アフリカが起源といわれているフラビウイルスによる感染症で、ほとんどの人は感染しても無症状か、軽い症状ですむ。症状として多いのは、突然の発熱、悪寒、激しい頭痛、背部痛、全身の痛み、吐き気と嘔吐、倦怠感、衰弱で、たいていは症状が出たあと軽快するが、約一五パーセントの人は数時間から一日の軽快のあと、重症化して高熱、黄疸、出血を起こし、最終的にはショック症状と多臓器不全に陥る。重症の黄熱に特定の治療はなく、重症患者の二〇から五〇パーセントが死亡する。

黄熱を主に媒介するのはヤブカ属のネッタイシマカで、この蚊は奴隷船でアメリカ大陸に上陸、一六四七年にバルバドス島で最初の流行が発生した。ネッタイシマカは、カリブ海と東海岸を徐々に北上および南下していき、一六六〇年代にはついにニューヨークに、一六八五年にはブラジルのレシフェに到達した。一六六九年、大規模な流行がフィラデルフィアとミシシッピ川の渓谷で発生。間もなく、ヤブ蚊はアメリカ大陸の温暖な地域すべてに定着するようになった。

カルロス・フィンレイは、フィラデルフィアのジェファーソン医科大学で学んだキューバ人医師で、彼はこの大学で、当時、感染症学の知的基盤であった細菌論の主要な提唱者、ジョン・カーズリー・ミッチェル医師とも知り合っている。その後、彼は一八五七年にハバナに戻り、眼科医院を開業した。だがフィンレイは眼科医として人々の記憶に残っているわけではない。フィンレイの名を今の世に残したのは、黄熱は蚊に刺されたことで起こる病で、瘴気論でいう〝悪い空気〟によるものでもなければ、人から感染するものでもない、という彼の理論だ。フィンレイはこの説を一八八一年、ワシントンDCで開かれた国際衛生会議で発表。さらにその一年後、彼はヤブカ属の蚊こそが主犯だと特定し、蚊を駆除すれば黄熱とマラリアを撲滅できると提言した。

一九〇〇年六月、米国陸軍医療部隊所属の医師、ウォルター・リード少佐は陸軍の軍医総監、ジョージ・ミラー・スターンバーグに、フィンレイの説を試してみるようにと指示され、米西戦争直後のキューバ行きを命じられた。リードは感染症研究の経験が豊富で、前哨基地の腸チフスの流行も何度もその目で見ていたからだ。

キューバに赴いたリードは、ハバナ近郊に兵舎に似た建物を二棟建て、一方をフォーマイト・ハウス(フォーマイトは衣類や寝具など、感染の媒介物を指す)、もう一方をモスキート・ハウスと呼んだ。次に彼はボランティアを募り、報酬を払ってどちらかの建物で寝てもらった。フォーマイト・ハウスはまさに不潔の極みで、シーツと枕カバーは黄熱患者の嘔吐物や排泄物で汚れて惨憺たるものだった。記録によれば、この建物に足を踏み入れたものはその悪臭のひどさに嘔吐したという。それでもリードは、蚊だけはこの建物に入れないよう気をつけた。

一方モスキート・ハウスのほうは、塵ひとつ落ちていない清潔さで、換気も十分なされていた。屋内の睡眠用スペースは、床から天井までの間仕切りで二分され、片側はまったく蚊がいないスペース、もう一方の側にはわざと蚊が放された。

実験終了後、清潔な建物の蚊がいない部屋で眠ったボランティアも、フォーマイト・ハウスの不潔な部屋で眠ったボランティアも、深刻な病気を発症したものはいなかった。一方、清潔だが蚊のいる部屋で過ごしたボランティアたちの多くは黄熱を発症した。

これこそが、陸軍や医療界が求めていた証明だった。当時、キューバの郡政府長官で、自らも医師のレオナルド・ウッド大将は「フィンレイ医師の理論の正しさが証明された、これはジェンナーによる種痘の発見以来のすばらしい医学的進歩だ」と語っている。

リードは、自らの研究成果はフィンレイの功績に他ならないと語っていたが、彼の研究により、熱帯地域での蚊の駆除は進み、黄熱の致死率は大幅に低下した。そしてこれが、その後、ゴーガスがフロリダ、キューバ、パナマで実施した黄熱対策の成功にもつながったのだ。

これ以後、蚊の駆除は国を挙げての最優先事項となり、連邦政府は率先して駆除活動を推進した。一九四〇年代と一九五〇年代には、汎米保健機構とロックフェラー財団による国際的な駆除活動が展開され、西半球の二三の国でネッタイシマカは事実上全滅した。

一九六〇年代までに、ネッタイシマカはアメリカ大陸からほぼ駆除されたが、これは家庭でのDDT散布によるところも大きい。DDTの殺虫効果を発見したスイス人、パウル・ヘルマン・ミュラーは、一九四八年にノーベル賞を受賞したが、一九六二年にレイチェル・カーソンの著書『沈黙の春』が出版されたことを機に人々の環境意識が高まると、DDTが環境や生物に与える影響が疑問視されるようになり、この殺虫剤は徐々に禁止され、使われなくなっていった。

『沈黙の春』は出版されて以来ずっと論争の的になってきた作品だが、ここでこの作品の正確さやレガシーについて議論することは本書の目的ではない。しかし、環境への影響に対する懸念や、その結果生じたDDT反対運動といった問題が起きたのは、DDTを農業で大規模に利用したからであり、それを公衆衛生目的でごく限定的に利用されるDDTと一緒に考えてはいけないということは言っておきたいと思う。いずれにせよ、『沈黙の春』が発表され、DDT禁止時代に突入して数年後の一九七〇年、公衆衛生界はネッタイシマカとの戦いにおける勝利宣言を行い、私たちの関心は別の優先事項へと移ってしまった。

DDT散布の時代が終わると、ネッタイシマカやその他の蚊は人間環境に密かに——というか、プーンと音を立てながら——舞い戻ってきた。そして彼らは、二〇世紀最後の三〇年を形勢立て直しと再度の繁栄を狙うチャンスとして利用した。今日、ヤブカの大半はDDTに耐性を持っているため、もはやこの薬剤を使っても駆除作業は徒労に終わるだけだ。

デューク－シンガポール国立大学医学部の名誉教授、デュアン・J・ガブラー博士は、世界でもトップクラスの生物媒介病の専門家だ。彼は、現在の世界的な問題を招いたのは一九七〇年以降、私たちがヤブカへの関心を失ったことが大きいが、その他にも原因は四つあるとしている。その原因とは、無計画な都市化と人口増加、航空輸送と海外旅行の増加によるグローバリゼーション、固形廃棄物問題（プラスチックや合成ゴムなど生分解しない廃棄物はヤブカの繁殖場所として理想的だ）、そして効果的な蚊の駆除方法がないことの四つだ。こういった要素があいまって、ネッタイシマカは密度の高い人間集団に適応したのだ。そんな彼らは、飛行機や汽車、船を使って世界中を自由に移動し、人間がいる場所ならどこでも生息している。

かつて人間は黄熱を克服し、これぞ公衆衛生の勝利と高らかに宣言したが、今、その黄熱は再び私たちの前に舞い戻ってきた。現在は主にアフリカ大陸の病気となり、毎年、指定一八万人が発熱や黄疸などで重症になり、そのうち七万八〇〇〇人が死亡していると言われている。しかしガブラーによれば、黄熱が西半球や温暖地域に戻ってくるのも、もはや時間の問題だという。

二〇一一年、ガブラーはある医学誌の論説で、黄熱はいずれ発展途上国のあらゆる大都市で発生するようになると述べている。さらに彼は、もしそうなれば「ウイルスは猛スピードで広がり……世界的な公衆衛生の緊急事態を引き起こす」とし、「世界はデング熱ウイルスよりずっと質が悪い黄熱ウイルスの〝時限爆弾〟を抱えている」とも警告している。

もしかしたら、その時限爆弾はすでに爆発したのかもしれない。二〇一五年一二月、アンゴラはWHOに黄熱の流行発生を報告した。まさにガブラーが心配していたとおりの事態だ。アンゴラの首都、人口七〇〇万人のルアンダでは、広範囲に市中感染が起きており、アンゴラ国内のいくつかの大都市にも広がってきている。

アフリカの黄熱は、西はセネガルから南ははるかアンゴラまで広がり、東はスーダン、南スーダン、ウガンダ、エチオピア、ケニアと、広い地域で流行している。WHOは二〇一六年三月、グレード二（三段階のうち）の緊急事態を宣言した。アンゴラとコンゴ共和国の流行は、二〇一六年の夏までに鎮化したようだが、これで今回の危機が本当に終わったかどうかは、もう少し時間が経たないとわからない。

アンゴラでの流行によって、公衆衛生の課題は〝物資の管理〟だということが浮き彫りになった。WHOは緊急事態を宣言する一カ月前、すなわち二月には六〇〇万回分のワクチンを現地に送っていたが、三月の末には約一〇〇万回分のワクチンがどこかへ消えてしまった。おまけに残りのワクチンのなかには流行が発生していない地域に送られたものもあれば、大量のワクチンが注射器なしで送られ、利用できないという事態も発生した。AP通信社は「ここ数十年で最悪といわれる黄熱の流行が広がるなか、監視体制の欠如と管理の不備は、中央アフリカでの大流行を防ぐ努力を台無しにしている」と報じている。

コンゴ共和国のキンシャサで発生した流行は、大都市における爆発的流行となる可能性もじゅうぶんあった。もしそんなことになれば、流行がアジアやアメリカ大陸へと拡大する可能性も格段に高くなる。黄熱が、チクングニア熱やジカ熱の流行のすぐ後に起こったらどうなるか、それもデング熱に追加される形で起こるとしたらどうなるか。そんなことは考えるだけでも恐ろしい。

また、黄熱が中国へ拡大することも大いに考えられる。二〇一六年五月五日に発行された感染症関連の学術誌「インターナショナル・ジャーナル・オブ・インフェクシャス・ディジーズ」に掲載された記事の筆頭著者である南アフリカ、ケープタウン大学のショーン・ワッサーマン博士と二人の共著者は、記事のなかで次のように警告している。

現在、アンゴラで発生している黄熱の流行がアジアへと拡大する可能性は、いまだかつてないほど高まっている。アンゴラにはワクチン未接種の中国人労働者が多いうえ、飛行機による移動もことの他多いからだ。これにより、最大致死率五〇パーセントの黄熱が、人口二〇億を抱える地域へと拡大する可能性は危険なほど高まっている。それもその地域は、効果的に対策を講じるのに必要なインフラが極めて限られているのだ。

新たに承認されたデング熱のワクチンを除けば、黄熱はヤブカが媒介する病気のなかで唯一、効果が実証され、費用も安いワクチンがある病気だ。だがここで、ひとつ大きな問題がある。もしアフリカの大都市に黄熱が発生し、感染拡大防止のためにワクチン接種を行おうとしても、ワクチンは、ごく一部の人にさえ行きわたらないほどわずかしかないのだ。だからもし、黄熱がアメリカやアジアに出現すれば、状況はいっそう深刻さを増すことになる。

どうしてそんなことになったのか？　どうしてもっと備えないのだろうか？

黄熱のワクチンは非常に効果が高く、一回接種すればほとんどの人は一生、黄熱にかからずにすむ。だが〝レガシー〟ワクチンと呼ばれるこのワクチンは、現代のワクチン基準からすると古いタイプのもので、製造するのも難しい。備蓄されている大半のインフルエンザ・ワクチン同様、孵化鶏卵を使い、その製造方法もこの八〇年間ほとんど変わっていないのだ。ワクチンの製造には最大六カ月かかり、製造時に問題も起こりやすい。

黄熱ワクチンのメーカーは六社しかなく、全体の生産能力は年間五〇〇〇万回から一億回分で、そのうち二社は、自国が利用する分しか生産していない。だが、ネッタイシマカが生息する地域に住む人は全世界で三九億人以上いるのだ。費用の問題を度外視しても、いきなり生産態勢を強化して大量のワクチンを大急ぎで作るなど不可能だ。それは高層ビルを建てるのと同じで、どんなに急いで建てたくても、建物はワンフロアずつ積み上げていくことしかできない。

生産能力を上げるには、何年もかかるだろう。また、タイミングが悪いことに、現在の生産状況はさらに悪化している。主要な六つの製造施設のうちのひとつが、改修工事のために二〇一六年に閉鎖してしまったのだ。

ヤブカ類が関連する病気については、長年にわたってガブラーや私たちがずっと警鐘を鳴らしてきた。しかし現在のワクチンでは、世界で急速に増えている黄熱の流行に対応することなど夢のまた夢だ。それでも一筋の希望はある。研究により、現在のワクチンは五分の一または一〇分の一に薄めてもなお、じゅうぶんにウイルスから身体を守る効果があると証明されたのだ。多くの黄熱専門家たちもこれを認め、WHOも二〇一六年六月にこの手法を承認したが、それですべて解決というわけでもない。薄めたワクチンの安定性や、大人と子どもへの効果の差といった懸念がまだ残っているからだ。また、ワクチンを最大限に薄めたとしても、アフリカ、アジア、そしてアメリカ大陸で黄熱が流行しはじめれば、やはりワクチンは足りなくなる。黄熱は、罹患率でも死亡率でもエボラやジカ熱をはるかにしのぐ病気であり、世界的に感染拡大が懸念される生物媒介病のひとつだ。そう、私たちは今やヤブカ類の世界に生きているのだ。たとえ現在のアフリカの流行が、都市部を中心としたパンデミックにならなくても、次の流行では必ずそうなると私たちは確信している。

デング熱

デング熱は現在、生物が媒介する病気のなかで最も重大な病気だ。タイプは二種類あり、インフルエンザのようなデング熱はたいてい、合併症も出ずに回復する。一方、デング出血熱（DHF）のほうは比較的新しい病気で、死に至ることもある。その深刻度については科学界でも議論があるが、オックスフォード大学、ハーバード大学、シンガポール大学などの一流大学による二〇一三年の研究によれば、デング熱の感染者は年間三億九〇〇〇万人にのぼるが、その大半は無症状か、症状があっても非常に軽いという。しかし、少なくても九六〇〇万人はもっと深刻な症状に陥っており、東南アジアではDHFが、子どもの入院や死亡の最大要因のひとつになっている。

〝デング〟はスペイン語の言葉だ。語源はわからないが、おそらく悪霊がもたらす病気を意味するスワヒリ語〝キディンガ・ポポ〟から派生したと思われる。また、アメリカ建国の父のひとり、ベンジャミン・ラッシュ医師はデング熱を〝骨折熱〟や〝胆汁性寛解型発熱〟と呼んでいた。多くの場合、症状は発熱、発疹、筋肉や関節の痛みで、それはときに骨折したかと思うほど強烈な痛みだ。

このウイルスは、DEN-1からDEN-4までの四つの型があり、熱帯地域の都市部でこの四タイプのデング熱すべてが大流行――特にデング出血熱が大流行――すれば、罹患率も致死率も非常に高くなる。とりわけ医療資源が貧弱な国では、デング熱の流行が医療崩壊を引き起こし、病院やクリニックは押し寄せた患者であふれ、大混乱となる。

デングウイルスの四つの型のどれかに感染した場合、その型については生涯にわたる免疫が得られる可能性が高いが、他の型の免疫がつくわけではない。そして次に、初回とは異なる型のデング熱に感染すると、デング出血熱を発症することがある。デング出血熱は、重度の内出血、突然の血圧低下に伴うショック症状が特徴で、死に至る場合も多い。これは抗体依存性感染増強と呼ばれるもので、別の型のデング熱ウイルス抗体をすでに持っているため、患者自身の免疫システムが過剰反応し、命さえも脅かす状態となるのだ。一九六〇年代に流行った歌「ザ・セカンド・タイム・アラウンド」は、恋は二度目がもっとすてき、と歌うが、デングウイルスの場合はそんな甘いことなど言ってはいられない。

じつはデング出血熱は、デング熱の歴史においては比較的新しい病態だ。デング熱は一〇〇〇年近く前、中国の金王朝時代に特定されているが、当時から、飛翔昆虫が関係すると言われていた。そして一九〇七年、デング熱は黄熱に続く二番目のウイルス性感染症として確認された。しかし、この病気が現在のように大きな脅威をもたらす病気に進化したのは、第二次世界大戦がはじまってからだ。

アジアと太平洋を股にかけた軍隊の大規模移動と、それによって生じた生態系の破壊、そして戦後の東南アジアの急速な都市化により、異なる型のデング熱が広がった結果、これまで以上に重症の型が誕生し、一九五三年、フィリピンとタイで最初のケースが報告されたのだ。そして一九七〇年代までに、デング熱は太平洋地域の子どもの主な死因のひとつになってしまった。今日、私たちがDHFと呼ぶデング出血熱は、一九八〇年代初頭より中央アメリカと南アメリカで、DEN－1の抗体を持つ患者がDEN－2に感染したとき現れ始めた。

WHOは二〇二〇年までに、デング熱の罹患率を最低でも二五パーセント、致死率を最低でも五〇パーセント低下させるというゴールを設定しているが、このゴールを達成できるかどうかは、効果的なワクチンの開発にかかっているといっても過言ではない。最初のデング熱ワクチンであるCYD-TDVは、製薬会社サノフィ社のワクチン部門、サノフィパスツールが二〇一五年一二月にメキシコで認可を受けたもので、第三相臨床試験では、平均有効率がDEN-1で四〇から五〇パーセント、DEN-2で三〇から四〇パーセント、DEN-3とDEN-4で七〇から八〇パーセントという結果が得られている。このワクチンの最終的な効果、特に重症のデング出血熱に対する効果がわかるには、さらなる臨床経験が必要だ。これまでのところは期待できる結果が出ているが、ワクチンはまだ開発途上だ。

現在は他にも、五つのデング熱ワクチン候補が開発されている。しかしここでも、重要となってくるのがスケジュールの問題で、パチンと指を鳴らして、予算をたっぷり投入すれば、それで問題はすべて解決、というわけにはいかない。だとすれば、問題が手に負えなくなる前に、解決策を探し始めるのが最善のシナリオと言えるだろう。

また、予期せぬ問題が発生する可能性もつねに頭に置いておく必要がある。デング熱ワクチンの開発が最初に検討されたとき持ち上がったのは、ワクチン接種で産生された抗体で免疫が強化されると、数年後にデングウイルスに感染したとき、デング出血熱を発症しやすくなるのでは、という懸念だった。そして二〇一六年の夏、五〇年間にわたってデング熱研究の第一人者として知られてきたスコット・ハルステッド医師は、CYD-TDVワクチンを接種した五歳以下の子どもがデング熱に感染すると、重症化して入院する可能性が、接種していない子どもよりも五倍から七倍高いと警告を発した。

今の時点ではまだ、このデータが意味するところはわからない。しかしこれにより、ワクチン接種の影響は小さな子どもだけに限られるのか、ワクチンを接種すると、そのリスクは時間と共に上がり続けるのかといったさまざまな疑問が持ち上がってくる。そのあたりがはっきりするまでは、これはCYD－TDVやその他の開発中のワクチンにとって憂慮すべき大問題だ。

効果的だった蚊の駆除活動が一九七〇年代に終了すると、ヤブカ類のホームベースは劇的に拡大した。最近の調査によれば、今日では一二八カ国、三九億人を超える人々が、デング熱ウイルスの感染リスクにさらされているという。つまりそれは、黄熱やチクングニア熱、ジカ熱など、ネッタイシマカが媒介する他の病気への感染リスクにもさらされているということだ。他にも、セピクウイルス、ロスリバーウイルス、スポンドウェニウイルス、リフトバレー熱ウイルスなど、次のヤブカ感染症として公衆衛生に一大危機をもたらしそうなウイルスはたくさんある。ジカウイルスやチクングニアウイルスが数年前までそうだったように、今はまだ誰も耳にしたことのないウイルスが大問題へと発展する可能性はいくらでもあるのだ。

この四〇年間、ネッタイシマカ根絶の取り組みは失敗続きだった、とガブラーは言う。ネッタイシマカの駆除に本当に成功したと言えるケースは二件だけ、一九七三年から一九八九年までのシンガポールの駆除作戦と、一九八二年から一九九七年までのキューバでの駆除作戦だけだ。どちらの作戦も最終的には失敗に終わってしまったが、それはまた別の理由からだ。シンガポールの場合は、著しい経済成長に伴い何十万人もの出稼ぎ労働者が流入、その多くがデング熱が風土病となっている地域からの人々だった。さらに観光客の増加が、集団免疫を大幅に低下させたことも影響した。またキューバの場合、失敗の原因は、崩壊しかけたソ連から十分な財政援助が得られなくなったことが大きく、ネッタイシマカ駆除プログラムは、そのとばっちりを受けた事業のひとつだった。シンガポールとキューバ、どちらのケースも、公衆衛生は他の社会的な要素と密接に関係していることをよく物語っている。

チクングニア熱

〝チクングニア〟という言葉は、タンザニア南東部とモザンビーク北部で話されているマコンデ語が語源とされ、その意味は〝折り曲げる〟という意味だ。これはなかなか的確な表現だ。というのも、ヤブカが媒介するこのアルファウイルスの主症状には、強い関節痛があるからだ。その他の症状としては、発熱、発疹、倦怠感、頭痛、結膜炎、消化管の機能不全などがある。死亡率は一〇〇〇人にひとり未満と低いが、関節痛は何カ月、何年と長引き、慢性痛や身体障害の原因になることもある。

チクングニアウイルスが最初に発見されたのはアフリカで、一九五〇年代までにアジアに広がり、インド、ミャンマー、タイ、インドネシアで小規模な流行を引き起こした。一九八〇年代には姿を消したと思われたが、二〇〇四年に東アフリカに再び出現した。このウイルスの新たな株は非常に感染率が高く、インドでは二年で約一三〇万人が感染した。

チクングニアウイルスの症例がアメリカで初めて確認されたのは、二〇一四年一一月末のサン・マルタン島だった。当時、私は家族とともに、翌年の三月にサン・マルタン島で休暇を過ごす予定を立てていた。そこで現地の情報を確認すると、チクングニア熱はサン・マルタン島の住民や旅行者のあいだで急速に広がっていることがわかった。友人や家族は、過剰反応だと言って反対したが、私はその抵抗を押し切り、予約していたコンドミニアムを、到着予定の日の九一日前にキャンセルした（九〇日前のキャンセルなら、前払い金は全額払い戻すという契約だった）。そして、私たちが滞在する予定だった三月、チクングニアウイルスはサン・マルタン島で猛威をふるうこととなった。二〇一六年六月までに、チクングニア熱は西半球の四五カ国に広がり、一七〇万人の感染者と二七五人の死者が報告された。たしかに病気で苦しい思いをするのは嫌だ。しかしチクングニア熱に関しては、私たちは他の病気ほどの深刻さや緊急性を感じてはいなかった。黄熱やデング出血熱は命を落とすこともあるが、チクングニア熱はしばらく苦しい思いをするだけですむからだ。しかし、このウイルスがアメリカ大陸に定着した現在、問題はこれまで考えられていたよりずっと深刻かもしれないということがわかってきた。

これらすべてのウイルスを主に媒介するのが、ネッタイシマカだ。そして最近では、その遠い親戚であるヒトスジシマカが、ネッタイシマカの習性や生息地に適応しはじめ、第二の媒介生物となっている。ネッタイシマカやヒトスジシマカの駆除に特効薬はない。ウイルスを運ぶこのような蚊の駆除は一種の複合科学であり、成虫の駆除だけでなく、発生源の削減や、幼虫用の殺虫剤使用などさまざまな手段が必要だという私たちの主張は、複数の研究でも確認されている。だが先にも述べたように、DDTに代わる安全で効果的な殺虫剤はまだ開発されていない。

今日、公衆衛生機関や政府機関で、蚊の駆除を担当しているところはひとつもない。それはまるでシカゴのオヘア空港が、航空管制塔なしに機能しているようなものだ。そしてこれこそが、二一世紀の世界の、地域の、国の、そして地方のヤブカ対策の姿なのだ。

今、私たちに必要なのは、繁殖場所の除去あるいは繁殖場所の削減に焦点を当てた、国別の包括的かつ統合された駆除プログラムだ。また、新たな殺虫剤や蚊の遺伝子組み換えなど、現代技術を利用したより良いツールや、ヤブカが媒介するウィルスに効く、人間用の安全で効果的なワクチンも必要だ。

依然として残るDDTへの懸念や、長年のあいだに生まれた蚊の耐性を考えた場合、新たに開発される殺虫剤は、ほとんどの気候で最低六カ月は効果が持続するものでなければならない。また、温暖な気候が続く地域では、殺虫剤の散布は年に一回ではなく、より頻繁に行う必要があるだろう。さらにその殺虫剤は、蚊の成虫と幼虫の両方に効くものでなければならない。

蚊そのものを使って蚊を減らす、という試みもいくつか行われているが、これは有望に思える。不妊化したオスの蚊をヤブカの集団に放し、蚊の卵を減らしていくという作戦は、現在、マレーシア、カリブ海のケイマン諸島、ブラジル、パナマで野外実験が実施されている。だが、私はこの駆除方法には懐疑的だ。その理由はヤブカの行動特性で、ヤブカは普通、孵化した場所から数十メートルほどしか移動しない。道を一本渡ることさえしないのだ。したがって不妊化したオスで蚊を減らそうと思ったら、アメリカ大陸全土で、数十メートルおきにオスの蚊を放さなければならない。まさに、月まで届く梯子を建設するようなものだ。この手法は、ごく狭い地域でなら有効だろうが、国家レベルの駆除プログラムには不向きだろう。

もうひとつは、蚊のウィルス伝播を妨ぐ細菌「ボルバキア」を蚊に感染させるという方法。三つ目は、オスの蚊の遺伝子を組み換えて、メスが産んだ卵が成虫にならないようにするというもの。そして四つ目は遺伝子ドライブと呼ばれる実験的手法で、これで蚊の免疫システムを改変できたら、ウィルスの感染を阻害できるかもしれない。

ガブラーも、ヤブカが媒介するアルボウイルスのいくつか、またはすべてに使える、効果的で安全なワクチンの開発を期待してはいるが、それだけでは完全な解決にはならないと語っている。彼は、ネッタイシマカやその他のヤブカとの戦いに長期的に勝利するには、準軍事的スタイルでの薬剤散布計画と、エアコンや網戸のない地域での蚊帳の利用、そして遺伝子組み換えや遺伝子制御を通じた蚊の削減計画を組み合わせた、厳格で総合的な対策が不可欠だと言い、私もそれには大いに賛成だ。だが、他の多くの病気がそうであるように、発展途上国の貧しい国々は薬やワクチンを買うだけの資力がなく、自国にある資源に頼らざるをえない。

現在、生物が媒介する感染症への対策は、世界レベルでも、地域、国、地方レベルでもまったく統率が取れていないため、ガブラーたちは、ネッタイシマカが媒介する感染症予防に関心がある機関の世界的な同盟を設立するよう提案している。NGOや国際的資金提供機関、財団が「ネッタイシマカが媒介する疾病予防のグローバル・アライアンス（GAAD）」を構成し、その実働部隊「デング熱およびネッタイシマカが媒介する感染症のグローバル・コンソーシアム（GDAC）」が、WHOや特定の国際団体、政府機関と緊密に連携するという構想だ。

私はこれまで、感染症の脅威に対して意味のある合理的な対策が講じられない現状を見るたび、「どこにも責任者がいないじゃないか！」と不満を口にしてきた。だからもし責任ある専門家たちのグループが、感染症対策の指導的役割を担うために集まるのなら、私もすぐに駆け付け、できるかぎりの支援をしたいと思っている。

第一五章　ジカウイルス——不測の事態を予測する

急速に進化するジカ熱の流行は、アフリカとアジアで六〇年間眠っていた昔の感染症でも、あるとき突然、別の大陸で目を覚まして世界的な医療危機を引き起こす可能性があることを、私たちに警告している。

——マーガレット・チャン、WHO事務局長（二〇一六年五月二三日）

二〇一六年の春、ジカウイルスが西半球のあちこちで出現しはじめると、七〇年前から知られていたこの感染症は突如、人々が毎日口にする日常的な言葉になった。深刻な出生異常を引き起こすこの感染症がどこからともなくいきなり現れたことに、誰もがショックを受けたようだったが、ジカウイルスは、なんの前触れもなしにアメリカに現れたわけではない。ただたんに、感染症の専門家たちの多くが、母なる自然の動向に注意を払っていなかっただけだ。彼らは、見るべき場所をちゃんと見ていなかったのだ。

ジカウイルスは一九四七年、ウガンダのジカフォレスト（ジカ森林）にいたアカゲザルから初めて検出され、その後、一九五四年にナイジェリアの一〇歳の女の子から分離された。アジアで最初に見つかったのは一九六六年、マレーシアのネッタイシマカからウイルスが分離されたときのことだ。ジカ熱の症状は結膜炎やピンク色の発疹で、関節痛や筋肉痛が出ることもあるが、まったく無症状の場合もあり、マラリアや黄熱のように重症化する感染症と比べると症状は軽い。記録されている症例は、五〇年間で二〇件以下、それもそのほとんどは黄熱の検査で偶然発見されたものだ。だから、ワクチン開発など考える人もいなかった。

公衆衛生担当官たちはこの状況を関心を持って見守っていたが、二〇〇七年、ジカウイルスが太平洋を渡ってミクロネシアのヤップ島に現れたときも警戒はほとんどしていなかった。そして二〇一三年までに、ジカウイルスはフランス領ポリネシアに到達した。この時点で、各国の公衆衛生関係者たちはこれに気づき、何か恐ろしいことが起きていると考えるべきだった。二〇一三年一〇月から二〇一五年二月までのあいだに、フランス領ポリネシアでは二六二件のジカウイルス感染症例が記録されている。そのなかには神経系または自己免疫の合併症を起こした患者が七〇人含まれ、そのうち三八人はギラン・バレー症候群を発症していた。

フレンチ・ポリオと呼ばれることもあるギラン・バレー症候群は自己免疫反応すなわち神経細胞の軸索をおおう被膜である髄鞘を、抗体が攻撃することで発症する疾患で、この被膜が損傷すると、神経は電気伝導を維持できなくなる。症例のおよそ半数は、感染した直後に発症し、一般的な原因はカンピロバクター菌、サイトメガロウイルス、エプスタイン‐バーウイルスへの感染だ。

ギラン・バレー症候群は、症状が極めて軽い場合もあれば、重症化して入院が必要になる場合もあるが、髄鞘は再び生長するため、通常は一過性の病気で、数週間から数カ月で回復する。だが同時に、集中的な治療が必要になることも多く、体力が落ちていた人や身体は健康だが重症化した人は、呼吸筋がマヒして死に至ることもある。最先端の治療をしても、約一〇パーセントの患者には後遺症が残り、質のいい医療支援が受けられない発展途上国では、死者数も後遺症が出るケースも多くなる。

比較的まれではあるが、特定の細菌感染がギラン・バレー症候群の引き金となることは、以前から知られており、感染症の専門医はみな、重症患者が細菌感染をしないようつねに警戒している。だがそれまで、ジカ熱がこれほど重症化したことはなかったため、ギラン・バレー症候群に気づいたフランス領ポリネシアの医療界はこのウイルスへの不安を募らせた。

じつは、当時フランス領ポリネシアのジカ熱流行に注目していた公衆衛生機関がひとつある。欧州疾病予防管理センター（ECDC）だ。彼らはこの状況について、二〇一四年二月一四日に包括的かつ迅速なリスク評価を発表した。デングウイルスやジカウイルスへの感染がギラン・バレー症候群の発症になんらかのかたちで関係しているのかはまだよくわからなかったが、懸念事項であることは間違いなかったからだ。私はECDCの報告書を読みながら、フランス領ポリネシアでジカウイルスを媒介したのがネッタイシマカとヒトスジシマカなら、この感染症がアメリカ大陸に飛び火する材料はすべてそろったな、と思ったのを覚えている。

フランス領ポリネシアで発生したジカ熱は翌年、島から島へと跳ぶようにしてニューカレドニア島、クック諸島にまで広がり、ついにアメリカ大陸の入り口となるイースター島に到達するという予測通りの展開を見せた。

しかし、ジカ熱がアメリカ大陸に上陸したときもそれほど驚かなかったのは、当時の私たちが、その危険の大きさをわかっていなかったからだ。フランス領ポリネシアで流行したジカ熱では、小頭症という深刻な合併症がまだ明らかになっていなかった。そのようなデータが出てきたのはもっとあとになってからのことだ。結局、二〇一六年のジカウイルスは、私が予想していたよりはるかに深刻なものとなった。

二〇一五年の初め、ブラジルの東岸中央に位置する街の医師たちは、ギラン・バレー症候群の患者が劇的に増えていること、その多くが、診断が下る数日前に身体に発疹が出たと訴えていること気がついた。そしてその年の夏には、小頭症の新生児の数が増加しているという非常に心配なニュースが飛び込んできた。小頭症とは、生まれた子どもの頭が標準より小さく、脳が適切に発達しない先天異常だが、その新生児たちの母親の多くが、妊娠中、特に妊娠初期に発疹が出たと報告していた。だが、この症状は、ギラン・バレー症候群とは無関係だ。

小頭症の出生数が突然増加したのを見たブラジルの医師や医学者たちは、すぐさまジカ熱と小頭症の関係を疑った。親にとって、これほどの悲劇はないが、さらにブラジルでは、そのような新生児が生まれた家庭の多くが極度に貧しく、外部からの支援がほとんど、またはまったくない家庭だった。その後、妊娠中の母親がジカウイルスに感染すると、ウイルスが胎児の神経系に直接侵入することが判明した。正常な新生児と小頭症の新生児の頭部CT画像を比較すれば、その違いは明らかで、小頭症の新生児は脳と頭蓋骨のあいだの隙間が大きく、脳自体にも異常に暗い領域があるのが見てとれた。

二〇一六年一月半ばまでにCDCは、妊娠中の女性に向け、ジカ熱の合併症リスクと、性感染の可能性を警告する勧告をした。このころには、ジカウイルスが小頭症やギラン・バレー症候群の原因であると裏付けるデータが急速に集まってきていたが、感染症専門の学者やマスコミはその因果関係をなかなか認めようとせず、二〇一六年一月と二月のジカ熱に関する報道は依然として、ジカウイルスが本当に小頭症やギラン・バレー症候群の原因なのかを論じるものが中心だった。

私には、そんな議論は時間の無駄にしか思えなかった。これでは二人の消防士が、火事場に向から消防車をどちらが運転するかで争っているようなものだ。感染症対策の第一線でキャリアを積んできた私たちにとっては、今後、ジカウイルスの健康被害が増加の一途をたどることは火を見るより明らかだった。

そして二〇一六年一月の最後の週末、私のこの苛立ちは頂点に達した。それは、ニューヨークタイムズ紙から、ジカ熱について知っておくべきことを日曜版の論説で書いてほしいと依頼されたときのことだ。私は原稿のなかで、ジカ熱は小頭症やギラン・バレー症候群を引き起こすと書いたが、その論説が掲載される直前の金曜日の午後、担当編集者が私に、それを書いてもらっては困ると言ってきたのだ。ニューヨークタイムズ紙の健康取材チームはまだ、ジカ熱が小頭症とギラン・バレー症候群の原因だという結論に至っていない、というのがその理由だった。

ニューヨークタイムズ紙の健康欄を担当する記者たちがどう思っていようが、わたしの知ったことではない。ジカウイルスがこれらの症状の原因であることは間違いないのだ。一時間以上かけて、電話でのやりとりを重ねたが、結局、問題は解決せず、私は自分の論説記事を取り下げてくれと編集者に告げた。ジカ熱の危機をこれ以上混乱させるような記事を、ニューヨークタイムズ紙に署名入りで書く気などさらさらなかったからだ。結局、ニューヨークタイムズ紙の上層部の判断で、私の言い分は通ることとなった。今、私たちがなすべきことは、このばかばかしい議論に幕を引き、ジカ熱の被害を最低限に抑える対策を推進することだと考えていた私は論説でもそう主張した。

今日では、胎児がジカウイルスに感染すると、小頭症以外にも頭部顔面の不均衡や痙攣、発作、易怒性、眼疾患、脳幹機能不全などさまざまな先天異常が起こることがわかっている。CDCやブラジルの研究者の最近の研究によると、妊娠初期にジカウイルスに感染した女性の一から一三パーセントが、小頭症の子どもを出産しているという。

ジカウイルスは、アメリカ大陸に上陸して一年とたたないうちに、GBSと小頭症の原因であることが確認されたが、すでにそのころには、ジカウイルスは二一世紀のサリドマイドの様相を帯びはじめていた。サリドマイドは一九五〇年代末から一九六〇年代初めに使われていたドイツの鎮静剤で、つわり止めとしてそれを服用した母親が出産した子どもに、手足が短い、または欠損しているといった障害や、視覚・聴覚障害、心臓やその他の臓器の奇形といった先天異常が起きたことで知られる薬だ。何十年ものあいだ、妊娠した女性はサリドマイドという言葉に震えあがってきたが、ジカ熱でもまた同じことが起こっていた。両者の違いは、サリドマイドは薬を飲みさえしなければ、胎児に先天異常は起こらないが、ジカウイルスは、ただヤブカに刺されるだけで胎児に異常が起きてしまうのだ。そして怖いのは、ヤブカは身の回りのどこにでもいるというところだ。

妊娠は控えたほうがいいとアドバイスされる感染症はめったにないが、それでも他に二つ、非常に悲しい先天異常の原因になる感染症がある。

ひとつ目は先天性風疹症候群だ。これは妊娠中の母親が風疹に罹患したとき胎児に起こるもので、特に妊娠一二週までが一番リスクが高い。最も多い症状は難聴で、白内障や先天性心疾患、発育上の問題が生じることもある。ワクチンはアメリカで認可されたが、アメリカではすでに基本的に風疹は撲滅されている。だが、世界の多くの地域ではまだ風疹は風土病として残っており、CDCの推定によれば、毎年、先天性風疹症候群を持って生まれる新生児は一〇万人以上にのぼるという。

二つ目は、アメリカで毎年三万人の新生児が感染して生まれる、先天性サイトメガロウイルス感染症だ。サイトメガロウイルスは一般的なウイルスで、症状が出ることはまれだが、免疫が弱っている人や妊娠している女性は重症化する場合がある。妊娠中の女性が感染すると、生まれた子どもは低出生体重、黄疸、脾臓肥大、肝臓肥大と肝機能不全、肺炎、てんかんなどの症状が出ることがあり、これまでのところ治療法はない。

悲劇的という点では、この二つの感染症も同様だが、ジカウイルスが最悪なのは、その発生頻度がけた違いに高い点だ。

そしてジカ熱最大の特徴のひとつが、性感染の多さだ。一方同じフラビウイルス感染症でも、デング熱や黄熱は、一〇〇年以上前から大規模に研究されているが性行為による感染は一件も報告されていない。したがってジカ熱に関しては、私たちは複数の〝侵入経路〟による感染と戦わなければならない。蚊に刺されるだけでなく、性交渉や輸血でも感染する可能性があり、限定的ではあるが、感染した患者の体液に接触したことで介護者が感染したというエビデンスさえあるのだ。

最近、ブラジルの研究者たちは、性行動の活発な年齢層の女性は、男性と比べてジカウイルスへの感染率が圧倒的に高いことを明らかにした。原因はおそらく、性行為を通じた感染だ。これは、男性から女性への感染のほうが、逆方向の感染より効率がいいからだろう。だが同時に、妊娠のリスクを心配する女性は男性より検査を受ける可能性が高い、という理由もあるかもしれない。

妊娠中の女性の感染については、公衆衛生上、政策上の難しい問題が絡んでくる。たとえば、カトリックが多いアメリカ大陸諸国における避妊の問題や、画像診断で小頭症が判明した胎児の中絶問題、出産適齢期の女性たちに妊娠を遅らせるよう勧めることの是非などだ。蚊が媒介するフラビウイルスの感染が、それまで感染歴のなかった集団内で発生したときの経験から言えば、最初の三、四年は感染率も高く、多くの症例が出るが、その時期を過ぎると、住人の多くは免疫を持つようになる。したがって、二〇二〇年にアメリカ大陸でジカウイルスに感染するリスクは、二〇一六年よりもずっと低くなるはずだが、ジカ熱が流行しているからといって妊娠するのを少し待つよう勧めることの是非については大きな議論となっている。

二〇一六年八月一日現在、CDCはアメリカ五〇州のうち四六州で、合計一八二五人のジカウイルス感染者を確認している。そのうちの四七九人は妊娠中の女性で、一六人は性行為による感染、五人がギラン・バレー症候群を発症した。さらにアメリカの海外領土でも五五四八人の感染者が報告されており、うち四九三人は妊娠中の女性で、一八人がギラン・バレー症候群を発症した。だがもちろん、これはたんなる始まりでしかない。最近のCDCの調査では、ジカウイルスの感染が確認されている地域からアメリカに入国する旅行者は、空路、海路、陸路で年間二億一六三〇万人にのぼるという。さらに、推定五一七〇万人が出産適齢期の女性であり、そのうち二三〇万人がアメリカ入国時に妊娠しているとされている。

これまで、ジカウイルス感染の症例はすべて、アメリカ本土以外での感染か、高リスク地域から訪れていた人物との性行為による感染だった。しかし八月現在、フロリダ州マイアミ・デイド郡では、蚊の媒介によって感染が起こったエビデンスが見つかっている。ということは、同州メキシコ湾岸の他の地域でも同様の感染が起こる可能性は高い。

ジカウイルスはカリブ海の観光業に大打撃を与えてきたが、いまやそれはフロリダにもやってきている。二〇一六年の春、ジカ熱予防のための財政支援について下院と上院で論争が起きた際、フロリダ州選出のマルコ・ルビオは共和党上院議員でありながらも民主党側につき、新たな予算の承認を求めた。彼はニューヨークタイムズ紙の取材に「彼らには緊急事態だという意識が欠落している」と語っている。「いずれ国民からは、〝どうして何もしてくれなかったんだ?〟と言われますよ。その問いに、ちゃんとした答えを返さなければならないが、そんな答えがあるとは思えない」

フロリダ州民のルビオには、自分の州が大打撃を受けるとわかっているのだ。「今、対策をとらないと、蚊が媒介する感染症のせいで私たちの観光産業は大変な被害を受けることになる」と彼は語っている。

BARDAの前局長、リチャード・アシェット医師は、「エボラの封じ込めは簡単でした――そう、それが難しくなるまではね。だから、ジカ熱にも同じことが起こる可能性はある」と言っている。

ジカ熱はなぜ、これほど急激に、これほど危険になったのか。それが公衆衛生の専門家である私たちが抱く最初の疑問だ。もともとこういう病気だったのに、患者数が少なかったからそれに気づかなかっただけなのか? それとも、何らかの変化があったのか?

デュアン・ガブラーは、突然変異が原因と考えている。「突然変異やちょっとした遺伝子の変化で感染症の性質が劇的に変わることはわかっているし、おそらくデングウイルスやチクングニアウイルスの毒性もそうやって変化したのだろう。だからたぶん、ジカウイルスもそうだ」

ジカ熱の感染が拡大したことで感染者の数が急増し、それが先天異常や、より深刻な症状の増加を招いた可能性もあるとガブラーは言う。しかし私には、ウイルスの遺伝子変化が最大の原因という分析が、最も合理的に思える。はたして本当にそれがジカウイルス感染症の突然の変化の原因なのか、それは時がたち、研究が進めばいずれはっきりするだろう。それでもなお、ジカウイルスは、人の感染症、特にウイルスによる感染症の疫学がつねに変化するものだということを私たちに思い出させてくれる存在であることに変わりはない。だから今後もきっと、驚くことはまだまだ起きるはずだ。

ジカウイルスにこれといった治療はなく、あるのは病院での対症療法だけだ。また、効果的な予防薬もなければ抗ウイルス薬もない。少なくとも一二の製薬会社、大学、政府機関が効果的で安全なジカウイルスワクチンの開発に関心を示しているが、ワクチンはまだ当分、現れそうにない。

デング熱ワクチンのところでも触れた〝抗体依存性感染増強〟の可能性を考えれば、アメリカ食品医薬品局であれ、その他の規制機関であれ、じゅうぶんな安全データがないかぎりジカウイルスワクチンを認可はしないだろう。つまり認可されるには、何千人もの被験者へのワクチン接種とその後の追跡調査が必要になるということだ。だから、たとえ安全で効果的なジカウイルスワクチンが開発されたとしても、それが認可されるのはずっと先のことだ。

では、アメリカ大陸で感染が爆発的に拡大しているこのウイルスが、最近の変異によって危険な病原体に変わったのだとしたら、以前のジカウイルスに感染してできた免疫は現在のウイルス株に対する免疫になるのだろうか？　それはまだわからない。また、現在のこのウイルスの免疫を持つ人が、アジアやアフリカにどのぐらいいるのかもまったくわかっていない。

アメリカ大陸では四二カ所の国と地域で、蚊を媒介としたジカウイルス感染が確認されている。また、アメリカ大陸と同様の流行がアフリカやアジアで起こる可能性も考えなければならない。一四章では、デングウイルスへの感染リスクがあるのは、一二八カ国の約三九億人と紹介したが、ジカウイルスの感染リスクがある人数も、これと同じと考えるべきだろう。

ジカウイルス感染症は、必要な資源を巡り、党派争いにまで発展したが、公衆衛生の危機がこんなことになったのは私のキャリア上初めてのことだった。これは、今後の公衆衛生の危機にとっても悪い兆しで、未来の危機に対する私たちの対応力にも重大な疑問符がつく事態だ。

二〇一六年の夏、テレビではずっと政府による殺虫剤散布の光景が流れていた。国民はそれを見て安心したかもしれないが、実際には殺虫剤散布にはほとんど意味がない。殺虫剤を散布してもボウフラは死なないし、ヤブカが繁殖、生息する屋内、屋外すべての場所に殺虫剤が届くわけでもないからだ。

これに詳しいのが、デュアン・ガブラーだ。一九八七年、彼はデング熱が大流行したプエルトリコで、同じ機種の飛行機、同じナレドという殺虫剤を使って、殺虫剤散布に関する調査を実施した。その結果、殺虫剤散布は蚊の数を減らすのには役立つが、それによってデングウイルスの感染はまったく減らないことが明らかになった。

ジカ熱など、ヤブカが媒介するすべての感染症との戦いは、蚊と、蚊が保有するウイルスを相手にした長い戦いになるだろう。そして私たちは、持てるすべての武器を使って戦いながら、新しく、効果的な武器の開発を続けていく。

つねに不測の事態を予測しながら。

第一六章　抗菌薬――共有地《コモンズ》の悲劇

ペニシリン治療を思慮なくもてあそぶ人間は、ペニシリン耐性菌の感染に倒れた人間の死に道義的な責任があります。この過ちが回避されんことを願います。

――アレクサンダー・フレミング

およそ四〇〇万年前、デラウェア盆地のとある一帯、現在のニューメキシコ州カールズバッド洞窟群国立公園にあたる場所にひとつの洞窟が誕生した。一九八六年に発見されるまで、この洞窟――レチュギア洞窟――に人間や動物が足を踏み入れることはなかった。その結果、孤立した太古の生態系が手つかずのまま残されることになった。

二〇一二年四月、オンタリオ州にあるマックマスター大学のキランディープ・ブラー博士ら八人による論文が査読付きオンラインジャーナル「PLOS ONE」に掲載されたが、科学コミュニティの外ではほとんど話題にもならなかった。だがその論文がもつ意味は、刺激的で戦慄すら覚えさせるものだ。論文の著者たちは、レチュギア洞窟の岩壁に見つかった細菌を分析していた。それによってわかったのは、洞窟内の細菌の多くが、ペニシリンのような天然の抗生物質ばかりでなく、二〇世紀後半まで地球上に存在しなかった合成の抗生物質に対しても耐性をもっていることだった。感染症の専門家ブラッド・スペルバーグ医学博士は、「ニューイングランド・ジャーナル・オブ・メディシン」で次のように指摘している。「この結果はきわめて重要な現実を浮き彫りにした。つまり、抗生物質への耐性は自然界にすでに存在していて、広範囲に浸透している。しかもそれは、我々がいまだ発明すらしていない薬剤に対する耐性でもある」

抗生物質の発見の物語はよく知られていて、ほとんど神話のように語られている。それは次のような物語だ。一九二八年、休日明けにロンドンのセント・メアリーズ病院の自分の研究室にやってきたアレクサンダー・フレミング博士は、あることに気づいた。ブドウ球菌を培養していたペトリ皿のひとつがカビに汚染され、その周囲のブドウ球菌のコロニーが全滅していたのだ。この気づきは、イギリスのミルクメイドは天然痘にかからないという、ジェンナーが着目した観察に比肩するものだ。

フレミングはこのカビを純粋培養し、そこから抽出したものを使って、病気を引き起こすさまざまな細菌を殺せることを発見した。カビはペニシリウム属だったので、そこからペニシリンという名前がつけられた。ペニシリンの構造の理解と、それを応用して救命薬を作るというその後の仕事は、ハワード・フローリー博士とエルンスト・チェーン博士に託された。これら三人の先駆者たちは一九四五年にノーベル生理学・医学賞を受賞している。

フローリーとチェーンがイギリスで研究に励んでいたのとほぼ同時期、ドイツのIGファルベンの一部局（のちのバイエル）内にあったゲルハルト・ドーマク博士率いるチームは、スルホンアミドという名の赤い化学染料の特性を調べていた。スルホンアミドはコールタールから得られる物質で、細菌を殺しはしなかったが、その成長を阻害する働きがあった。サルファ薬として知られる一連の医薬品はこの物質に基礎を置いていて、その最初のものはプロントジルとして販売された。一九三三年にはドーマクの同僚のひとりが、黄色ブドウ球菌に冒された生後一〇カ月の赤ん坊の治療にあたった。致死率の非常に高い感染症だったが、この赤ん坊こそが抗菌薬によって命を救われた初めての人間となった。

皮肉なことに、その二年後にはドーマクの六歳の娘が誤って縫い針で手を刺してしまい、重度の感染症で生死の境をさまようことになった。医者は打つ手を見つけられず、感染症を食い止めるには腕を切断するしかないと提案した。同様に進退きわまったドーマクは窮余の策としてプロントジルを投与したが、それが功を奏して娘は四日もすると回復した。ドーマクは一九三九年にノーベル賞を受賞している。

このすばらしい医療革命にはまだ続きがある。ロシア帝国生まれのアメリカの生化学者、微生物学者であるセルマン・ワクスマン博士は、「抗生物質」という用語を使うことを提案した人物だが、ストレプトマイシン発見の功績により一九五二年にノーベル賞を受賞した。この土壌細菌由来の抗生物質によって、初めて結核が治療できるようになった。

今日のアメリカ人の死因は心臓疾患と癌が飛び抜けているが、一九〇〇年当時、その二つの疾患はそれほど重要なものではなかった。私たちの先祖が現代より健全なライフスタイルを追い求めていたとか、煙草を吸わなかったとか、より節度のある食生活を送っていたというわけではない。感染症が現代の二人の殺し屋たちに自分の居場所を譲ろうとしなかっただけだ——感染症は、心臓疾患や癌よりも頻繁に、しかも容易に人間のもとにやってきたのだ。本書で取り上げてきたその他の基本的な公衆衛生対策とともに、抗生物質は私たちの生活の質と寿命に計り知れない影響を与えてきた。人々がペニシリンとサルファ薬を評して奇跡的だと言ったのは誇張でもなんでもない。ドーマク、フレミング、フローリー、チェーンの発見は抗生物質時代の到来を告げ、それによって医学は、それまで知られていなかった救命の可能性を開くことになった。

ここで使われている単語が「発明」ではなく「発見」であることにご注意願いたい。抗生物質は、私たち人間が生まれる何百万年も前から存在していたのだ。微生物は、その誕生の瞬間から栄養と縄張りをめぐって他の微生物と競争を続けてきた。こうした淘汰圧のもとで、「幸運な」個体に有益な変異が生じ、その内部で化学物質――抗生物質――の生産が引き起こされた。それは他の微生物種の成長や繁殖を阻害する一方で、自分自身の生存を危険にさらすことはなかった。このように抗生物質とは実のところ、天然資源、より正確に言えば自然現象なのだ。大切に扱われたり浪費されたりという点では、清浄かつ十分に供給される水や空気など、他の自然の恵みと何ら変わるところはない。

これと同じくらい自然なのは、レチュギア洞窟で思い知らされたように、抗生物質への耐性という現象だ。微生物は自らの生存のために耐性を獲得する方向に進むが、その歩みは私たち人間の生存をしだいに脅かしている。

世界経済フォーラムが出しているグローバルリスク報告書二〇一三年版は、次のように宣言した。「多くのニュースの見出しを飾るのはウイルスかもしれないが、人類の健康に対して私たちの思い上がりが招く最大の危機は、まず間違いなく薬剤耐性菌という形をとって現れるだろう。人類は細菌の世界に暮らしており、そこでは突然変異を出し抜くことは決してできない。私たちの回復力《レジリエンス》の評価基準は、その突然変異からどれだけの遅れを許容できるのかという点にある」

マーティン・ブレイザー博士は『失われてゆく、我々の内なる細菌』の中で、過去八〇年にわたる抗生物質の使用によって、私たちのマイクロバイオーム――体内に住みついている三〇億年前に生まれた微生物叢《そう》――がいかに大きく変化したかを説明している。そこではまた、私が「現代社会における超微生物への進化」と呼ぶものが、感染症との将来の遭遇において新しい真の危険をもたらす理由も、先見の明をもって明晰に解説されている。私たちが取り組んでいる問題とは、簡単にいってしまえば、スローモーションで進む世界的パンデミックだ。一年が過ぎるごとに、抗生物質の効果が少しずつ失われていく。ごく現実的な問題として、私たちは暗黒時代に再び舞い戻る可能性に直面している。そこでは、肺炎や胃腸炎が死刑宣告と同じ意味をもった時代や、死因のトップが結核だった時代のように、今日ではありふれた多くの感染症が重篤な疾患の原因になりうるだろう。

将来の薬剤耐性とそれが人間と動物に与えるだろう壊滅的な影響に関してなされた、最も包括的で信頼できる評価は「薬剤耐性に関するレビュー（Review on Antimicrobial Resistance）」である。この緻密な調査は、デイヴィッド・キャメロン首相時代のイギリス政府によって委託され、ウェルカム・トラストに所属する私の友人や同業者たちが支援したものだ（キャメロン首相は、二〇一六年四月二二日に行われたロンドンでのオバマ大統領との共同記者会見で、現代社会が直面している数々の主要問題のひとつとしてこの問題に言及し、それに対する自分の並々ならぬ意気込みを改めて表明した）。この取り組みはその頭文字からAMRとして知られるようになり、マクロ経済学の国際的権威であり、ゴールドマン・サックス・アセット・マネジメントの元会長、イギリス政府の元閣僚だったジム・オニール卿が指揮を任されることになった。

重要な医学研究のトップになぜ経済学者が選ばれたのかと疑問に感じる人も多かった。だが、私はこれ以上ない完璧な選択だったと思っている。というのも、この問題はあらゆる点で経済的な事象と結びついているからだ――政府、製薬業界、世界の農業、医療機関にとって、抗生物質の費用は多くの場合、償還制度を通じて支払われるものなのだ。マクロ経済学者はものごとを大局的に見るように訓練されており、しかもオニールは世界でも指折りのマクロ経済学者だ。彼はまた、ブラジル、ロシア、インド、中国の頭文字をとったBRICという用語を考え出した人物であり、薬剤耐性に対するきわめて重要なこの取り組みにおいて、それらの国々が果たすべき役割についてもしっかりと理解している。

オニールと優秀な研究者らによるチームは、二年以上の歳月を費やしてこの問題に取り組み、このまま何の手も打たなければ、続く三五年で薬剤耐性菌によって世界で三億人が死亡し、経済生産高が一〇〇兆ドル押し下げられると発表した。既知の疾患で同規模の損害が生じると考えられているのは、インフルエンザのパンデミックだけだ。実際もし現在の傾向が続くのであれば、薬剤耐性菌は心臓疾患や癌さえも凌駕して、世界で最も危険な殺人者へと変貌する可能性がある。

薬剤耐性の問題は新しいものではない。一九六五年、ハーバード・メディカル・スクールの著名な教授であり、半世紀近くにわたり抗生物質の開発と使用のパイオニアでありつづけたマックス・フィンランド博士は、国際的に活躍する八人の専門家を会議に招き、「新しい抗生物質は必要か？」という質問を投げかけた。その会議の結果は数カ月後にとある主要医学ジャーナルに掲載されたが、彼らが至った答えは「間違いなく必要だ」というものだった。十分に治療できない疾病をなくすため、また薬剤耐性の出現により既存の抗生物質の有効性が低減しているという理由で、新しい抗生物質は依然として必要だというのだ。私たちの現在の議論も、結局はこれと同じことを繰り返しているように思える。

当時と現在で唯一違う点があるとすれば、それは一九六五年に利用可能だった抗生物質、あるいはその後に発見された抗生物質のすべてが、いまでは薬剤耐性菌の犠牲者リストに加えられていることだ。

耐性が広がっていく速度は、新しい抗生物質が開発される速度を大幅に上回っている。たとえば、アメリカのいくつかの地域では、肺炎レンサ球菌株——一九～二〇世紀初頭の伝説的な医師ウイリアム・オスラー卿はこれを「死者たちを運び去る船長」と呼んだ——の約四〇パーセントがペニシリンに耐性を示しているという。一方製薬会社にとって、新しい抗生物質を開発する経済的インセンティブは、新しいワクチンを開発する場合に比べて特別高いわけではない。理由はいくつかある。ワクチンと同様、抗生物質は毎日ではなく、特定の機会にしか使われないこと。海外で生産される格段に安価なジェネリックとの競争を余儀なくされること。抗生物質の効果を維持しようと思えば、利用の促進はできず、むしろ制限する必要があることなどだ。

ところがCDCによると、アメリカでは毎年少なくとも二〇〇万人が薬剤耐性菌に感染し、少なくとも二万三〇〇〇人がその感染を直接の原因として亡くなっている。アメリカの年間死者数を見ると、エイズよりもMRSA（メチシリン耐性黄色ブドウ球菌。病院で感染することが多い）で亡くなっている人の方が多いのだ。

ドーマク、フレミング、フローリー、チェーン以前の時代、あるいは私たちの曽祖父母——場合によっては祖父母——が生きていた時代を具体的に思い描ける人はなかなかいない。私たちの多くは、一九四〇年代後半から始まる、すばらしい贈り物としての抗生物質の時代しか知らないからだ。だが、いまから一〇～二〇年のうちにポスト抗生物質の時代がやってくることも十分に考えられる。

薬剤耐性の広がりを止められない、あるいは止めない場合、ポスト抗生物質時代はどのような様相を呈するだろうか？　太陽の下ではなく洞窟の闇の中で暮らすかのような、抗生物質が役に立たない生活とは、実際にはどういったものになるのだろうか？

まずひとつには、過去七〇年の間は食い止められていた細菌によって、多くの人が病気にかかり亡くなるのは間違いない。状況が逼迫すれば、さらに身も凍るような状況が訪れるだろう。感染を効果的に制御する無毒の抗生物質がないとあらゆる手術が危険なものになるので、他に選択の余地がない救命処置を除いては、手術に対して複雑なリスク便益の判断が必要になる。開胸手術、臓器移植、関節置換術はなかなかできなくなり、体外受精もやらなくなるだろう。帝王切開は今日よりはるかに危険な手術になる。癌の化学療法は大きく後退し、新生児および一般の集中治療も同じ道をたどるだろう。ついでに言えば、どうしても必要なとき以外は誰も病院に行かなくなるはずだ。床や壁や空気中に細菌が待ちかまえているからだ。また、リウマチ熱は生涯にわたって影響を及ぼすようになる。結核のサナトリウムも復活するかもしれない。これだけ列挙すれば、このテーマを使って終末論的なSF映画が作れるのではないか。

どうしてそうなってしまったのだろう？　薬剤耐性が急速に広がっている理由を知り、この陰鬱な未来の回避と影響の軽減のために私たちがすべきことを理解するには、それがどのような主要因によって、どこで、いかに起きているか全体像を把握する必要がある。

以下、重要度の低い順に列挙する。

1　アメリカ、イギリス、カナダ、EUにおける人への使用。これらの国では抗生物質の適正使用を最大限に支援してきたが、それでもまだ課題が残っている。

2　それ以外の国における人への使用。これらの国では、薬剤耐性に歯止めをかける試みはこれまでほとんどなされていない。

3　アメリカ、カナダ、ヨーロッパにおける動物への使用。これらの国の食用の家畜、家禽、魚を扱っている業界の多くは、政府や公衆衛生当局による厳しい圧力がないかぎり、抗生物質の濫用問題に取り組もうとしてこなかった。

4　それ以外の国における動物への使用。これらの国に関する信頼できるデータはもっていないが、私たちが知るかぎり、使用量は多く、かつ増加しつづけている。

それでは、いま挙げた薬剤耐性の四つのカテゴリーを、人および動物の人口（個体群）動態と地理という観点からそれぞれ見ていくことにしよう。

アメリカ、イギリス、カナダ、EUにおける人への使用

フルタイムで働いているアメリカ人の夫婦を思い浮かべてほしい。ある日、彼らの四歳になる息子が耳が痛いと泣きながら目を覚ました。父親あるいは母親がその子を小児科に連れて行く。小児科医はおそらくそうした耳痛を頻繁に診察しているのだろう、これもまたウイルス感染症でまず間違いないと診断する。実際ほとんどの場合がそうなのだ。しかしながら、手に入る抗ウイルス薬で耳の感染症に有効なものはない。この状況で抗生物質を使うのは、その子どもがもっている他の細菌を薬にさらし、薬剤耐性という進化の宝くじに当たる可能性を増大させることにしかならない。それでも親は、何らかの薬

を処方されないかぎり、子どもを託児所に預けることも、自分たちが仕事を休めないことも知っている。こうした状況は日常的に生じていて、夫婦の窮状を救うために抗生物質を処方することも大した問題だとは思われていない――たとえ抗生物質が本当に必要なケースがごくわずかしかなかったとしても。

これは典型的な「共有地の悲劇」だといえる。スペルバーグは二〇〇九年に刊行した先駆的著書『広がりゆく疫病（*Rising Plague*）』で次のように書いている。

一九六八年、ギャレット・ハーディンが「サイエンス」誌で発表した「共有地の悲劇」とは、ある個人が［自分自身の］大きな利益のために行動し、その結果生じた社会全体への小さな損害をトレードオフとして受け入れる、というシナリオだ。そのように行動するのがひとりだけであれば、社会が受ける損害も少なくてすむ。しかし全員が同じ行動をとるならば、それによって社会全体が受ける損害も甚大なものになるだろう。

複数の調査が示すところによると、抗生物質が過剰に処方されていて、それゆえ耐性も広がりやすいことは、大多数の人が理解している。だが同時にそうした人々は、耐性は微生物にではなく自分に備わるものだと考えている。つまり、抗生物質を過剰に――それがどれほどの量を指すのかはわからないにせよ――服用すれば、自分に対する薬の効きが悪くなるのであり、それによって危険因子が促進されたとしても、それはコミュニティ全体ではなく自分自身の問題だと捉えているのだ。

言うまでもなく医者は本当のリスクを理解している。だとすれば、抗生物質を過剰かつ不適切に処方した責任を持ち出して彼らを非難すべきだろうか？　多くの場合、その答えはイエスだ。

「ジャーナル・オブ・ジ・アメリカン・メディカル・アソシエーション（JAMA）」の二〇一六年五月三日号で、CDCがある調査結果を発表している。ピュー・チャリタブル・トラストと公衆衛生および医療の専門家が共同で実施したこの調査では、診療所や病院の救急救命室で出される抗生物質の少なくとも三〇パーセントが不要だと判明した。予想されたことだが、大半はウイルスが原因の風邪、喉の痛み、気管支炎、副鼻腔や耳の感染症などの呼吸器疾患に処方されていた。

CDCのプレスリリースは次のように言明している。「患者はこれら一年あたり四七〇〇万件の過剰な処方によって、アレルギー反応、命に関わることもある下痢性疾患のクロストリジウム・ディフィシル感染症といった本来不要な危険にさらされている」。ここからもうひとつの重要な指摘が浮かび上がる。抗生物質は薬剤耐性を加速させるだけでなく、そもそも完全に無害な薬ではないということだ。重い疾患を治療する薬の多くと同じように、抗生物質も副作用をもつ。CDCが挙げた事例では、腸内にいる有益な「善玉」菌も一掃してしまうことでそれが起こる可能性がある。

では、なぜ医師たちは過剰処方をしてしまうのか？　訴訟社会でリスクから身を守るためだろうか？　問題に気づいていないからだろうか？　これについてスペルバーグは次のように述べている。「多くの場合、この問題の中心にあるのは恐怖である。決してそれ以上の話ではない。自分が間違うかもしれないという、思考として意識されない原始的な恐怖だ。その恐怖は、初めて目の前に現れた患者が何の病気なのか我々は知らないということに由来している。ウイルス感染と細菌感染を区別することはできない。どうやってもできないのだ」

「統計に基づいて、そうした兆候や症状を示す患者の九五パーセントはウイルスをもっていると言うことはできる。しかし私は目の前の個人を相手にしており、キャリアを通じてそのような個人を一万人診るとすれば、ときには間違うこともあるだろう。そして、もし間違えてしまえば、その結果は取り返しのつかないものになるかもしれない。これがほとんどの原因だ。患者も同じ恐怖に苦しんでいる。患者がやってくる、彼らは具合が良くない、そして何かを求めている。彼らが求めているのは哲学的議論ではない。自分の具合を良くしてくれる何かだ。だからこそ彼らは抗生物質の処方を求める」

スペルバーグはいくつかの事例も挙げている。最初の事例では、スペルバーグはとある外科のチーフレジデントから電話で相談を受ける。レジデントによると、彼女はいま胆嚢の感染症にかかった患者を担当していて、治療には適切にも狭域スペクトル抗生物質――限られた細菌を標的とする抗生物質――を用いていた。ところが、患者の赤血球数は増加し（肉体が感染症に反応している証拠である）、熱も上がりつづけ、痛みもひどくなっていった。そこで彼女は、ゾシンという製品名で知られるタゾバクタム－ピペラシリンを患者に投与したいと考えた。これは、最も始末の悪い病原体のひとつである緑膿菌を殺す強力な広域スペクトル抗生物質だ。

患者が緑膿菌に感染している可能性はほとんどないのに、なぜそんな高価な抗生物質を使おうとするのか――スペルバーグがレジデントにそう尋ねたところ、彼女は、緑膿菌を心配しているわけではなく、患者の状態が悪化しつづけているからだと説明した。

「そうだね」とスペルバーグは答えた。「でも症状が悪化しているのは胆嚢を摘出する必要があるからだよ」

「ええ、ですけど外傷患者が他にも何人かいて、手術室の予約から外されてしまって、すぐには手術ができないんです。だから、私はただ抗生物質の選択肢を広げたいと思って……」

この出来事を振り返ってスペルバーグはこう述べている。「これはまったくもって理屈に合わない。そのことはレジデントもよくわかっていたが、それでも怖かったのだろう。彼女は患者ではなく自分の具合を良くするための薬として、広域スペクトル抗生物質を望んだのだ」

次の事例では、スペルバーグはレジデントから、これもまた強力な広域スペクトル抗生物質であるシプロを要求された。尿中にグラム陰性菌が見つかった患者に使いたいというのだ。ちなみにグラム陰性とは、ある基準で細菌を二つに大別したときの一方のカテゴリーで、細胞膜の構造で特徴づけられ、特別な染色剤を使って特定される。もう一方のカテゴリーは、特段驚くに値しないが、グラム陽性と呼ばれている。これらの名称は、その染色技術を考案したデンマークの細菌学者ハンス・クリスチャン・グラムにちなんで名づけられた。

スペルバーグが患者の症状を尋ねたところ、何もないという答えが返ってきたという。「だとすれば問題はこうなる——症状をもたらさない細菌尿［尿中の細菌］をどう治療するのか？　その答えはこうだ——治療はしないこと。これが認知的不協和なのは明白だ。もし国家試験にこの問題が出ていたら、そのレジデントは正しく答えていただろう。しかし、試験はしょせんただの紙であり、患者のようにレジデントの顔をじっと見つめることはない。レジデントは怖くなったのだ。我々はこれまでその恐怖に取り組んでこなかった。恐怖に打ち勝つための心理学的な方法をなんとか見つけなくてはならない」

いまの二つの事例を聞いた人は、だいたい次のようなことを考えるかもしれない——医師、特に若い医師がいったん冷静になって、批判的かつ理性的にそれぞれの事例について考えればいいだけの話ではないか、と。それを見越したかのように、スペルバーグはもうひとつの事例を教えてくれた。以前参加した感染症会議で聞いた話だという。

二五歳の女性が、名の知られた医療ネットワークが所管している外来医療施設にやってきた。発熱、喉の痛み、頭痛、鼻水、倦怠感といった症状があるという。典型的なウイルス症候群の症状なので、その施設は適切な手順に従って正確に対応した。つまり、抗生物質は処方せず、その代わりに家に帰って休息して、水分をこまめにとるように彼女に伝えたのだ。もしかしたらチキンスープを飲むようにとも助言したかもしれない。容態を確認するために三日したら連絡するとも言い添えた。

その一週間後、その女性が再びやってきた。彼女は敗血症性ショックを起こしていて、まもなく死亡した。

「あとでわかったことだが、彼女はレミエール症候群だった」スペルバーグは言う。「細菌感染が喉から血流へと広がり、最終的に彼女の頸静脈《けいじょうみゃく》を詰まらせた。およそ一万人にひとりの症例だ。つまり非常に珍しい。しかしこれは先行するウイルス感染の合併症であり、しかも既知の合併症だった。だからこのケースでは、皮肉なことだが、本来ならば不適切な抗生物質を投与することで患者は恩恵を得られたはずだ」

マークの弟のジョナサン・オルシェイカー医師は、ボストン・メディカルセンターの救急科の主任だ。このセンターはニューイングランド最大のセーフティネット病院であると同時に、最も忙しいレベルI外傷センター、救急センターでもある。彼は薬剤耐性の拡大問題に神経をとがらせている。またその一方で、ミスをして患者を傷つけてしまうのではないかという医師や看護師の懸念についてもつねに気にかけている。

ジョナサンは次のように言っている。「緊急医が聞きたくないセリフは、「先週診た患者のことを覚えていますか?」というものです。なぜなら、次にこう続くことがわかっているからです。「じつはその患者にその後こんなことが起こりまして……」」

「ドアをノックする者全員に抗生物質を処方している医師は、そうなってしまう前にこうした体験を何回していると思う?」とスペルバーグは問いかけている。

それ以外の国における人への使用

前項で見た国々の人口は合計で八億六七八九万八〇〇〇人、これは世界人口のおよそ一二パーセントにあたる。もし私たちが、これらの「第一世界」で薬剤耐性が広がる速度を大幅に抑えられたとしても、この問題を国際的な優先事項としなければ、最終的に起こるかもしれない世界規模の大惨事に対して、短期的で限定的な影響しか与えられないだろう。

BRIC諸国は、それぞれほぼ同レベルの発展状態にある。人口は合計で三九億三八三〇万人になり、これは世界全体の五四パーセントだ。そして世界には、それ以外に三四パーセント、およそ二四億九四四〇万の人々が暮らしている。私たちは「自分たちの」一二パーセントのなかで薬剤耐性を抑制することでさえ非常に苦労しているが、残りの八八パーセントの状況はそれよりずっと悪いと思われる。

そうした国では多くの場合、抗生物質がアスピリンや点鼻薬のように店頭で買えてしまう。医師の処方箋さえ必要としない。処方箋なしの抗生物質の店頭販売は違法なことが多いが、取り締まりもゆるく、低所得および中所得国では大々的に売られているケースが少なくない。

私のように公衆衛生の分野に携わっている人間は、処方箋なしの抗生物質の使用は完全に停止すべきだと確かに考えている。だがその一方で、抗生物質を買う前にまず医者にかかる必要があると、どうしたら発展途上国の人々に言えるというのか？　そうした国では、数千人あたりひとりか二人の医師がいればましな状態かもしれず、もし幸運にも医者が見つかったとしても、そもそも経済的余裕がなくて診てもらえないこともあるだろう。インフラの改善なしに店頭販売を禁止するという現実を無視した発想は、机上の空論にすぎない。

それと同時に、世界の貧困層にのしかかる薬剤耐性の大きな負担も理解する必要がある。現在有効な抗生物質でも、特許が切れているものはわずかな費用で手に入る。だがそれらが効かなくなってしまえば、新しい薬は一回分で何ドルもするようになるだろう。貧困層にはとても手が届かなくなる。

ロンドン・スクール・オブ・エコノミクスはＡＭＲに委託された分析に答えて、三つの大陸にある四つの経済的新興国――インド、インドネシア、ナイジェリア、ブラジル――だけで、毎年五億件近くの下痢症疾患が抗生物質で治療されており、二〇三〇年までにそれが六億件以上に増えると予測されると報告した。報告からは、この問題の規模の大きさと、不衛生な水と環境の明白な影響が読み取れる。もし薬剤耐性の拡大によって、未来のある時点で、そうした下痢性疾患を手頃な抗生物質で治療できなくなるとしたら、いったいどうなってしまうだろう。

発展途上国では、抗生物質の多くが管理のゆるい、あるいはまったく管理されていない施設で製造されている。また何百万という貧しい人々が、衛生環境が不十分な、密集した都会のスラムでひしめいて暮らしている。この状況はより多くの病人を生み出し、微生物が薬剤耐性という特性を互いに共有する多くの機会をも提供する。

発展途上国における薬剤耐性の問題を別の角度から見るために、一九～二〇世紀初頭に最も壊滅的な被害をもたらした病気のひとつ、結核を取り上げてみよう。

世界のさまざまな地域、とりわけアジアにおいて、結核は抗生物質で広く治療可能な疾患だったが、現在ではMDR（多剤耐性）、XDR（広範囲薬剤耐性）、あるいはTDR（完全薬剤耐性）に分類される菌株によって引き起こされる疾患になりつつある。

これは遠い国だけで起きているのではない。「結核患者を診療したことがあります」とCDC所長のトム・フリーデン博士は述べている。「使える薬がもう残っていない患者たちをアメリカで担当したのです。とても恐ろしく、無力であると感じました。自分たちがそこにいる意味はなかったのですから」。このとおりアメリカでもこの問題に直面しているのだ。発展途上国の苦しい状況が想像できるだろう。

公衆衛生分野のトップジャーナリストであり、『悪魔を食い止める（*Beating Back the Devil*）』と『スーパーバグ（*Superbug*）』の著者でもあるマリン・マッケンナは、私たちに次のように述べた。「アメリカ国内であっても、これらの菌株が見られる国からやってきた人が暮らす地域ならば、いまでは結核患者の肺の一部を切除することにしています。これでは一九世紀の医術ですよ！」。彼女は抗生物質の実務、政策、耐性について一〇年以上調査を続けてきた。これまでのところ、問題の数は解決策の数をはるかに上回っているという。

アメリカ、カナダ、ヨーロッパにおける動物への使用

とはいうものの、人に使われている抗生物質の量は、全体の使用量で見ればさほど多くない。アメリカ、カナダ、ヨーロッパでは三〇パーセント程度であり、残りは動物、特にペットや食用に殺す動物のために使用されている。

私たち人間が買う抗生物質は、白やオレンジのプラスチックボトル、ときにはブリスターパックに入れられてグラム単位で売られている。だが、大規模な農場経営者や牧場経営者は抗生物質をトン単位で購入する。

食用動物の飼育に使われる抗生物質には四つの用途があるが、程度の差こそあれ、そのどれもが現代社会におけるタンパク質食品生産への取り組みから生まれたものだ。私たちは非常に大量の食用動物を生産し、きわめて高密度の状態でそれを育てている。たとえば、鶏や七面鳥の大規模飼育場、牛や豚の多頭集団肥育場、工業型の養魚場などである。大規模な生産施設が高レベルのバイオセキュリティ――病原菌の動物への接触を制限する施策――を導入している場合、動物が感染症にかかる可能性も低くなる。一方で病原菌がいったん侵入してしまえば、その拡大は急速かつ広範囲なものとなってしまう。そのため私たちは、抗生物質を使って感染症の治療を行う。またそれ以前に、感染症を防ぎ、抑制するためにも抗生物質を使用している。健康な動物に投与することで、他の個体から病気がうつらないようにしているのだ。さらには、成長を促進するためにも抗生物質は使われている。

一九四〇年代後半、ニューヨーク州のレダール・ラボラトリーズ社の近隣の漁師たちは、マスが以前より大きくなっていることに気づいた。著名な生化学者トーマス・ジュークス博士が、同僚のロバート・ストクスタッド博士とともにその奇妙な現象を調査してみたところ、レダールの工場から排出されていた抗生物質、オーレオマイシンが原因でマスが巨大化していることがわかった。家畜を用いた実験でも同様の結果が出ると、この偶然の発見は農業のブレイクスルーとして歓迎されることになった。

私たちは、食料生産動物をより大きく太らせ、一頭あたりより多くの肉が得られるようにするために、特定の抗生物質を数十年にわたって繰り返し投与してきた。いわゆる成長促進剤と呼ばれるものだ。FDAは農産業界と協働して、成長促進を目的とした抗生物質の使用を段階的に減らしていく自主計画を実行してきた。EUは一九六九年にこの目的のための使用を禁じたが、感染症の予防、コントロール、治療には依然として抗生物質の力を借りている。AMR報告書によると、成長促進のための抗生物質の使用は、高所得国の農業経営者にとってごく控えめな利益、たいていは五パーセント未満の成長しかもたらさないことを示す証拠が次々と見つかっているという。

こうした形での抗生物質の使用はどのような影響をもたらすだろうか？　AMRのチームは、食料生産における抗生物質の使用を扱った査読付き論文二八〇本を調査してみた。すると、これらの論文のうち学術機関の研究グループのものは一三九本あり、そのうちの一〇〇本（七二パーセント）が、動物への抗生物質の使用と人の薬剤耐性の間につながりがあるというエビデンスを示していることがわかった。動物への抗生物質の使用と人の感染症の間に関連を見いださなかったのは、七本（五パーセント）にすぎなかった。

二〇一五年、薬剤耐性の拡大が次々と報告されることに危機感を募らせたオバマ政権は、「薬剤耐性菌との戦いに関する大統領諮問委員会」の設立に踏み切った（あらゆる政府機関と同様、これも頭文字をとってPACCARBと呼ばれる）。委員長を務めたのはマーティン・ブレイザー博士。五章で見たマイクロバイオームに関する画期的な研究を手がけた人物だ。ところが、一流の専門家たちをもってしても、農業用抗生物質の削減のための有効な提言を用意することはできなかった。委員会は、FDAが近年、獣医に成長促進目的の抗生物質の使用中止と監視を要請することで、動物への使用を減らそうと努めてきたと指摘した。だが一方で、その要請には何の罰則もなく、二〇一二年に導入されて以来、何かしら成果が上がったというエビデンスがほとんど見つからないことも認めた。

委員会のメンバーのひとり、カンザス州立大学の獣医であり、農業用抗生物質の専門家でもあるマイケル・アプリー博士は、動物への抗生物質の使用はすべて獣医の手に委ねるべきだと主張するとともに、この問題に関してはさらなる調査が必要だと呼びかけている。その言葉通り、これまでのところ抗生物質の使用は実質的に獣医の裁量に任されているが、解決への進展はわずかしか見られていない。

スウェーデン、デンマーク、オランダのような見識ある国々は、農業での使用を制限したうえで包括的な監視システムを作り、人と動物の病原菌に薬剤耐性が広がる速度を監視してきた。ユトレヒト大学の臨床感染学教授ヤープ・ワーヘナール博士によると、オランダは伝統的に人への抗生物質使用率がEUで最も低いが、主要な農産物輸出国ということもあり、動物への使用は最も高かったという。オランダ保健省はこの状況を改善するため、達成すべき基準を毎年設定し、その結果報告を遺漏なく行うよう事業者に義務づけている。また、動物用の抗生物質は資格を有した獣医にしか処方できず、最も強力な抗菌剤については、それを使う以外の合理的な選択肢がないという証明が必要になる。

　こうした進歩的な対策を講じている国はほとんどない。発展途上国の面々は、欧米型の肉中心の食生活を取り入れると同時に、その肉を生産するために欧米型のアグリビジネスの手法も導入した。つまり、動物の成長促進のために大量の抗生物質を使うようになったのである。

　その帰結として、いま薬剤耐性が恐るべき速度で拡大している。たとえば、広域スペクトル抗生物質に分類されるフルオロキノロン系抗菌薬も耐性化が進んでいるもののひとつだ（この抗菌薬は、分子構造の中心にフッ素（フルオリン）原子があるため、このような名前がついた。またここには、科学の一般名が「フロキサシン」で終わる、シプロなどの化学物質が含まれる）。広く尊敬を集める経済学者であり、感染症と薬剤耐性の影響を専門に研究している疫学者でもあるラマナン・ラクシュミーナラヤンは、二〇一六年のNIHでの講演で、家畜生産における一般的な病原体に見つかる薬剤耐性の割合は、一九九〇年には一〇パーセントだったが、一九九六年には八〇パーセント以上に上昇したと指摘している。

　公衆衛生に携わる私たちは、もうずいぶん前から、アメリカ国内で動物への抗生物質の使用がどれほど広がっているのか、どのような目的で使われているのかを突き止めようとしてきた。だが食用動物の生産者は、数字や管理データを手放すことにつねに消極的だった。大規模な食肉生産者は、そうしたデータを私的な所有物だと主張している。スーパー耐性菌の増加に関して業界を非難する道具として利用されるのではと危惧しているからだ。マーティン・ブレイザーは、人への抗生物質の年間使用量が四〇〇〇トンであるのに対し、動物では一万四〇〇〇トンにのぼると見積もっている。とはいえ、私たちが抗生物質の使用量を表すのに用いている総トン数のような大まかな値は、抗生物質のタイプや、それがどこで、いかに管理されているかについては何も語らない。この事実そのものが、もっとましなデータが議論の余地なく必要なことを示している。アメリカでの成長促進目的の抗生物質の投与は段階的に減ってきていると考えられるが、それがどの程度の速度で進んでいるのかは定かではない。複数の信頼できる情報源によると、アメリカのアグリビジネスにおける抗生物質使用の増加率は、全体として、家畜の生産の成長率よりも高いことがわかっている。二〇〇九年から二〇一四年にかけて、抗生物質の使用は二二パーセント増えている。

抗生物質使用に関する確実なデータの必要性は、院内感染が発生した頻度を報告する必要性になぞらえることができるかもしれない。アメリカの病院は院内感染のデータ提出が義務づけられているが、最初からそうだったわけではなく、その提案がなされた当初は病院にも相当のためらいと反発があった。ところが今では報告システムも整い、病院側もそれが主な後押しとなって、治療を受けている患者が他の感染症にかかるのを防止する方策を講じるようになった。公衆衛生にとって、食用動物における抗生物質使用の詳細なデータは、ただの数字にとどまらないきわめて重要な情報である。私に言わせれば、私的な所有物だという主張よりもつねに優先されるべきものだ。その情報がなければ、将来の安全な使用のための目標すら立てられないからだ。

二〇一六年五月一〇日、FDAは農業用抗生物質を販売する企業が出す年次報告書の要件を改定するルールをまとめた。それによって該当企業は、これまで提出していたもの――食肉動物の飼育業者に販売した抗菌薬の全体量――に加えて、牛、豚、鶏、七面鳥などの種別に細分化した数字を報告しなければならなくなった。

FDAは声明で次のように請け合っている。「新しい販売データは、主要な食料生産種に使用される抗菌薬がいかに販売され、流通するかについての当局の理解を向上させるだろう。それと同時に、医学的に重要な抗菌薬の慎重な使用を確かにする、さらなる試みの一助となるだろう」

この動きは歓迎すべきことで、これによって農業分野での抗生物質使用が把握しやすくなるはずだ。反省があるとすれば、私たちがここまで到達するのに四〇年の歳月が必要だったことだが、他の国々がこれから同じことをするのに新たに四〇年間を費やす必要はない。アメリカ、カナダ、EUでの抗生物質使用量を減らすことだけに焦点を合わせるのは、タイタニック号の船体に氷山があけた一二平方フィートの穴に三平方フィートのつぎはぎを当てて、船が直ったと喜ぶようなものだ。

それ以外の国における動物への使用

抗生物質の使用は第一世界の外でも急速に増加しており、すでに大きな問題を引き起こしている。マーティン・ブレイザーの推定によると、中国では年間八万一〇〇〇トンの抗生物質が人に使用され、農業にもそれと同じ量が使われているという。それ以外にも中国は、年間八万八〇〇〇トンの抗生物質を輸出している。中国およびその他のアジア諸国では、本格的な規制監督は実質的に存在していないといっていい。ニューデリーに本拠を置く科学環境センターは、二〇一三年九月から二〇一四年六月にニューデリーの市場で購入した七〇の鶏肉サンプルのうち、四〇パーセントに抗生物質の残留物が含まれていたことを報告している。ブレイザーは、インドに関して信頼できるデータは見つかっていないと考えている。だが私たちがもっている情報を総合的に判断すれば、インドが世界最大の抗生物質の生産国であり、また使用と輸出においても世界トップだとかなりの確証をもって推測される。

マリン・マッケンナは、抗生物質を最も利用している国としてインドと中国を挙げ、特にインドについては「この件については完全に機能不全に陥っている」と述べた。彼女の指摘の多くは、二〇一六年にブルームバーグニュースが実施した調査によって裏づけられている。

もうひとつ、私たちが巻き込まれている背筋の凍るような厄介事の例を見てみよう。中国におけるコリスチンの使用に関するものだ。コリスチンは、それ以外にはまったく反応しない細菌に対する最終手段として使われる抗生物質で、一九四九年に日本で分離され、一九五〇年代に開発が進められた。この薬は肝臓に悪影響を与える可能性があるので、絶対に必要な場合でなければ使われることはない。中国でも人には使われていないが、農業分野では使用されている。しかもその量は一年で数千トンにものぼる。同様にベトナムでも動物への使用のみが承認されているが、実際には獣医からそれを譲り受けた医師が人の患者に使用している。

インドなどのそれ以外の多くの国では、コリスチンが人にも使われている。たとえば、有害な副作用の少ない他の抗生物質に耐性ができてしまったため、コリスチンは、新生児に見られる特定の血流感染症に有効なほぼ唯一の薬になっている。だが、ブルームバーグは次のような出来事を伝えている。二〇一五年初頭、インドのプネーにあるキングエドワード記念病院でのこと。重い血流感染症にかかった二人の赤ん坊を治療していた医師は、その細菌がコリスチン耐性をもっていることを発見し、赤ん坊のひとりは亡くなってしまった。病院のＮＩＣＵ主任のウメシュ・ヴァイジャ医師はこう述べている。「コリスチンを失ってしまえば、我々は何の手も打てなくなる。これ以上に心配なことはない」。インドの一部の病院では、検査した菌株のうち一〇パーセントから一五パーセントがコリスチンに耐性をもっていたことが判明している。

　さらに悪いことに、一部の細菌はプラスミドと総称される独立したＤＮＡ分子を共有できる。中国の研究チームは、あるプラスミド上に、コリスチン耐性を付与するｍｃｒ‐１という遺伝子を発見している。より近年では、ＮＤＭ‐１（ニューデリー・メタロ‐β‐ラクタマーゼ１）も検出されている。これは、多剤耐性菌に対して使われる重要な抗生物質、カルバペネムから細菌を保護する酵素だ。

　北京にある中国農業大学獣医学部教授の沈 建 忠《シェン・ジェンチョン》博士は、ブルームバーグ記者のナタリー・オビコ・ピアソンとアディ・ナラヤンの取材に対し「中国の農業でますます大量に使われるようになったコリスチンによる淘汰圧が、大腸菌のｍｃｒ‐１獲得につながった可能性があります」と語っている。だからといって、世界中に無数に存在する大腸菌のすべて、あるいはその多くが耐性を得るとは考えられない。だが、農業用抗生物質の無差別な使用を通じて薬剤耐性がいかに広がるかという点では、憂慮すべき問題だ。

　ちょうど本書が完成に近づいたころ、アメリカでもコリスチン耐性をもった大腸菌の存在が知られるようになった――ペンシルベニア州に住む四九歳の女性の尿中に見つかったのである。この歓迎されない事態を扱った論文が米国微生物学会のジャーナルである「アンチマイクロビアル・エージェンツ・アンド・キモセラピー」に掲載された直後、ＣＤＣのトム・フリーデンは次のように述べた。「この出来事は、抗生物質にとってのゴールがそれほど遠くないことを示している。言い換えれば、我々は、集中治療室に入れるべき患者、つまり有効な抗生物質のない尿路感染症にかかった患者がいる状況に突入してしまったのかもしれない」

インドの養鶏企業の多く――同地のマクドナルドやＫＦＣに肉を供給するものを含む――は、コリスチンをシプロフロキサシン（シプロ）、レボフロキサシン、ネオマイシン、ドキシサイクリンなどの重要な抗生物質と組み合わせた、抗生物質のカクテルを使用している。ピアソンとガネシュ・ナガラジャンの記事には、「農家への取材でわかったのは、インドでは家畜への使用が認められているその種の抗生物質は、ときとしてビタミン剤や飼料添加物とみなされており、病気を未然に防ぐために使われていたことだ。これは薬剤耐性菌の発生につながる使い方だ」と書かれている。

「コリスチンとシプロフロキサシンの組み合わせは想像を絶する愚挙である」とは、ウェールズのカーディフ大学医微生物学教授、ティモシー・ウォルシュ博士のコメントだ。

二〇一一年、インド政府は「薬剤耐性の封じ込めに関する国家政策」と題する文書を発表し、人用抗生物質の店頭販売、および治療を目的としない家畜への使用の禁止を求めた。だがこの要請は業界関係者からの激しい抗議を受け、すぐさま撤回されることになった。

こうしたことは、いったいどんな結末につながるのだろうか？　ひとつの可能性として、治療不可能な細菌感染症が世界の食料供給に直接入り込むことも十分に考えられる。おそらくそれが究極のフランケンシュタインシナリオといえるだろう。

第一七章　薬剤耐性との戦い

エボラウイルス病が発生するオッズはかなり低いが、当たってしまえば配当金はとても高い。薬剤耐性についていえば、オッズは高く、配当金も同様に高いままだ。それは私たちのすぐ鼻の先で起きている。

――ジョシュア・レーダーバーグ

世界には七三億の人々が暮らしており、そのうちアメリカ、カナダ、ヨーロッパの人口は約八億六九〇〇万人、全体のおよそ一二パーセントを占めている。ここにオーストラリアとニュージーランドを加えることもできるが、それで数字が大きく変わるわけではない。しかしながら、それらの国々はいくつかの点で重要だ。まず科学において支配的な立場にある。そして、新しい医療機器や治療法の発展において、また新しい薬、ワクチン、抗生物質の開発においても支配的な立場にある。

いま挙げたような医薬品の特許が切れると、代替品のジェネリックが主に海外で生産される（半分以上がインドと中国で生産されている）。その後、アメリカ、カナダ、ヨーロッパをはじめ世界中で販売されるわけだ。こうした話を聞けば、この問題に関して世界中の国々が密接に関係していることが容易に理解できるだろう。したがって、アメリカを含む第一世界の人口が全体のわずか一二パーセントだったとしても、それ以外の国々が薬材耐性に関する政策や計画に注力する前に、まず第一世界に目を向けるのは不思議ではない。もしアメリカやカナダやヨーロッパが抗生物質を人と動物に対して適切に使うことができていなければ、その他の国々がどうして私たちに従ってくれるというのか？

薬剤耐性に関する私の最初の論文は、一九八四年の「ニューイングランド・ジャーナル・オブ・メディシン」に掲載された。薬剤耐性を獲得したサルモネラによる致命的な感染症をテーマにした論文だ。それ以来、私は薬剤耐性疾患の問題と公衆衛生への影響にますます危機感を募らせている。私はまた、悪化の一途をたどる薬剤耐性問題を三〇年以上にわたり研究するなかで、専門家組織、政府の委員会やワークグループに積極的に参加してきた。そして、人と動物への使用において拡大する薬剤耐性の危機を阻止するために、ただちに取り組むべき四つの優先事項があると考えるに至った。そのうちのあるものは金がかかり、あるものは実質的に無料である。だが、どれも実施する必要があり、実現不可能なものはひとつもない。

四つの優先事項とは以下のとおりだ。

1　抗生物質による治療が必要な感染症を予防する。
2　現在ある抗生物質の有効性を保護する。
3　新しい抗生物質を発見、開発する。
4　抗生物質に対する負荷を取り除くまったく新しい解決策を見つける。

抗生物質による治療が必要な感染症を予防する

第一の優先事項は、少なくとも制度的環境に関しては、具体的な進展が最も見られるものだ。

二〇一三年、ＣＤＣはアメリカにおける一八の「切迫した脅威」、「重大な脅威」、「憂慮される脅威」を挙げた。うち七つは、通常は病院や介護施設などの医療の場で曝露される細菌に関係している。これは驚くにあたらない。なぜなら、入院患者の半数以上は来る日も来る日も抗生物質を服用しており、患者の二五人にひとりは健康に影響のある感染症を少なくともひとつはもっているからだ。

医療現場が関与する薬剤耐性菌感染症をコントロールするには、二つの独立した行動が必要となる。ひとつは、抗生物質を思慮深く利用することで薬剤耐性の進行を遅らせること、もうひとつは、感染防止対策を強化して薬剤耐性菌の伝播を防ぐことだ。この二つの行動を成功させるのに必要な道具はすでにそろっており、そのために偉大な発見を待つ必要はない。だが、実際に仕事をやりとげるには、十分なリソースとトレーニングが要求されるだろう。また、患者の転帰を正確に評価したり、避けられた耐性感染が起きてしまった場合は誰かが責任を取れる体制にしておく必要もある。

前章で指摘したように、院内感染の報告を最初に病院に求めたとき、多くの医師や病院管理者は「これで病院はめちゃくちゃになってしまう」とため息をついた。今ではこの施策こそが、病院が感染防止に力を入れる最大の要因になったことが明らかになっている。それ以前でも、ほぼすべての病院が感染防止プログラムを作成し、なかにはすばらしい成果を上げていたものもある。だが、政府が実績に基づいたインセンティブ（報奨金や制裁金など）を提供すると、状況は加速して改善しはじめた。抜かりのないことに、メディケア・メディケイド・サービスセンターは患者の転帰を医療費の支払いに結びつけた。この一手により、治療初期における抗生物質の使用がかなり抑えられることになった。

その他の予防策は、こまめな手洗いなど簡単なものばかりだ。医師のセンメルヴェイス・イグナーツがオーストリア人の同僚たちに示して、院内での死亡を防ぐために手を洗ってから患者に触れるようにしたのは、いまから一六〇年以上も前の話だ。だが、その教訓を学んでいない医療関係者はまだ大勢いる。大半の統計が示すところによると、看護師よりも医師の方が遵守率は低いという。

国際的な観点では、安全な水、基本的な衛生習慣と公衆衛生を、それが不足している場所に提供することに重点を置くべきだろう。こうしたインフラが不十分であれば、感染症が蔓延する大きな要因になるからだ。世界では水を媒介とする下痢症で毎年二〇〇万人以上が命を落としている。汚染された水は、細菌が人間と環境のあいだを行き来するのを助け、薬剤耐性遺伝子の拡散を促す。

もし各国のインフラが改善され、安全な水と適切な公衆衛生が得られるようになれば、現在治療の場で処方されている抗生物質の多くが不要のものとなるだろう。

AMRの予備報告書は次のように述べている。「世界銀行と世界保健機関が公表したデータからは、収入の影響を均した場合、公衆衛生へのアクセスが五〇パーセント増加すれば、その国の平均余命が約九年半延びると考えられることがわかった」

WHOも同じような調子で、世界中の五歳未満の児童に肺炎球菌ワクチンを接種すれば、肺炎レンサ球菌による死から年間八〇万人の命を救えると提言している。「ランセット」に掲載された関連研究は、この施策によって年間で一一四〇万日分の抗生物質が節約できると見積もっている。私が自分のキャリアを通じて信じてきた真理のひとつに「数えられるものに従って行動すべきだ」というものがある。それゆえ私は絶えず病気の監視や調査を重視してきた。つまり、患者を見つけて数えるのだ。これはきわめて重要なことだ。病気やそのアウトブレイクについて知らなければ、私たちはそれに対して何の対策も立てられないだろう。CDCは、新しいインフルエンザ株を即座に検出するシステムをもっているが、薬剤耐性菌についても同様のシステムを構築するために六七〇〇万ドルをかけたプログラムを開始すると二〇一六年七月に発表している。

今からおよそ一年前、WHOの最高意思決定機関である世界保健総会は、統一基準を設けて世界レベルのデータを収集、分析、共有する取り組みを支援するために、グローバル薬剤耐性監視システム（GLASS）というプログラムを開始した。だがその運営は有志の加盟国によるもので、支援のための専用の資金が用意されているわけでもない。

それ以外にも、部分的に重なっている三つの地域的なネットワーク——ラテンアメリカ、中央アジア、東ヨーロッパ——があるが、こちらも資金が限られているため、カバーできる地域にも制限がある。これらのプログラムは、私たちが最終的に必要としているもの、つまり包括的で迅速な監視機構のための手付金のような意味合いをもっていると私は見ている。そうした監視機構があれば、新しい感染症が発生したときに、アメリカばかりでなく世界中の各地域に警告を発することができるだろう。

また、そうした監視システムは、細菌のアウトブレイクが広がる前にそれをとどめる可能性ももっている。それによって不要な病気を防ぐばかりか、そのたびに何百、何千の抗生物質の投与の必要性を取り除くこともできる。

現在ある抗生物質の有効性を保護する

抗生物質の保持に関する議論において、とりわけ重い意味をもつ単語がひとつあるとすれば、それは

〝科学〟でも〝研究〟でも〝資金〟でもなく、〝行動〟である。

医療基準と医療現場の観点から見て、現行の抗生物質の有効性を保護するための鍵は、私たちの業界でスチュワードシップ〔適切な管理〕として知られているものだろう。メルク社のバリー・アイゼンバーグ博士は、スチュワードシップを「正しい診断によって、正しい時期に正しい期間だけ、正しい患者に与えられる正しい薬」と定義づけている。ここからわかるのは、すべての病院に感染症の専門家を最低でもひとりは配置し、強力な抗生物質が不適切に使用されないようにその処方をコントロールする必要があるということだ。患者のために特定の抗生物質が必要となったとき、その感染症の専門家の許可が必要となる。

残念ながら、医師の多くは患者の治療に関する決定権を手放したがらないので、これは言うは易く行うは難しである。スペルバーグは臨床医の立場から次のように述べている。「病院でスチュワード・プログラムを管理する立場の人や、それに従事する人たちと話をしてきたが、「自分は制限プログラムを喜んで実施したいのだが、先生たちがそれを許さない」という告白を山ほど聞いたよ。では、どうして我々は医師に協力を求めるのか？　ここでの基本的な考え方は、もし抗生物質が社会的信頼みたいなもの、つまり、私の抗生物質の使用が誰かの使用可能性に影響し、誰かの使用が私の孫の使用可能性に影響するならば、なぜ我々は人々に選択する余地を残すのかというものだ。個人の自主性は他者に影響を与えないかぎりにおいて許されるというのが、我々の社会の認識なのだから」

強力な抗生物質の使用ガイドラインをより厳しく制限することで、まれにではあるが致命的な間違いを犯す可能性もある。あの使い古された冷笑的な決り文句が言っているように、「医学は精密科学ではない」のだ。医師には「自分のいまの行為は将来の社会にどんな害を与えるか?」と「自分はいま患者にどんな害を与えるかもしれないのか?」という二つの選択肢が与えられている。スペルバーグは、有効に機能しているスチュワードシップとは、抗生物質を処方せずに患者が死ぬ場合があることだと認めた。発熱や喉の痛みなどを訴えた二五歳の女性が、来院した一週間後に敗血症性ショックで死亡した事例のように。

「ひとつの間違いを防ぐために一万人に不適切な抗生物質を処方すれば、益よりも害の方がずっと大きくなることはわかっている」とスペルバーグは述べる。「しかしながら、あなたが失うのはあなたを頼りにしていた人であり、自分ひとりでうまくやれていた人ではない。リスクを相対的に評価することなどできないという非合理性と恐怖に社会として対処できないかぎり、抗生物質の過剰使用はなくならないと思う」

抗菌薬スチュワードシップを有効なものにするには、病院、医療サービス、個人診療による抗生物質使用の報告義務を導入する必要がある。濫用や悪用をしていた者を公開すれば、信用が低下し反省を促すことができるだろう。近年の研究によると、抗生物質の処方率を公表した医師を追跡調査したところ、使用量の大幅な減少が見られたという。個人診療においては、最終的に保険会社や政府からの償還率の調整につながる可能性もある。

もうひとつの戦略は、「パブリック・コミットメント(公言)」として知られる心理学の原理を利用するものだ。具体的に言えば、医師には患者に向けてだいたい次のようなことを宣言してもらう。「この診療所では、ウイルス感染症の患者には抗生物質を処方しません。効果がなく、害があるからです」。こう述べることは、医師と患者の双方が適切な標準治療とは何かを最初から理解し、それに対して安心感を抱く効果をもたらす。医師は自分の言った言葉を守ろうと思うだろうし、患者は自分が期待できるものについて考えを改めるだろう。実際にこの方法を採用した病院や診療所では、抗生物質の処方が平均で二五パーセント減少している。また患者には、不適切な抗生物質使用を食い止める活動に自分も参加しているという意識が芽生えた。

いくぶん初歩的に感じられるかもしれないが、抗生物質の有効性を保護するためのスチュワードシップにおいて利用できる、最も強力な三つの心理学的ツールとは以下のものだ。広く説明し、遵守しない場合は社会的評判に訴えること、経済面における正と負のインセンティブ、そしていま説明したパブリック・コミットメントだ。これらのツールを賢く利用すれば、事態は改善していくことだろう。

アメリカ国内で認可された医薬品に関しては、例外なく国の使用ガイドラインが公開されている。そうしたガイドラインの作成にあたり大きな責任を担っているのが、米国感染症学会（ＩＤＳＡ）の会員をはじめとする専門家たちだ。言うまでもなく、製薬会社は自社の薬が少しでも包括的なものとして認められるよう望んでいる。そうすれば、より広範囲の消費者に向けて商品を販売できるからだ。その際、医師や病院への営業活動は非常に効果的になる。でなければ、製薬会社があれほどの時間、予算、労力を費やすことはないだろう。私たち医療関係者は自分を律することを忘れてはならない。

ガイドライン作成の際には、抗生物質使用の優先順位を定めて、その限定された内容を表示ラベルに記載することが望まれる。もしかすると、次のように疑問に思う人もいるかもしれない。そうした対策はどれくらい大きな影響を及ぼすのだろうか？　医師たちは本当に薬のラベルを読んで、それに従っているのだろうか？　いや、多くの場合そうではない。だが、ラベルに表示される使用ガイドラインの範囲を狭めれば、製薬会社が売り出せる市場の規模も制限できる。精神科が使う強力な向精神薬が不適切に使用される場合、それはたいていがガイドラインから外れた適応外処方だ。だが強力な抗生物質の場合、その不適切な使用はガイドラインに則った処方であることが多い。

この問題の解決は簡単そうに見えるし、またそうあるべきだが、実際はそうなっていない。法令の定めるところにより、FDAは安全性と有効性を確証的に示す臨床データに基づいて医薬品の評価と承認を行っている。だが抗生物質の場合、この過程だけでは不十分なのは明らかだ。よって議会は、FDAが抗生物質の使用を特定の深刻な疾病に制限でき、表示ラベルにもそれが反映されるようにする旨の法案を通過させる必要がある。

国のガイドラインや製品の表示ラベルに、真に危険な細菌（緑膿菌やアシネトバクターなど）に有効な数少ない抗生物質は、一般的な細菌感染症（ペニシリンやエリスロマイシンで十分治療可能なもの）にも使ってよいと書いてあれば、医師もこの問題に加担することになってしまう。

現在のような状況では、スペルバーグが例に挙げた外科のチーフレジデントがゾシンを使いたがった理由は容易に理解できる。国のガイドラインにそれが可能だと明記されているからだ。この点を考えれば、有意義な形でのガイドラインの絞り込み――各感染症ごとに使用する抗生物質の優先順位を定めること――を、私たちの〝やることリスト〟に早急に加えるべきことがわかるだろう。

私たちの勧告は、これまでのところアメリカ、カナダ、ヨーロッパで効力を発揮している。裏を返せば、それ以外の国々での抗生物質の浪費を食い止めるのに、私たちは限られた影響力しか持ち合わせていないということだ。こうした現状を変えるには、薬剤耐性の問題に関しては世界全体が運命共同体なのだと理解してもらうこと、およびそのための国際的な取り組みがまず必要だと私は考えている。希望の光は、地球規模の気候変動に関する国際的な認識と行動を促す啓蒙活動が実を結びはじめているように見えることだ。抗生物質の有効性を守るためには、同様の教育プログラムが必要である。ここ何十年かアメリカで見られた禁煙キャンペーンと同じくらいの影響力をもったプログラムが必要なのだ。

もちろん、マリン・マッケンナも指摘しているように、抗生物質のキャンペーンは禁煙の場合ほど単純でも直接的なものでもない。タバコは健康に深刻な悪影響を与えると明言できるが、抗生物質の場合ははるかに微妙なメッセージを伝えなければならないからだ。抗生物質は適切に利用すれば奇跡のような効果をもたらすが、本当に必要な場合でなければ一切使うべきではない。だがその一方で、過剰に使用してほしくないのは確かだが、具合が良くなってきたからといって、患者が処方を無視して勝手に服用を中断するのは勘弁してほしい、などなど……メッセージの微妙さをわかってくれただろうか。

CDCはこれまでも抗生物質に関する教育活動を実施してきたが、それはお世辞にも十分とはいえないものだった。それに対してマッケンナは、公衆衛生にとってこれほど重要で複雑な問題なのだから、政府の後援を得て、禁煙の啓蒙活動と同じくらい大がかりな取り組みを行う必要があると提案している。

食用動物に関する抗菌薬スチュワードシップにおけるアウトリーチは、巨額の金銭がからむ問題でもあるため、より複雑なものになるだろう。だが、この問題を医学と経済学という二つの観点から研究してきたラマナン・ラクシュミーナラヤンは、育種技術が発展するにつれ、抗生物質が動物の成長に果たす役割はしだいに小さくなっていくと見ている。彼によると、アメリカで豚の成長促進剤として使われている抗生物質が姿を消した場合、そのプラスの要因とマイナスの要因をすべて勘案すれば、結果として生じる経済的影響は豚一頭あたりわずか一・三四ドルの値下げにとどまるという。もし私たちが、信頼できるデータをもってこのひとつの問題に取り組むことができれば（豚ばかりでなく牛や鶏についても）、真の変化をもたらす第一歩を踏み出せるだろう。

私たちは、病気の動物のための抗生物質の安全で適切な使用をこれからも求めていく。病気の動物は食用動物のこともあるし、仕事やレクリエーションのための動物、ペットとして大切にしている動物もここに含まれる。現時点では、抗生物質が安全かつ適切に使用されているとは、とても言えない。今日使われている抗生物質は、畜産施設の不衛生さや過密状態をごまかし補うことが主な目的となっているからだ。この状況は科学的、人道的理由から是正する必要がある。ラクシュミーナラヤンのような専門家であれば、その経済的影響を解明することも十分可能なはずだ。

二〇一六年に私たちCIDRAPは、抗菌薬スチュワードシップに関する最先端の情報プラットフォームをウェブ上で立ち上げた。これはきわめて重要なことだったと思う。サイトでは、世界中のコミュニティに向けて、この問題のあらゆる側面に関する包括的で、信頼できる最新の情報を提供している。

新しい抗生物質の発見と開発

ここからは、有効な抗生物質を新しく発見し開発するという課題について見ていこう。この課題は、薬剤耐性が拡大するにつれてますます解決困難になっているが、私たちの科学力を凌駕しているわけではない。結局のところ、抗生物質が発見されてから四分の三世紀の間に人類が培養した細菌は、地球上の細菌の一パーセント程度にすぎないのだ。もっと役に立つ細菌がどれくらい待っているのかは誰にもわからない。

営利目的の巨大企業が、新しい抗生物質開発の最大の功労者になるという未来は期待できない。抗生物質の開発はもはや従来のビジネスモデルにそぐわなくなっているからだ。臨床試験と承認検査にかかる初期費用と時間は、機会費用と並び、参入意欲を削ぐ大きな要因だ。また、有効性を保護するために使用が制限され、めったに使われない薬よりも、毎日使われる薬に予算と開発資源を投入する方が、製薬会社にとってはずっと大きな利益にもなる。

二〇一六年七月、BARDA、ウェルカム・トラスト、英国オールダリー・パークのAMRセンター、ボストン大学ロースクールは、「新しい抗生物質の前臨床発見と開発に焦点を合わせた、世界最大級の官民パートナーシップ」の創設を発表した。BRADAは本プロジェクトの初年度に三〇〇〇万ドルを拠出。AMRセンターは初年度に一四〇〇万ドル、五年間で最大一億ドルの資金提供を行う。新たな組織がさらに加わることも見込まれている。このパートナーシップの目的は、「開発の初期段階で、薬剤耐性菌感染症の治療の選択肢になりうる有望な抗生物質の候補を明らかにすること」だ。

なかなか期待を抱かせる滑り出しだが、あくまでこれが出発点であることを忘れてはならない。予算も潤沢のように思えるが、実際はどうだろう。他のプロジェクトと比較してみることにしよう。指導的な立場にある多くの専門家が、欧州原子核研究機構（CERN）のような国際的、科学的な取り組みを要求する声を上げてきた。CERNとは、宇宙の基本構造をさぐることを目的として設立された世界屈指の素粒子物理学の研究所である。「ランセット・インフェクシャス・ディジーズ」の二〇一六年一月一二日号では、ロイド・クザプルスキ博士を筆頭とする二四人の著名な科学者が、CERNのLHC

（大型ハドロン衝突型加速器）プロジェクトの費用が約九〇億ドル、国際宇宙ステーションの費用が約一兆四四〇〇億ドルであることを指摘し、「薬剤耐性問題に取り組むための抗生物質の研究および開発には、この二つのプロジェクトの費用をそれぞれ下限と上限にした投資が必要だろう」と結論づけている。

実現しそうにない話ではある。だがこの指摘からは、一流の専門家たちが同問題をどれほど重く見ているのかが伺える。もちろん、薬剤耐性問題によって二〇五〇年までに世界で三億人が死亡、一〇〇兆ドルの経済損失が予想されるというAMRの報告を知れば、誰もが自然にそう思うはずなのだが。

私たちが提案するのは（ワクチンのときと同様に）軍事企業的なモデルである。抗生物質の問題が国家が担うべき信頼に関係しているならば、この考え方は確かに筋が通っている。このモデルでは、意思決定の一部が市民の代表者の手に委ねられる。これも防衛産業で見られるもので、たとえば空母や戦闘機などの装備が必要だと判断するのは国防総省であり、同省が主体となって入札を募り、開発契約を結ぶ。

空母や戦闘機ならば、唯一の購入者は政府になるが、新しい抗生物質の場合はそうではない（もちろん、メディケア、軍、退役軍人省、およびその他のプログラムを通じて、政府は主要な購入者になるだろうが）。抗生物質開発のための官民パートナーシップが果たす役割のなかでも特に重要なのは、契約した製薬会社から財政的な負担と時間的な制限を取り除くことだ。また製薬会社は、表示ラベルの制限と引き換えに、その抗生物質が本当に第一選択薬である場合には、割増価格を設定することもできる。

私たちは誰しも処方薬の金額に不平をもつものだが、この場合には、真の価値という視点から考える必要がある。たとえば、新しい抗生物質がそれまでのジェネリックよりもずっと高価ではあるものの、従来よりも二、三日早く患者を退院させられるのであれば、真の価値は、その二、三日分の入院費用を考處に入れたものになるべきだ。同様に、新しい抗生物質の価格の高さが、その薬がなければ対処不可能な細菌への有効性を失わないために一般的な使用を制限されているせいなのであれば、その真の価値をコスト評価で捉えることはまずできない。

このモデルが実現すれば、万事がうまくいくように思えるかもしれない。だがマリン・マッケンナは、そうした楽観論に対して次のように釘を刺している。たとえ私たちがこのモデルに従ったとしても、「ある時点で、誰かが何らかの資金メカニズムを考え出して、新しい薬が市場に流れ込むようになるでしょう。そうした新しい薬は、私たちが自分の行動を変えなければ、古い薬を使い尽くした途端に使い果たされます。私たちが行動を変えないかぎり、決してこの問題の先を行くことはできないのです」

抗生物質に対する負荷を取り除くまったく新しい解決策を見つける

薬剤耐性の問題をこれまでと違った形で解決する道はないだろうか？　それは、薬剤耐性を推し進めない形で感染症を予防し治療する方法を検討することで見つかるかもしれない。

何よりもまず、現在および将来起こりうる薬剤耐性菌感染症に対応できる、基本的なワクチンの研究と開発を優先する必要があるだろう。

宿主修飾療法も有望だ。この療法は細菌を殺そうとするのではなく、宿主——患者の体——に何らかの働きかけをすることで感染を遅らせるものだ。例を挙げれば、患者の炎症反応を鈍くしたり、あるいは反対に活性化させることが含まれる。

感染症を受動的に治療するというやり方もある。たとえば、患者を毒素を放出することで攻撃するブドゥ球菌やジフテリアなどの細菌の場合、その毒素を中和できれば、病原体を殺すのと同等の価値をもつことになる。こうした治療のひとつは、実のところ抗生物質の発見以前から行われていた。それが血清療法、つまり一八九〇年代にドイツ人医師エミール・フォン・ベーリングが発明したジフテリアの治療法である。この治療法では、同じ感染症にかかっていた人の血清を患者に注射する。

もうひとつの受動的な治療法として、分裂や成長に必要な栄養（たとえば鉄）を原因菌に与えないというものが考えられる。細菌は鉄を自分で作り出すことができず、宿主から盗まなければならない。ということは、鉄を〝隠す〟方法さえ見つかれば、細菌の生化学経路を攻撃する必要もなくなるかもしれない（細菌はこの攻撃によって耐性を得ることが可能になる）。こうしたアプローチは、今後数十年で著しい科学的発展を期待できる領域だ。

また、バクテリオファージを利用する方法も考えられるだろう。バクテリオファージはリシンという酵素を生産するウイルスで、その酵素で細胞壁を溶かして特定の細菌を殺すことができる。つまり、病気を引き起こす細菌だけに感染するこのウイルスを故意に取り込むことで、患者を治療できるわけだ。この考え方はかなり以前から理解されていたが、実用化に必要な厳密な臨床試験は行われていない。これもまた、さらなる精度の高いデータが期待される分野だ。

AMR報告書は、コンピュータサイエンスと人工知能の急速な発展により、ビッグデータを処理して症状ごとの抗生物質の最短の服用期間を割り出したり、初期診断時の医者を支援したりすることが可能になると予測している。これは農業用抗生物質の分析にも適用できる。

最後に、迅速診断検査とバイオマーカー検査の開発と実用化は、ウイルス感染と細菌感染を区別する一助となるだろう。ここまで見てきたように、この二つの感染が似ているからこそ、医師は念のために不要な抗生物質を過剰に処方してしまうのだった。こうした検査は疾病監視にもきわめて有用だ。多くの専門家は、そのための技術がすでに存在していると考えているが、わざわざ開発および実用化する経済的なインセンティブはないかもしれない。それはひとえにメディケアや保険会社が何に対して金を支払いたいかと考えるかにかかっている。たとえば、検査結果が陽性だった場合に処方される抗生物質より検査費用の方が高ければ、この検査に対する風当たりは非常に強くなるだろう。その一方で、安価な薬剤の多くをいつか使い尽くしてしまったとき、迅速検査は、たとえその費用がまったく変わっていなかったとしても、相対的にはるかに経済的な手段となるだろう。

国際的にも薬剤耐性の脅威に対する認識が深まってきているようだ。二〇一六年四月には、WHO、日本政府、国連食糧農業機関、国際獣疫事務局の賛助のもと、アジア太平洋地域の一二カ国の保健大臣がマニラで会合を開いている。

WHO西太平洋地域事務局長の申英秀《シン・ヨンス》博士の声明によると、二日間の会議を終えたあと、各国は薬剤耐性との戦いでの相互連携を約束し、次のような認識に至ったという。「今日の人類の健康にとって薬剤耐性菌は最大の脅威のひとつである。有効な抗生物質を保有することは、国家の社会的、経済的発展に非常に重要だ。その一方で、行動を起こしてポスト抗生物質の時代を回避する機会は限られている」

薬剤耐性問題に対する包括的、国際的な取り組みについての深刻な見通しは、二〇一六年五月のAMR報告書「薬剤耐性菌感染症へのグローバルな取り組み――最終報告と勧告」に見つけることができる。内容に大きな驚きがあるわけではない。だが、報告書の執筆陣とAMRという組織がもつ評判と信頼が、そのメッセージに必要な推進力を付与することは期待できよう。

このAMR報告書では、先に挙げた四つの優先事項のそれぞれを掘り下げている。そしてそれに伴い、世界的な問題意識の向上、公衆衛生と水質の改善、農業用抗生物質の使用規制、監視の強化、迅速診断への投資、代替療法の研究、商業的に採算の取れない治療への支援、新しい抗生物質への投資の奨励、抗菌薬スチュワードシップに関する世界的な協調体制の確立といった勧告がなされている。

これらの勧告の半数以上は、この問題ばかりではなく、世界の公衆衛生のあらゆる重要な側面にも等しく適用される。そのため、起こらないかもしれない危機を回避するために大量のリソースを投入するという批判にはあたらない。この主導的な取り組みは、抗生物質の有効性を維持するのに役立つだけでなく、世界の健康一般を改善する助けになる。それより大切なことが他にあるだろうか？

AMR報告書の執筆陣は、家畜に使われる抗生物質を減らし、食用動物の飼育現場への関心を増し、人の重篤な感染症治療の最終手段として使われる抗生物質の使用を中止し、食料生産者に政府だけではなく国民に対しても抗生物質使用に関する情報を提供するよう求めるために、一〇年目標を立てることを提言している。肉や魚の販売者に抗生物質使用の有無の表示が義務づけられれば、それを選択する消費者の好みも小売市場に反映されることになるはずだ。意識向上キャンペーンが行われている場合は、その効果はさらに後押しされるだろう。

報告書は、一〇あるプログラムに対して次の一〇年でかかる費用は四〇〇億ドルにのぼると見積もっている。だがその金額は、二〇五〇年までの発生が予測されている薬剤耐性感染が原因で失われる約一〇〇兆ドルの世界生産に比べれば、ごく少額にすぎない。

報告書の執筆陣は、「ひとつの国がAMR問題を単独で解決することはできない。我々の提案した解決策が効果をもつには、その問題の拡大に手を貸している国々が少なくとも必要となる」と認めている。たとえば、もし中国かインドのいずれかが参画できない、出資できないとなれば、AMRが提案した解決策の多くはうまく機能しないだろう。

これは簡単な仕事ではない。気候変動に世界の目を向けさせる仕事と比べても、おそらく簡単とは言い切れないだろう。こうした対策が受け入れられ、実行される可能性がどれくらいあるかについては、これからでも議論していけばいい。だが、対策をまったく、あるいは不十分にしかとらないときに何が起こるかについては、現時点ですでに議論の余地はない。

ジム・オニールは、委員会の勧告が何らかの結果につながるという、慎重ながらも楽観的な見方をしている。彼による最初のエールは、二〇一五年にトルコのアンタルヤで開催されたG20サミットで送られた。薬剤耐性問題を扱うという約束を閉会のスピーチに盛り込んだのである。オニールはこう述べている。「金融業界での私の経験から申しますと、G7あるいはG20で取り上げられた議題が実際に何らかの行動に移される前に立ち消えになってしまうことは、まずありません。現在では、同時にもっと多くの役割を果たしたいと望んでいる組織や部局が多数あります。私の夢は次のような声明を述べることです。「G20の閣僚たちは本日、新薬の市場参入報奨制度の支援に関して妥結した細目の実施に努めること、およびその報奨金を支払う新しいグローバルファンドを設立することで、合意に達しました」」

オニール自身もまた、二〇一六年にスイスのダボスで開催された世界経済フォーラムにおいて製薬業界が出した声明にエールを送られる形になった。そのフォーラムで一堂に会した、製薬、ジェネリック、診断器具、バイオテクノロジー分野の八〇以上のトップ企業と主要な業界団体が、薬剤耐性菌（いわゆるスーパーバグ）に対する包括的な対策を講じるよう、政府と業界に呼びかけたのである。このダボスの声明がたんなる企業のリップサービスにすぎなかったのか、実際に変化を呼び込むものなのか、現時点では答えはまだ出ていない。

この委員会とそれによる勧告は、私たちがいまできる最善の行動だ。この機会をしっかりつかまえられないのだとすれば、孫たちになぜきみたちが抗生物質の保護なしに生き抜く方法を学ばなければならないのか、その理由を説明する準備をしておくべきだろう。

第一八章　インフルエンザ——伝染病の王

世界中で一〇〇〇万以上の人々の命を奪う原因として、最もありそうなのは、自然を原因とした、あるいはバイオテロによるエピデミックでしょう。

——ビル・ゲイツ

（「ニューイングランド・ジャーナル・オブ・メディシン」二〇一五年四月一五日号）

インフルエンザとして知られる季節性のウイルス感染症が発生したからといって、エボラウイルス病やジカ熱などのときのように騒がれることはない。だがインフルエンザウイルスへの感染は、無症状から死に至るまでさまざまな健康状態と結果をもたらす。実際、季節性インフルエンザは、アメリカだけで毎年三〇〇〇人から四万九〇〇〇人の命を奪っている。つまり交通事故死者数と同じか、それ以上の数の死者を出している年もあるわけだ。確かに、死者の多くは高齢者、免疫力が落ちた人、あるいはそもそも健康に問題があった人たちである。私たちは、高速道路での死者数のように、毎年のインフルエンザの死者数を自分個人の脅威マトリックスに当てはめた結果、心配する必要はほとんどないと判断しているようだ。たとえ近所のドラッグストアで安価で提供されていて、数年間はそれなりの予防効果が期待できるとしても、多くの人はわざわざ予防接種を受けようとさえしない。

年ごとに新しいワクチン製剤が必要になるのは、人間を介して広がるインフルエンザウイルスが不安定で頼りないものだからだ。人から人へと感染するとき、そのウイルスは実に容易に突然変異を起こす。

インフルエンザウイルス――一本鎖RNAをゲノムとしてもつウイルスの科に属する――は、その核タンパク質に応じて、A型、B型、C型という異なるタイプに区別される。多くのRNAゲノムウイルスがそうした特徴をもつように、このウイルスもまた高い変異率を有し、増殖の際に頻繁に遺伝子再集合を起こす。変異は、ひとつのウイルスがひとつの肺細胞で増殖するときに〝ミス〟を犯すことで生じる。一方の遺伝子再集合は、二つの異なるインフルエンザウイルスが同時に人や豚に感染したときに起きるものだ。二つのウイルスはその後、互いの遺伝物質を交換したり再配置したりして、新しいハイブリッドのウイルスを産出する。

インフルエンザウイルスの変異は普通、ウイルス株にわずかな変化しかもたらさないが、それでもワクチンの有効性を確保するためには、その変化に合わせて（ときには年ごとに）ワクチンを更新する必要がある。ウイルスのこの比較的小さな変化のことを抗原ドリフト（抗原連続変異）と呼ぶ。他方、遺伝子再集合では大きな変化が起きる。その結果、それまで人類が経験したことのないまったく新しいウイルスが出現し、そのウイルス株によって次なるパンデミックが引き起こされる可能性もある。このような大きな変化のことを抗原シフト（抗原不連続変異）と呼んでいる。こうした抗原ドリフトや抗原シフトのおかげで、免疫系はその新しいウイルス株を新顔として認識することとなり、新たに攻撃を加えるべき対象としてしばしば扱うことになる。

人と動物の両方でパンデミックを引き起こすA型インフルエンザウイルスは、ウイルス表面に見られる二つのタンパク質、ヘマグルチニン（HA）とノイラミニダーゼ（NA）によってさらに分類できる。ヘマグルチニンは、鍵穴にぴったりはまる鍵のように、接触した肺の細胞に結合する能力をもち、そうすることによってウイルスの増殖プロセスが開始される。HAが結合した肺細胞の遺伝機構は、インフルエンザのビリオン（ウイルス粒子）を大量生産しはじめ、やがて細胞がはちきれると、何千もの新しい粒子が飛び出して、他の細胞と結びつく。一方のノイラミニダーゼの目的は、こうしたウイルス粒子をひとつの細胞の束縛から解放して周囲に広げ、さらには咳によって外部に吐き出すことだ。オセルタミビル（商品名タミフル）やザナミビル（リレンザ）といった、ほとんどのインフルエンザに有効な抗ウイルス薬は、このNAの機能を阻害することで効果を発揮する。これらの薬をノイラミニダーゼ阻害薬と呼ぶのはこのためだ。

A型インフルエンザウイルスはH3N2、H1N1、H5N2などと表記されるが、これはそのウイルスがもつHAとNAの種類をそれぞれ示している。専門的には、インフルエンザウイルスは、その型とHAおよびNAの種類に応じて、たとえばA（H3N2）のように書かれるが、A型に関するかぎり、たとえばH3N2のように型を省略することがある。今のところ、A型では一八種類のHA亜型と一一種のNA亜型が確認されており、すなわち可能な組み合わせは一九八通り存在することになる。現時点で最新のパンデミックである二〇〇九年のインフルエンザは、H1N1に分類されるウイルスが原因だった。これは一九一八年に世界に壊滅的な損害を与えたウイルス株の子孫だ。

ミネアポリスの電話帳に載っている七四人のドナルド・ピーターソンがみな別人であるように、同じHAとNAをもっている二つのインフルエンザウイルスが、実際には異なるウイルス株ということもある。たとえば一九七七年から存在していたH1N1は二〇〇九年にも同じように人の間に広まっていた。だがその後、メキシコに出現したH1N1は、それとは異なる新しいウイルスだった。豚の集団で遺伝子再集合が起こり、そこから広まった可能性が高いと考えられている。古いH1N1に感染したことがある人も、この新しいH1N1には無防備だった。その結果起きたのが、二〇〇九～一〇年のヒトインフルエンザのパンデミックである。

一九一八年に起きたパンデミックの解説としては決定版と言える『グレート・インフルエンザ』（平澤正夫訳、共同通信社）の著者ジョン・バリーは、次のように述べている。「インフルエンザについて第一に理解すべきことは、それがすべて鳥インフルエンザであることだ。自然に発生するヒトインフルエンザウイルスというものは存在しない」。A型インフルエンザの主要な病原巣（レゼルボア）、つまり感染源は、野生の水鳥である。鳥はどこにでも移動が可能で、実際そうするので、呼吸と排泄物を通じて容易にウイルスを広めることができる。動物インフルエンザウイルスは人にはなかなか感染しないが、鶏や七面鳥などの家禽、犬、猫、馬、豚などには簡単に拡散していく。

なかでも豚は、鳥インフルエンザウイルスを人に感染させるうえで重要な役割を果たす。豚の肺の細胞は、鳥ウイルスとヒトウイルスの両方に適合するレセプターをもっているため、インフルエンザウイルスが〝互いに出会い〟、混合するには理想的な場所だからだ。それればかりでなく、人、鳥、豚のウイルスがすべて混ざり合い、想像もつかない新しいインフルエンザウイルスを生み出す、三つの種による遺伝子再集合さえ考えられる。新しいウイルスがどれほどの脅威になるかは、そのときに回転する遺伝子のルーレット盤によって決められるだろう。一九一八年に行われたルーレットは、病原菌にとってジャックポットのような大当たりになった。

パンデミックの可能性という面から見れば、多数の人、鳥、豚が密集している場所ならば、どこでも最大級の危険地域だと言える。中国や東南アジアの食品市場、アメリカ中西部の工業的畜産農場などがその例にあたる。

前述したとおり、インフルエンザウイルスは変異しやすく、互いに混ざり合う。それを考慮すれば、このウイルスが感染性微生物界の百獣の王になることは十分にありうる。インフルエンザは一般的な風邪くらい軽症な場合がある一方で、天然痘くらい恐ろしく、命に関わる場合もある。しかも天然痘よりも罹患しやすい。だからこそ疫学者たちはこの特別な獣を恐れている。

インフルエンザが、エボラウイルス病やマールブルグ熱といった点発生源と思われる病気——アウトブレイクを描いた小説や映画の基本設定に置かれそうな病気——と大きく異なる点は、もうひとつある。感染症の疫学者ならばみな知っているように、インフルエンザはパンデミックが将来必ず起きると断言できる唯一の感染症なのだ。

実際インフルエンザのパンデミックは、一六世紀以降少なくとも三〇回は発生している。そして私たちの現代社会には、その目前に迫った復活にとって必要な材料がすべてそろっている。

以前の章で述べたように、一九一八年のインフルエンザパンデミックに匹敵するようなアウトブレイクは、近年発生していない。このパンデミックは一般にスペインかぜと呼ばれている。だが実のところ、それはアメリカ、具体的にはカンザス州ハスケル郡の農業環境が発生源だった可能性がある。ウイルスが豚から人に広がったのか、あるいはその反対なのかはわかっていない。疫学的なエビデンスが示すところによると、ウイルスはそれから東に向かい、大規模な陸軍基地（現在のフォートライリー）にたどり着き、新兵とともにヨーロッパに渡ったと考えられる。閉じた狭い空間での軍事訓練や共同生活という密集した状態、そして海を越えての大規模な兵士の移動は、どちらも状況を間違いなく悪化させたことだろう。

大多数の季節性インフルエンザウイルスとは違い、一九一八年のパンデミックの原因となったH1N1ウイルスは、反ダーウィン主義だったと言える。どういうことか？　そのウイルスは、老人や幼児や衰弱した人――免疫系が脆弱あるいは未発達な人々――ではなく、最も強い「適者」、そして妊婦の命を重点的に狙ったのである。原因は五章で見た「サイトカインストーム」が健康な人々に起きたことだった。この免疫系の過剰反応は、肺、腎臓、心臓などの臓器に重大な損傷を与えるもので、サイトカインストームによって瀕死の状態にある患者の治療法は、一九一八年からそれほど進歩していない。二〇〇九年のH1N1のパンデミックは、多くの死者を出したわけではなかったが、死亡例にはかなりの数の若年成人が含まれていた。その原因は、一九一八年と同様、インフルエンザが引き起こしたサイトカインストームである。

スペインかぜによる死は悪夢のようなものだった。まず症状が現れてから数時間で血液が肺の気腔に漏れはじめる。二日目までには、肺は酸素をふんだんに含んだ「スポンジ」から、血が染み込んだ「ぼろきれ」に変わった。患者は文字通り自分の体液で溺れて苦しんだのである。当時の報告書には、「ある強健な者が最初に症状を訴えたのが午後四時、死亡したのは午前一〇時だった」と記録されている。

サイトカインストームを持ちこたえた人でも、二次感染によって引き起こされる重い肺炎にかかって死亡する場合が珍しくなかった。気道を保護する働きをもつ上皮細胞がインフルエンザウイルスによって破壊されたため、細菌が容易に肺に感染できるようになったからだ。いまとなっては、ウイルスによる死か、あるいはそれに続く細菌による死だったのかを確認する手立てはない。だが罹患率と致死率から見れば、大半は最初のウイルスによる死だったと考えられる。したがって、もし当時の人々が抗生物質をもっていたとしても、それほど役には立たなかっただろう。

一九一八年のパンデミックでは、ニューヨーク市だけで二万一〇〇〇人が孤児になった。流行の範囲は非常に広く、ボストンとボンベイで同時にピークを迎えたほどだった。ジョン・バリーによると、あまりにも死亡率の高かった一部の国や地域では、死体の埋葬が追いつかなかったという。アメリカも例外ではなく、ほぼすべての都市で棺が不足する事態になった。また、労働者の多くがインフルエンザにかかり、場合によっては死亡したため、通常の市民生活も商業活動も成り立たなくなった。餓死をした病人もいた。食料がなかったわけではない。病人に近づきたくないと考えた人が大勢いたからだ。患者に症状が現れるまでは感染しないエボラウイルス病のようなウイルスとは違い、インフルエンザウイルスは自覚症状が出る前でも他人に感染する。

最新の分析によると、スペインかぜによる世界の死者数は一億人に達している可能性があるという。これは第一次世界大戦における兵士と一般市民の合計死者数をはるかに凌駕する数字だ。一四世紀にヨーロッパで猛威をふるった腺ペストと肺ペストは、当時の人口の相当な割合を消し去ったが、こと死者数だけに着目するならば、歴史上最も人間を殺したパンデミックは一九一八年のインフルエンザだ。一九一八年の秋から翌一九年の春までの半年間にインフルエンザが原因で死亡した人間の数は、エイズを引き起こすウイルスが発見されてから三五年の間に、それが原因で亡くなった人間の数よりも多い。

このアウトブレイクの影響はきわめて甚大で、アメリカの統計上の平均寿命がまたたく間に一〇年以上短くなったほどだった。一九一八年の世界人口が現在の約三分の一だったことに留意していただきたい。

一九一八年のパンデミック以降も季節性インフルエンザは毎年発生したが、そのなかでパンデミックになったものが三つあった。一九五七年のアジアかぜ（H2N2）、一九六八年の香港かぜ（H3N2）、二〇〇九年の豚インフルエンザ（H1N1）だ。どれも一九一八年クラスの惨状をもたらすことはなかったが、それでも世界の罹患率、致死率は著しいものだった。二〇〇九年の場合も、公衆衛生当局はH5N1の拡散に注意深く目を光らせていた。東南アジア発のこのウイルスでは、それまでヒト‐ヒト感染は確認されていなかったが、動物から人へと感染した場合の致死率は六〇パーセントにものぼった。

一九七六年には次のような事件もあった。ニュージャージー州のフォートディックス駐屯地で数人の兵士が病気になり、そのうちひとりが死亡した。原因は、一九一八年のウイルス株によく似たH1N1だと思われた。そこで公衆衛生当局は万全の対策を取ることに決め、ジェラルド・フォード大統領に公的資金による大規模なワクチン接種プログラムを承認するよう求めた。当時はまだ、一九一八年のパンデミックを経験した人が大勢生きていたのだ。ワクチン接種は実施されたが、フォートディックス以外でこのインフルエンザにかかった人間がそもそも現れず、心配されたパンデミックも当然起こらなかった。ワクチン接種プログラムに意味がなく、ワクチンの副作用としてギラン・バレー症候群を発症する人も出たことで、この公衆衛生当局の対応は、パンデミック対策に対する不信感と懐疑論を植えつける結果となった。ある意味、私たちは現在でもその負の遺産と戦っている。

いま振り返っても、公衆衛生当局を非難するのは難しい。フォートディックスの兵士がH1N1に感染している証拠を目の当たりにして非常に警戒したことは、十分に理解できるからだ。だが、もし私たちがもう一度それをやり直さなければならないとすれば——そういう日はいつかやってくるだろう——

まずワクチンを増産し、その後ウイルスが広がりはじめたかどうかを確認してから、大規模な接種を実施するだろう。

テネシー州メンフィスにあるセント・ジュード小児研究病院のロバート・ウェブスター博士らは、二〇〇九年のパンデミックの原因となったH1N1を分析し、それが北米の豚インフルエンザウイルスに由来することを突き止めた。またこのウイルスが、ヨーロッパの豚インフルエンザウイルスの系統から二本の遺伝子分節を獲得していることもわかった。

大多数の人は、二〇〇九年のパンデミックも蓋を開けてみれば被害は軽微だったと考えているが、それが当てはまらない人も少なからずいる。世界で見れば、H1N1ウイルスの感染によって三〇万人が死亡し、そのうち八〇パーセントが六五歳未満だったと推定されているのだ。アメリカでは最初の年に六〇〇〇万例以上の感染があり、一万二〇〇〇人が死亡したとCDCは報告している。注目すべきなのは、アメリカの死者の八七パーセントが六五歳未満だったことだ。これは、一般的な季節性インフルエンザの死者の九〇パーセント以上が六五歳以上であるという事実と著しい対照をなしている。そのため二〇〇九年のパンデミックは、死者の数に関しては平均的な年のインフルエンザと変わらない一方で、平均年齢に関してはずっと低いものとなった。その年のH1N1の〝お気に入りの犠牲者〟は、妊婦、肥満者、喘息あるいは特定の神経筋疾患をもっている者で、重症例や死亡例のおよそ六〇パーセントを占めた。このパターンは、規模はずいぶん小さいが、一九一八年に世界が経験したものと酷似している。

インフルエンザのパンデミックには明確に異なる二つのパターンがあることが今ではわかっている。ひとつは、一九一八年と二〇〇九年のパンデミックに見られたように、重症例や死亡例が若年成人に偏っているパターン。もうひとつは、一九五七年のH2N2と一九六八年のH3N2のパンデミックに見られたように、一般的な季節性インフルエンザ同様、死者の大半が高齢者というパターンだ。一九一八年と二〇〇九年のパンデミックによるアメリカの死者の平均年齢は、それぞれ二七・二歳、三七・四歳だった。当時の平均寿命はそれぞれ四八歳、七八歳である。それを考慮に入れると、二〇〇九年の死者は一九一八年の死者に比べて、実際はより若い層だったことが伺える。一方、一九五七年と一九六八年のパンデミックによる死者の平均年齢は、それぞれ六四・二歳、六二・二歳だった。平均年齢はそれぞれ六八歳、七〇歳なので、ずいぶん近いと言える。

私たちの研究グループは、二〇世紀の三つのパンデミックと二一世紀のひとつのパンデミックにおける早期死亡の程度を計算してみた(「六五歳未満の死者が失った年数」として知られる統計)。その結果わかったのは、二〇〇九年のパンデミックの人への影響が、死者数だけを反映したときよりもはるかに大きくなることだった。このことは、将来のパンデミックに備えるにあたり重要な留意事項となるだろう。なぜなら、重症者と死者の大半が若年成人であるパンデミックと、主に高齢者(その多くが仕事をしていない)に影響があるパンデミックでは、医療資源と世界経済の労働力において劇的な差が生じるはずだからだ。ちなみに、次のパンデミック候補と考えられている鳥インフルエンザウイルス——H5N1とH7N9——による現在の死者の平均年齢は、残念ながら五〇代前半だ。

中等度のパンデミックでさえ、私たちの生活のほぼすべての側面に影響を与える。

現代社会は、ジャスト・イン・タイム物流システムに基づいたグローバルなビジネスモデルで動いている。言い換えれば、あなたがいま使っているものはすべて、あなたの自宅から遠く離れた生産ラインに何らかの点でつながりがある。もしいま中国の労働者の三〇〜四〇パーセントが病気にかかり工場の操業が止まってしまったら、アメリカ国内の倉庫やクローゼットに眠る商品の備蓄では、工場再開までとてももたないはずだ。また、もし世界各地で同時多発的にアウトブレイクが起きて、工場が必要な部品や物資を他の工場から入手できなくなれば、世界貿易が落ち込み経済が低迷するというドミノ効果を目にすることになるだろう。

影響は貿易だけにとどまらない。同様の割合の労働者が数日あるいは数週間にわたり仕事ができなくなれば、都市機能にも問題が生じることになる。ゴミは回収されず、消防士のシフトには穴があき、警察は通報に対応できず、学校は休校になり、医師も看護師も病院に姿を見せなくなるだろう。

なかでも最も深刻な被害を受けるのは、病院および医療システムだ。患者数が収容能力を超えないかぎり、重症のインフルエンザ患者は集中治療室で対処できる。だが重症例が三〇パーセント増加したらどうか？　知っているだろうか——今日の医療現場は予算を理由にあらゆるスリム化が図られ、ほぼフル稼働という状況が常態化していることを。緊急時に急増する患者に対応できる能力はどこにも残っていない。また、呼吸器《レスピレーター》保護具や医療用マスクなど、医療従事者を守るための物資も不足することになる。防護具がなく自分も感染する可能性が格段に高まっているのに、病院で働きたいと思う者がどこにいるだろうか？

もっと恐ろしい話もある。重症のインフルエンザ患者の一パーセントに人工呼吸器が必要な場合、私たちはなんとか対応できる。だがその割合が三パーセントになれば、もうお手あげだ。アメリカにはそれだけの準備がなく、他の国でも状況は変わらない。もし他の国がもっていたとしても、それを貸してくれると思うだろうか？　つまり、患者を救う技術自体はあるにもかかわらず、多くの重症患者が死ぬことになるわけだ。そうした状況になれば、トリアージや医療資源の配分の問題など、誰も直面したいと思わないような難しい選択に対峙しなくてはならない。

二〇〇九年のアウトブレイクが起こる少し前、私たちCIDRAPはある調査を実施していた。対象としたのは、急性期医療、慢性期医療、救急医療など、さまざまな分野で使用される薬剤の専門知識をもった薬剤師たちによる世界有数の団体だ。私たちはそこで、彼らにとって一日も絶対に欠かすことができない薬、言い換えれば、抗癌剤でもなくエイズ治療薬でもなく、それがなければ明日まで命がもたない患者がいる薬は何かを尋ねた。そして、その回答をまとめ、三〇を超えるきわめて重要な薬剤のリストを作成した。そのリストには以下が含まれる。インスリン（1型糖尿病）、ニトログリセリン（血管拡張）、ヘパリン（透析中の血液凝固防止）、サクシニルコリン（手術や挿管や人工心肺装置使用時の筋弛緩）、ラシックス（うっ血性心不全）、メトプロロール（狭心症、重症高血圧）、ノルエピネフリン（重症低血圧）、アルブテロール（気道拡張）、その他さまざまな心臓および循環器系の薬だ。

いま挙げた薬は例外なくジェネリックだ。そして、それらの薬の主な（あるいは唯一の）製造元は海外、とりわけインドと中国である。アメリカ国内に大量の備蓄があるわけではない。供給連鎖《サプライチェーン》も長く、非常に脆弱だ。

インフルエンザのパンデミックによってもたらされる苦痛が、アメリカ国内で感染症にかかる人たちだけに降りかかると限定して考えてはいけない。パンデミックが及ぼすかもしれない悲惨な影響と、薬や治療機会の深刻な不足に起因するあらゆる死について認識し、準備を怠らないようにすべきだ。もし薬の製造に従事するインドや中国の工場労働者が病気で働けなくなってしまえば、あるいはそうした薬を輸送する貨物船の船長が途中で病死してしまえば、それはきわめて重大な問題として私たちの上にのしかかってくるに違いない。

今日のインフルエンザウイルスは、地球の歴史のどの時点と比べてみても、はるかに進化している。それに加えて、私たちの食生活を支える大量の動物たちが、ウイルスを移動させ、ひいては遺伝子変異のルーレットを回転させる増幅因子として機能している。前章の薬剤耐性の話を思い出してほしい。そこで私たちは、世界に生きる七三億の人間を食べさせる必要性について見たのだった。食料を供給するために、世界中で何百万という小規模農場が生まれ、現代的な閉じ込め型の畜産が急速に拡大した。その結果インフルエンザウイルスは、豚や家禽といった宿主を見つけて増殖するためのあらゆる機会を手に入れることになった。世界における家禽肉の年間生産量は八八七二万三〇〇〇トンにのぼり、これは何十億もの鳥が生まれ、育ち、屠殺されたことを意味する。しかもそれらの鳥は、直接間接を問わず人と頻繁に接触するのである。そして、世界で生産される四億一三九七万五〇〇〇頭の豚が、インフルエンザウイルスの進化プロセスに——純粋に生理学的な意味で——最後の一押しを加える。

二〇一五年二月、WHOは「インフルエンザウイルスの不安定な世界からの警戒信号」と題する報告書を発表し、鳥が保有するウイルスが急激に変化して人でのパンデミックが起こる可能性があると警鐘を鳴らした。

野鳥と家禽に今日広がっているインフルエンザウイルスは、現代的なウイルス検出や特性解析が可能になって以来、前例のないほどの多様性と地理的分布を示している。これは全世界が関心を向けるべき事柄だ。

とりわけ、H5亜型とH7亜型の鳥インフルエンザウイルスは最大の懸念事項である。なぜならこれらのウイルスでは、当初は軽い症状しか引き起こさなかったものが、鳥集団に重症例や死亡例をもたらすものへと急速に変異することがあるからだ。いったんこうした変異が起きてしまえば、壊滅的なアウトブレイクにつながり、農家や養鶏産業は巨額の損失を被ることになる。

国際獣疫事務局（OIE）は、二〇一四年の公表開始以来、H5亜型とH7亜型による鳥集団でのアウトブレイクを四一例通告している。そこには、アフリカ、北米、南米、アジア、オーストラリア、ヨーロッパ、中東の二〇カ国で生じた七つの異なるウイルスが含まれている。そのうちいくつかは新しいウイルスで、わずか数年前に野鳥と家禽に見られはじめ、広がったものである。

このWHOの報告書は、二〇一四年一月から二〇一五年二月までの一三カ月間のウイルスの動きを整理してまとめたものだ。それからさらに一三カ月後の二〇一六年三月までに確認されたH5亜型とH7亜型のアウトブレイクは数百例にのぼり、そこには三九カ国で見られた九つの異なるウイルスが含まれていた。

この恐るべきアウトブレイクの急増は、人でのパンデミックが目前に迫っている証拠なのだろうか？必ずしもそうではないが、だからといってその可能性がないわけではない。たとえばH5N1の人への感染は、二〇〇四年以降散発的に八五〇例が記録されているが、そのうちの四四五例、すなわち五二パーセントが死亡している。死亡例の平均年齢は五〇代前半であり、一般的な季節性インフルエンザの場合より大幅に低くなっている。H7N9の場合、その感染が最初に記録されて以来、一二二例（三七パーセント）が死亡している。死者の平均年齢は約五〇歳だ。

これら二つのウイルス以外にも、拡大が懸念されるA型鳥インフルエンザウイルスはある。H5N6は、二〇一三年以降、中国南部および西部、ラオス、ベトナムの鳥集団で広がっていたが、近年では人にも感染が確認された。人に感染する可能性のある鳥インフルエンザウイルスのリストは、いま現在も長くなりつづけている。

二〇一五年には、高病原性（重篤および致命的な疾患を引き起こす）鳥インフルエンザH5N2が、私たちの身近な場所であるミネソタ州はじめ、アメリカ中部の複数の地域に到来した。そして三月上旬から六月中旬にかけて、前例のないアウトブレイクが中西部北部《アッパー・ミッドウエスト》の養鶏場で発生し、二二三軒の農業施設が感染、四八〇〇万羽以上の鳥が死んだ（安楽死を含む）。このウイルスは、アジアからの渡り鳥によって中西部まで運ばれてきたようだ。おそらくミシシッピ川やロッキー山脈周辺の飛翔ルートにおいて、鳥たちの間に広まったのだろう。

何マイルも離れた施設間をH5N2ウイルスがそれほど速やかに移動できた理由は、はっきりとわかっていない。当時、大規模な疫学研究の主任調査官だった私は、そのウイルスが農場から農場へといかに広がったのかを調べていた。だが、その試みにもかかわらず、何が起こったかはいまだ推測の域を出ない。ただ個人的には、ウイルスに感染した野鳥が家禽に接触したあとに、人間を介して――汚染された服や靴を身に着けた人が施設間を行き来したり、汚染された設備を共有することで――広がったと見ている。もしくは、空気感染を介して――家禽が死ぬ前に放出した相当量のウイルスが空気を汚染し、それが鶏舎の外に漏れたことで――広がった可能性もある。

H5N2のアウトブレイクは養鶏産業に壊滅的な打撃を与えると同時に、人における新しいパンデミックの第一歩になる可能性もあった。家禽でのアウトブレイクが起きた郡の多くは、中西部でも豚の閉じ込め型飼育が特に多い地域だ。思い出してほしいのだが、豚自体はインフルエンザに感染しても重い症状をめったに示さなかった。だが豚は、鳥インフルエンザとヒトインフルエンザに同時に感染する可能性があり、そのとき豚の肺はウイルスを混ぜ合わせる理想的なサラダボウルになる。感染源から数マイル以内であればH5N2が空気感染していた可能性が高く、また多くの豚と家禽が同じ敷地で飼育されていることから、豚が感染を逃れられたはずはないと私は確信している。たんに無症状だったか、あるいはインフルエンザの検査を受けなかったか、そのどちらかだろう。最悪の事態が起こらなかったのは、たんに時間が味方してくれたからに違いない。

私は一五年前からインフルエンザの研究を続けてきたが、当時わかっていたと思っていたことでも、じつはよく理解していなかったのだと今になって実感している。このウイルスについて何かを学ぶたびに、それ以上に多くの疑問――人や動物の集団といかに相互作用するのか、なぜ、どのように遺伝的に変化するのか、その変化はどのような結果につながるのか――に直面するが、それに対して確信をもって答えられることは少ない。

したがって、次のパンデミックをもたらす遺伝子変異あるいは淘汰圧がどれほど近づいてきているのか、それに確信をもって答えることは決してできはしない。

第一九章　パンデミック――〝忌まわしい厄災〟から〝避けられない現実〟へ

そしていま、赤死病の存在が明らかになった。それは夜盗のように近づいていたのだ。酔客たちは血に濡れたホールにひとりひとり倒れ、そのまま絶望した姿をさらして死んでいった。黒檀の時計も最後のひとりが息絶えると同時に動きを止めた。かがり火の炎が消えた。そして、闇と腐敗と赤死病がすべてを永遠に支配した。

――エドガー・アラン・ポー『赤死病の仮面』

将来起きるかもしれない一九一八年のようなインフルエンザの世界的流行のリスクを評価するときには、先に指摘した点を心に留めておいてほしい――つまり、私たちは相互に依存したグローバルな社会に暮らしているということだ。そうした社会では、さまざまな遠隔地に短時間で移動ができ、多くの人と豚と鳥がごく近くに生活する場所が無数にある。現代の世界は高性能の混合容器のようなものだ。しかもそこには一九一八年の三倍もの人口が詰め込まれている。

パンデミックをもたらすのが、現在動向を追っているインフルエンザウイルスのいずれかなのか、あるいはこれまで存在を知られていなかったウイルスなのか、それはわからない。私たちが知っているといえるのは、何が起こっているか理解したときには、すでにそれは広がっているということだ。そのときになって準備ができていなければ、私たちは風を手でつかむような苦しい戦いを強いられるだろう。

元財務長官であり、世界的に名を知られるマクロ経済学者のローレンス・サマーズは、この点について当を得た指摘をしている。以下、全米医学アカデミーのグローバル・ヘルス・リスクの枠組みに関する委員会の報告書「グローバルセキュリティの忘れられた側面――感染症の危機に対処するための枠組み」の発表時になされたサマーズの基調演説から引用する。

我々の目前に置かれた諸問題のなかでも、パンデミックとエピデミックは、政策の注目度の低さに比べて、世界に与える深刻度が非常に高い課題と言える。人類にとってこれほど重要度が高く、これほど注目されていない課題はない。直接的な形で比較してみよう。もし現在のような状況が続けば、次の一〇〇年間でエピデミックとパンデミックによって人類が負うことになるコストは、地球規模の気候変動で予測されるコストと同程度――二分の一から二倍、あるいは三分の一から三倍の間――の規模となるはずだ。気候変動に比べてこの問題が集めている注目の少なさに私は衝撃を受けている。誤解のないように付け加えておくが、地球規模の気候変動は、現在受けている注目の大きさに値する問題であり、いま以上に関心を集めてもいいものだ。一方で私には、世界的な健康リスクの問題は、現在よりもずっと多くの関心を集めるべきものに思える。

アメリカの国民保護のシステムは、カンザス州のF4クラスの竜巻、ニューオリンズのカテゴリー5のハリケーン、ニューヨークの高層ビルに衝突する飛行機など、単発の災害や危機に対応するように設計されている。だが、一度に二〇や三〇のハリケーン・カトリーナ、あるいは9・11に遭遇したとしたらどうだろうか？　それに対応できる能力を私たちはもっていない。ドナルド・ラムズフェルド国防長官がイラク戦争の際に述べた悪評ふんぷんたる言葉のように、「きみたちは今ある軍隊で戦争に行く。いつの日かそうなってほしいと願っていた軍隊ではない」のである。

破局的な被害をもたらすインフルエンザのパンデミックは、スローモーションの津波のように世界を覆っていき、六カ月から一八カ月にわたり継続するだろう。

一九一八年のパンデミックでは、その二年の期間内に三つの明確な流行の波があった。そして次の順番が回ってくるときも、これと同じことが起こる可能性がある。このようにパンデミック期間中に十分な対策をとる余裕がないのであれば、そのときの頼みの綱《ヘイルメアリー》は、それがなんであれ私たちが事前に準備していたものだけになる。

私たちＣＩＤＲＡＰのチームは、長年にわたり数多くの「机上演習」を開発し、また指導してきた。その対象には、ホワイトハウスやフォーチュン５００企業から、州政府や地方自治体の公衆衛生部局や病院まで、さまざまな組織が含まれる。机上演習とは、シナリオに基づき、実際に災害があったと想定して行われる現実的な災害訓練である。シナリオは、危機管理、公衆衛生、防災などのあらゆる分野の責任者に関係がある内容で、市町村、州、中央政府などの組織が策定した計画のストレステストを行うことができる。

以下に紹介するのは架空の机上演習のシナリオで、一九一八年のＨ１Ｎ１並の高い毒性《ビルレンス》をもったインフルエンザウイルスのパンデミックが現代社会で起きたと想定している。実際の机上演習と同様に主に現在形で語られているが、情報を提示したり、歴史的視点が必要なときには過去形を用いている。なお、このシナリオは公衆衛生対策および事業継続計画を専門とする同僚たちにも読んでもらい、おおむね現実的だというお墨付きをもらっている。もし自分や家族がこの状況に陥ったらどうなるだろうか、と想像しながら読んでいただきたい。

上海都市圏の医師たちは当初、それを時期遅れのインフルエンザだと考えるが、患者が回復する気配は一向に見られない。四月中旬――例年ならば中国ではインフルエンザが収束に向かう時期だ。救急救命室で対応した何百人もの患者たちが、従来とはまったく異なった症状を見せる。医師たちがそのことに気づくのに、それほど長い時間はかからない。この二日間で、少なくとも五〇人の患者が急性呼吸窮迫症候群（ＡＲＤＳ）で死亡している。集中治療室に新しい患者を収容できなくなった病院も少なくない。もはやパンク寸前なのだ。多くのケースでは、患者はわずか一日か二日、時には数時間で重症化したという。患者の大半は健康な若年成人と妊婦である。

臨床医たちは患者の状態を見て、これと似た深刻な病気があったことにすぐに思い至る。過去数年で一〇〇〇人以上の中国人が感染している、とある鳥インフルエンザだ。とはいえ、違う点もある。鳥インフルエンザへの感染は、これまで場所も時間も散発的にしか起きておらず、まれに複数例が見られても家族内に限られていたのだ。しかし現在、上海中の病院の救急救命室や集中治療室は、その重症患者であふれかえっている。

三つの異なる施設に入院していた八人の患者の喀痰サンプルを分析したところ、Ｈ７Ｎ９インフルエンザウイルスに感染していることが確認される。これによって中国の公衆衛生当局が最も恐れていた事態が現実のものになる。このH7N9――二〇一三年に中国で人間集団への感染が初めて確認された鳥インフルエンザウイルス――は、最後の大きな一歩を踏み出して、パンデミックを引き起こすウイルスへと変貌していたのだ。

時を同じくして、他のいくつかの場所でも患者が発生する。以前からこのウイルス株が検出されていた中国の各地域では、家禽から病気をうつされた人間の約三分の一が死亡している。しかし、ウイルスを運ぶ鳥は病気にならないか、なったとしても目立った症状を示すことはない。それから数日ほどで、中国の大部分、そしてアジアの他の国々でもH7N9インフルエンザにかかった患者が現れはじめる。患者の多くはその少し前に上海を訪れていたという。当初はあまり注目を浴びていなかったこの一連の出来事は、やがて世界のトップニュースへと躍り出る。

上海エリアで急速に拡大している健康危機がインフルエンザの世界的流行の兆候だと中国の公衆衛生当局が確信するころには、すでに世界のいたるところで患者が発生している。当初見られた患者のほとんどは、上海およびその近隣都市から最近帰ってきた人たちだった。しかし状況はすぐに変化する。各国の病院に、中国への渡航歴がない患者が現れはじめるからだ。WHO、CDC、各国の保健機関は、そのインフルエンザについて系統的な調査を開始する。初期の患者を特定して、発病するまでの数週間、彼らがどういった移動経路をたどったのかを追跡するのだ。この調査によって、誰もが最も恐れていたこと、つまり自分たちは急速に拡大するパンデミックの始まりを見ているのではないかという懸念が確実視される。国境を封鎖しても無駄だ――H7N9ウイルスはすでに三、四〇の国々に根を張っているだろう。

専門家たちはしだいに神経を尖らせていく。というのも、季節性インフルエンザに感染するには、エボラウイルス病のように感染者に触れる必要も、エイズのようにセックスをしたり体液を交換する必要も、デング熱のように蚊に刺される必要もないことを彼らは知っているからだ。感染に必要なのは、誰かに息を吹きかけられることだけだ。それはショッピングモール、飛行機、地下鉄、あるいは病院の救急救命室でも起こりうる。

中東のあるテロリスト集団、そして終末思想を信じる日本のあるセクトが、このアウトブレイクは自分たちが起こしたものだとそれぞれ主張する。テロ集団の声明によると、このウイルスは旧ソ連の生物兵器開発者によって製造されたもので、いくつかのウイルス株の特徴を組み合わせたキメラなのだという。そしてどちらの集団も、今後さらに巧妙に仕組まれたアウトブレイクが起こると確約する。こうした動きに対してCDC局長と国土安全保障長官は、依然として調査は終わっておらず、すべての可能性を真剣に受け止めているが、H7N9のアウトブレイクがテロ活動によるものだという証拠はどこにもないと述べる。

このアウトブレイクは、世界的に〝上海かぜ〟と呼ばれるようになったが、中国では〝西洋かぜ〟という呼称を使っている。WHOは、インフルエンザの専門家たちに呼びかけて電話会議を開く。いわゆる緊急委員会として知られるものだ。一時間ほどの会議が終わると、委員会はH7N9ウイルスのパンデミックを「国際的に懸念される公衆衛生上の緊急事態（PHEIC）」に指定するよう、WHO事務局長に強く要請する。その直後に行われた記者会見では、事務局長はまさにそのとおりのこと、つまり世界に向けて緊急事態を宣言する。それを合図に、会見は蜂の巣をつついたような騒ぎになる。記者たちは、WHOがどのようにしてH7N9ウイルスの拡大を阻止するのかと尋ねるが、心が安らぐような満足のいく回答は得られない。

WHOは、アメリカ、中国、イギリスの研究所と協力して、驚くほどの短期間で、あらゆる生物学的および遺伝学的証拠がアウトブレイクの発生源として上海を指し示していると発表する。毎月、数百万羽の鶏が孵化し、成長し、消費される土地だ。中国の保健当局はその調査結果に疑問を呈する一方で、中国および他国での拡大食い止めのために各国際機関に全面的に協力している旨を強調する。

遺伝子解析からは、二つのウイルスに由来する遺伝子再集合が起きていることが突き止められ、これが突然のヒト‐ヒト感染の原因と考えられる。嬉しい発見もひとつある。現行の抗ウイルス薬に耐性がないことだ。タミフルとリレンザの製造元は二四時間体制で生産を行うが、とても需要には追いつかない。このウイルス株に適合するワクチンは存在していない。そこでアメリカ政府はWHOと協力してH7N9ウイルスのワクチン開発を始め、各国のワクチン製造業者と共有する。国立アレルギー・感染症研究所の所長は、九月ないし一〇月までには有効なワクチンを手に入れたいと述べる。五カ月以上先の話だ。現在利用できるインフルエンザワクチンはH7N9ウイルスには効かないが、それでも一週間もたたないうちに在庫が尽きる。

CDC局長は、報道番組「ミート・ザ・プレス」に出演中にH7N9ウイルスについて質問を受ける。致死率が三〇パーセントというのは本当でしょうか？「中国内の一部のクラスターにおいては確かにそうでした」と局長は答える。「しかし、ウイルスが広範囲に広がり、宿主である人間をいくつも経由していくうちに、致死率は大幅に低下するものと思われます」

「そうすると、この病気による死者はしだいに減っていくわけですか?」とアナウンサーが尋ねる。

「なんとも言えません」CDC局長は認める。「現時点では、どうなるかはまだわかっていません。私が皆さんにできる一番の助言は、インフルエンザのような症状のある人にはできるだけ近づかないように、ということです。その必要があれば屋内にとどまってください。また、自分や同居する家族にインフルエンザの症状がある場合は、仕事、学校、他人との交流を避けて家にいるようにしてください。飛行機、電車、バス、タクシーなどの公共交通機関は可能なかぎり使わないでください」

五月下旬。新しいH7N9ウイルスのパンデミックが中国で確認されてから、ほぼ六週間が経過している。少なくとも七二カ国から、インフルエンザによる感染例と死亡例が急増しているという報告が上がってくる。しかし世間では、本当はもっと多くの国に感染が広がっているのだが、国境封鎖や貿易と移動の制限を恐れてそれを報告しないのだという考えが一般的だ。死亡例に関して最も信頼できるのは、アメリカ、カナダ、EUのデータで、そこでの致死率はおよそ一二パーセントである。これまでのところ、アメリカでは少なくとも一万二〇〇〇人が死亡し、その多くが若い妊婦である。

さまざまな産業、とりわけ中国の工場停止に大きな影響を受けた産業に、物資の不足が見られるようになる。主要な港湾都市の労働者や各国の六万二〇〇〇隻の貨物船の船員に感染例と死亡例が広がっていくにつれ、状況はさらに悪化する。コンピュータや自動車など、多数の下請けから部品を調達している製品の生産が世界中で滞りはじめる。国際ニュースではパンデミックの発生源が話題の中心を占め、消費者は生産地に関係なく鶏肉や豚肉を敬遠するようになる。牛肉は供給が逼迫し、価格も急騰する。

診療所や救急外来は、感染を気にした健康な人々であふれかえり、そうした人たちを本物の病人から物理的に隔離する作業に病院スタッフは忙殺される。医療従事者も感染して数が減っていることを考えれば、この状況はさらに重たい問題としてのしかかってくる。一方で本物の患者も、抗生物質はウイルスに対してまったく効果がないと聞かされているにもかかわらず、それを処方するよう要求する。薬剤についていくらか知識があると思いこんでいる患者であれば、二次的な細菌感染から身を守るために必要なのだと反発する。病院では、少し前から重要な薬剤や医療物資が足りていない。アメリカ政府は、医療対策（MCM）と呼ばれる戦略的国家備蓄——公衆衛生の緊急時に必要な薬剤および医療物資——をもっているが、それもすぐに底をつく。

メイヨー・クリニックなど、前もって備えていた一部の医療機関にはタミフルの備蓄がある。これは、医師やスタッフやその家族にインフルエンザの症状が確認されたときのためのものだ。しかし、先進国の患者全体——ここには医療従事者も含まれる——に対応するには、その量ではとうてい十分ではなく、それ以外の国のことを考えれば事実上ないに等しい。ほとんどの病院では、医療従事者を保護するのに必要なN95マスクが不足、あるいはすでに払底している。この状況に怯え、さらに多くの医療従事者が病欠の連絡をする。そのなかには医師と看護師も含まれている。彼らの病気とは感染症ではなく、恐怖である。

国内の薬局では、ほぼすべての店舗にタミフルとリレンザを求める客が殺到し、不法侵入や略奪の被害の報告も時折上がってくる。それに伴い、「当店には抗インフルエンザ薬は置いていません」という張り紙が、そこかしこの薬局の入口に見られるようになる。インターネット上には、H7N9ウイルスに対して有効だと謳《うた》う薬の宣伝があふれかえる。FDA局長は消費者に向けて、そうした主張のどれにも確たる証拠がないこと、むしろ審査を通過していないので有害な可能性すらあることを警告する。司法長官の指示でＦＢＩはタスクフォースを立ち上げ、抗ウィルス薬の価格吊り上げと闇取引を捜査する。

連邦議会《キャピトル・ヒル》では、各監視委員会の委員長たちが、保健福祉省（ＨＨＳ）長官とワクチン製造会社のＣＥＯたちに対して、ワクチン製造を加速するために打てる手を考えてほしいと要請する。上院、下院議員のなかには被害の大きい国へのフライトを停止するよう求める者もいるが、それはもはや意味がないと専門家たちに反論されるだけだ。一部では中国との貿易を中断すべきとの声も上がる。しかし、すでにあまりにも多くの商品や製品が供給不足に陥っているため、これもまた意味のない、あるいは逆効果の提言のように思われる。

ドイツでは、ある世界的な製薬会社のＣＥＯが自宅外で撃たれるという殺人未遂事件が起きる。その会社ではワクチンも抗ウィルス薬も製造していないにもかかわらずだ。恐怖と苛立ちが怒りと暴力へと変化していくなかで、世界各地の製薬会社の役員は自身の警護を強化するようになる。

六月初めには、公衆衛生局長官がホワイトハウスからテレビ出演し、緊急治療を必要としない人は自宅に待機して、病院にこれ以上の負担をかけないよう呼びかける。長官は同時に、症状の相談や来院の必要を確認できる二四時間対応のホットラインの電話番号を告知する。ただし、しばらくの間はいくら電話をしてもホットラインにはまずつながらない。最後に長官は、より多くのタミフルとリレンザが間もなく手に入ると視聴者に確約するが、国民はいましばらく待つ必要があるだろう。

その後テレビには大統領が登場し、フランクリン・ルーズベルトを引用して次のように述べる。

「我々が恐れなければならないのは、恐れそのものだ」。そして大統領は、最近立て続けに起きた、抗ウイルス薬をもっていると噂された医師や薬剤師の殺害事件を非難する。

「ウォール・ストリート・ジャーナル」は、翌日の社説で「私たちが恐れるべきなのは、猖獗《しょうけつ》をきわめるインフルエンザの流行であり、この国はそのために何の準備もしてこなかったし、政権の対応はあまりにも遅すぎる」と大統領の意見に異を唱える。同社説によると、パンデミックが始まってこのかたアメリカの株価は五〇パーセント下落したうえ、世界中で同様の傾向が見られ、中国の取引所にいたってはほぼ壊滅状態だという。

スポーツ観戦、テーマパーク、ショッピングモールへの人出が激減する。公共のイベントもほとんど取り止めになる。メジャーリーグはシーズンをいったん中断することを検討している。小売業者とテーマパークの経営者は、すでにいくらか減っている従業員の大部分を解雇しなければならない。国内失業率が二五パーセントを超える一方で、十分な資格や経験をもつ働き手を見つけられない業種もある。多くの自動車ディーラーは今では週末に新車販売だけを行い、併設の修理工場に客の姿はほとんど見えない。連邦準備制度はフェデラルファンドの金利をゼロに引き下げる。

上海と香港にある大規模な養鶏場では大量の鳥が廃棄される。各地の生産者も、消費が急減していることを理由に、パンデミックが終わるまで飼育数を戻す理由はないと口をそろえる。食料供給は世界中でしだいに先細っていき、その影響はアメリカの食料品店の棚にも迫っている。

小さな町や農村地域では感染の蔓延を免れているところも多いが、六月に行われた全国調査では、ほとんどの人が上海かぜで死亡した知人がいると答えている。亡くなった住民の写真を掲載する地方紙もいくつか現れる。

大統領は、ワクチン、公衆衛生、危機対策に関与する政府機関の長を可能なかぎり招集してタスクフォースを立ち上げ、その責任者には上海かぜの第一人者を任命する。アメリカのワクチン製造業者は、九月下旬にはワクチンの安定供給を開始できると見通しを述べるが、それが可能だとしても、続く五カ月間は人口の四〇パーセント以下にしか行き渡らない。同じ境遇にある他の国々も、自国の物資をわざわざアメリカに送ろうとはしないだろう。生産力の高い二つの国——インドと中国——でも、自国の人口のせいぜい一〇パーセントから一五パーセント分程度しかまかなえないと発表がある。インドのある業者が製造したワクチンの初期バッチは、細菌に汚染されていることがわかり、廃棄しなくてはならない。世界の大多数の人々がワクチン接種を受けられないことが、誰の目にも明らかになりはじめる。しかも、H7N9に対するこのワクチンの効果がどれほどのものなのか、その答えを知っている者もいない。それでもそれが手に入る唯一のワクチンなのである。

七月の第一週までに新規患者数は減りはじめ、各病院からの報告数は数週間のうちに一桁台にまで落ちる。CDCは、まだホットスポットが世界各地に点在しているものの、インフルエンザは収束しつつあるようだと発表する。株式相場は上昇を始める。その一方でアナリストは、この傾向が続くのも、パンデミックの本当の損害が明るみになる決算発表シーズンまでかもしれないと警告する。世界全体の国民総生産の損失を計算するのは難しいが、間違いなく何兆ドルにもなるだろう。回復には何年もかかると誰もが口をそろえる。

CDCは、アメリカでの累計患者数を三一〇〇万人、国民全体のおよそ九パーセントと推定する。このうち死者はおよそ一九三万二〇〇〇人、致死率は約六パーセントだ。世界全体の統計はまだ入手できていないが、少なくともこれより軽微ですんだとは考えられない。

大統領は、八月一日を国民全体に思いを馳せる記念日に制定し、アメリカと世界の大部分の国が第二次大戦以来の大きな困難を乗り越えた事実を祝うことを提案する。大統領はいう。これまでの苦しい試練は、私たち全員が公共の利益のために行動する必要があるというメッセージである。この危機の間になされた多くの偉大な英雄的行為や個人的犠牲、その一方で目にした信じられない強欲や利己主義、その両方を今後の道をさぐる道徳的コンパスとして私たちは利用すべきである。

公衆衛生分野のリーダーたちは、そのような祝賀的なムードは先延ばしにするよう大統領に注文をつける。彼らは、流行の第二波が初秋にやってくる可能性があり、しかもその患者数と死者数は今回よりも多くなるかもしれないと、過去のパンデミックの事例に基づいて警告する。第一波と同様、第二波もアメリカで一〇週間から一二週間、もしかするとそれ以上続くかもしれない。リーダーたちは最後にこう述べる――自分たちがずっと前から予言していたインフルエンザパンデミックの影響を人々が真剣に受け止めるようになるのに、これほど強烈なモーニングコールを必要としたのはひとえに残念である、と。

インフルエンザのニュースはしだいにテレビから消えていき、新聞の隅に追いやられる。たまたま話題に出たとしても、たいていは「上海かぜの世界的流行からの経済回復」という観点だ。

九月下旬、診療所や病院の救急救命室に新しい患者が姿を現しはじめる。抗原検査により、H7N9インフルエンザウイルスがすぐに確認される。ということは、その月にエジプトのカイロ、パキスタンのラホールで見られたアウトブレイクは偶然の出来事ではなかったことになる。

新しい上海かぜワクチンを国内に配布する計画を組織し、調整するための電話会議が、ホワイトハウス主導で開かれる。会議に参加するのは、ＨＨＳ、ＣＤＣ、ＮＩＨ、公衆衛生局、ＦＤＡ、国防総省、国土安全保障省（連邦緊急事態管理局を含む）、州の保健および危機対策機関など、連邦、州、地方のありとあらゆる組織だ。ワクチンの第一便は、アメリカとカナダでは九月最終週、イギリスとＥＵの一部ではその次の週に入手可能と見込まれている。最初に接種するのは、医療従事者、第一対応者《ファースト・レスポンダー》、警察や消防などの公務員である。一般市民からは、医師や看護師や公務員は自分のことばかり考えているという抗議の声が巻き起こる。それに対し連邦保健当局は、こうした人々をまず守らなくては、医療従事者の不足や救急対応能力の低下が起こり、ずっと多くの人が亡くなることになると呼びかける。各州に最初のワクチンが届くと接種会場が病院内に設営される。接種を受けるのは医療従事者などの最優先グループに属する人たちで、その数は二五〇〇万人以上にのぼる。しかし、ワクチン接種がいつどこで行われるかという情報が漏れ、自分にも打ってほしいと願う人が会場に殺到する。混乱が広がっていく。警察はすでに患者が続出していて人手が足りないが、それでも接種者とワクチンの警護に務める。各地の会場で暴力のアウトブレイクが起こっていると報じられる。

　アメリカのワクチン供給量は一〇月下旬まで増えつづけるだろう。どれほど入手できるかは不透明だが、必要量にはとても届かないはずだ。政府当局は次のワクチンの入荷を見込んで、巨大な駐車施設、ショッピングセンター、スタジアムを接種会場として開放することを決める。これらの会場は州および地元の警察が警護する。

　こうした対策にもかかわらず、ワクチンが到着すると会場は群衆で埋め尽くされ、やがて在庫が底をつくと、あちこちで暴力沙汰が起こる。死者は出ないが大量の負傷者が生まれる。

五ヵ月前に「国際的に懸念される公衆衛生上の緊急事態」を宣言したWHOの事務局長は、感染した人に近づかないようにしてほしいというアドバイスをオウムのように繰り返すばかりだ。追跡調査によると、上海かぜ感染者の西洋諸国での致死率は四〜六パーセントだが、医療システムが完全に崩壊した発展途上国ではそれよりずっと高い。インフルエンザによる死亡に加えて、他の原因による死亡例も倍増した。たとえば中央アフリカでは、基礎的な医療と公衆衛生サービスの欠乏により、本来はワクチンで予防可能な小児疾患と結核が制御不能になったと言われる。

アメリカの病院は、今回も深刻な医療物資不足に苦しんでいる。最初は生理食塩液バッグと使い捨ての注射器、その後まもなく基礎的な救命薬の供給が滞る。米国糖尿病学会は、インスリンをすぐに補充しないと人が死ぬと警告を発する。この四ヵ月で二度目の警告だ。ほとんどの病院は、新たな通告があるまで、すべての待機手術を制限している。アメリカ国内のすべての人工呼吸器がフル稼働しているが、それでも数が足りず、呼吸器が必要な患者のごく一部しか治療できない。呼吸器が使えない多くの人々、特に高齢者が亡くなっている。その一方で、今回もまた働き盛りの健康な男女が過剰な免疫系反応に苦しんでいる。とりわけ妊婦が被害を受けやすいようだ。世界各地の保健当局は、ジカウイルスのアウトブレイクがあったときのように、出産適齢期の女性に妊娠の延期を呼びかける。

食料不足は前回よりも早く訪れる。第二波の到来が宣言されたときに大勢の人々が店に押しかけたため、食料品店の棚の多くはからっぽになっている。特に肉、乳製品、農産物、その他の生鮮食品の棚で空きが目立つ。少なからぬ店が、略奪や破壊行為にあう危険を冒すよりは一時休業を選ぶ。しかし今回はドラッグストアでの暴力事件はほとんど起こらない。そこにワクチンや重要な医薬品がないことは誰もが知る常識となっているからだ。

とはいえ、暴動や、ワクチンと抗ウイルス薬をはじめとする医療支援の不足に抗議する大規模なデモを鎮圧するために、ほぼすべての政府が国家警備隊を出動させている。また、不当利得行為、闇マーケット、医薬品や医療物資の偽造に対処するための特別な連邦裁判所が設立される。アフリカや中東のいくつかの国、そして中国では、犯罪者が公開処刑される。

インフルエンザによる欠勤率が三〇パーセント近いことが報道されると、農作物の収穫のためにメキシコ人季節労働者の入国を許可するか否かについて、国会やメディアで激しい議論が巻き起こる。保守派の議員たちは、メキシコ人がインフルエンザをさらに持ち込むのではないかと懸念を示す。NIHの局長が、上院健康・教育・労働・年金委員会に召喚される。そこで委員長は次のような意見を述べる――過去五年にわたり、NIH局長は、汎用性の高いユニバーサル・インフルエンザワクチンが近々実現すると繰り返し予告してきたが、いまだ存在していないではないか。局長は資金調達や責任について何やらモゴモゴと発言するが、周囲の反応は冷ややかだ。

ニューヨークでは、地下鉄がほぼ完全に運行を停止する。どうやっても他人の息を浴びてしまうと通勤客たちが気づいたからだ。それに伴い道路は自家用車で身動きがとれなくなるほど混みはじめる。環境保護庁長官は、空気汚染が危険なレベルに達したと警告する。生産力がどれほど失われたかを見積もるのは難しいが、一日あたりの損失が数千万ドルにのぼるのは間違いない。

七月以来ゆっくりと上昇を続けていた株価は再び急落し、世界各地の証券取引所は回復どころか、さらなる大きな痛手をこうむる。どの先進国も国民総生産がほぼ半減し、世界は不況に突入する。アメリカの失業率は二二パーセントに達する――これは大恐慌の最悪の年だった一九三三年をわずか三パーセント下回るにすぎない。

今では世界のほとんどの主要都市で、オフィス、公共建築物、路上で死ぬ人々が目撃されている。安置所は死体であふれ、世界中で棺桶が不足する。発展途上国では、大きな溝を掘ってそこで死体を火葬し、ブルドーザーで土をかぶせている。アメリカはじめ第一世界の国々では、安置所の不足を補うのに冷凍冷蔵車を使わざるをえない。電気と燃料が足りない地域では、死体の処理に関して難しい決断を迫られる。

右翼系のテレビ伝道師《テレバンジェリスト》のなかには、上海かぜは神の道を外れた私たちに下された罰だと主張する者も出てくる。それに対して公衆衛生の専門家たちは、「恐怖をいたずらに煽るこの危険で無責任な発言は、本当の課題から我々の注意をそらすものでしかない」と非難する。専門家たちはまた、「病気にかかった責任などあろうはずもないが、予防策は誰もが可能なかぎり講じるべきだ」と口をそろえる。

アメリカ大統領を含むG7首脳たちは、移動に対する懸念から、安全なビデオリンクを介して会議を開く。そして、H7N9のパンデミックは「道徳的に見て戦争に等しいもの」であり、世界中の人々が、どんな人間の敵対者よりも恐ろしい共通の敵との命をかけた戦いに従事したのだという声明を発表する。

ほとんどの国や地域では諦めの感覚が支配的になり、パニックや内乱も力を失っていく。主要都市の道路は車もまばらで、商店、レストラン、娯楽施設はどこも閉まっている。研究者はH7N9がパンデミック株にどう変化したかについて理解を深めていたが、大半の一般市民には、そうした問いは学術的なものにしか思えない。ワクチンの供給は続き、到着したそばから使われる。しかし多くの人がすでに罹患したか、あるいは死亡しているので、その需要は実際には減りはじめる。

　翌年の六月にパンデミックはようやく終息を迎える。インフルエンザの二度の波による世界の死者数は約三億六〇〇〇万人、感染者数は約二二億二〇〇〇万人を数える。死者の平均年齢は三七歳。死者の世界人口に占める割合は、一四世紀にヨーロッパと地中海地域の人口のおよそ三分の一を一掃した黒死病には及ばない。しかし、疾病・死亡統計の観点から見れば、上海かぜのパンデミックは他の追随を許さない史上最悪の惨事である。


　いま見たシナリオはたしかにフィクションだが、荒唐無稽なものではまったくない。

　二〇一六年五月一〇日、中国の国家衛生与計画生育委員会は、H7N9インフルエンザウイルスの人への感染例が、検査によって新しく一一件確認されたとWHOに通知した。通知がなされた時点で四人が死亡、二人が危篤状態にあった。危篤の二人——二三歳の男性と四三歳の女性——は互いに接触歴があり、WHOは「二人の間のヒト - ヒト感染の可能性は排除できない」としている。

　WHOのリスク評価報告によると、「本ウイルスは動物と環境から引き続き検出されており、さらなる人への感染例が予想される」という。その数行先にはこう書かれている。「A（H7N9）ウイルスの人への感染は異常事態である。公衆衛生に深刻な影響を及ぼす可能性があるウイルスの変化や人への感染を、注意深く監視する必要がある」

　先のシナリオに書いたような出来事がすべて実現してしまう前に、私たちがいくつの警告を受け取れるかを知る方法はない。そう遠くない未来にそれが実現してしまう可能性もある。西アフリカでのエボラウイルス病のアウトブレイクに対する国際的な対応を目の当たりにしてきたロン・クラインは、この問題について明晰に語ることができる数少ない人物のひとりだ。

エボラウイルス病への各国の対応を調整した経験は、私を感染症の専門家にしなかったかもしれません。でもその代わり、感染症の発生と流行に対するグローバルポリシーと政府の枠組みにおいて、何が機能して何が機能しないかについて、実地の知識を授けてくれました。その経験はまた、次のような視点も与えてくれました。すなわち、エボラウイルス病の流行に対応するなかで、私たちは――国として、そしてグローバルな共同体として――危機対策能力をいくらか向上させた一方で、こう述べるのは残念なことなのですが、間違いなくやってくる身も凍る災難に備えるという点では、この世界には大きな穴と明白な欠点が依然としてあるということです。そうした穴は、皆さんが想像されるような脆弱な医療システムをもった貧しい国ばかりではなく、世界が羨むような制度や資源を誇るこのアメリカでさえも存在していています。

どうしてこのことがそれほど気がかりなのでしょうか? それは、これらの新しい感染症の脅威のひとつが、いつか来ると私たちが警告してきたパンデミックとしてこの世界に姿を現すまで、もうそれほど時間がないように見えるからです。次の大統領の任期中に国家安全保障チームが執務室に招集されて、未曾有の被害をもたらしているパンデミックについて討議する場面を想像するのは難しいことではありません。その会議ではこんな報告がなされるでしょう。わずか数週間のあいだに世界で数百万人が死亡し、崩壊する国も出てきた。希少資源をめぐって激しい地域紛争が起こり、そこから逃れた人たちがパニックや国境封鎖に遭遇することで難民危機も引き起こされた。もっと悪いニュースも大統領の耳に入るはずです。それは、パンデミックによる死と混乱がまもなくアメリカに上陸する危険性がますます高まっているというものになるでしょう。

第二〇章　インフルエンザを脅威リストから外す

悲観主義者はあらゆるチャンスに困難を見つけ、楽観主義者はあらゆる困難にチャンスを見つける。

――ウィンストン・チャーチル

現行のインフルエンザワクチンは並ぶものなき存在である。決して良い意味で言っているのではない。すでに指摘したように、インフルエンザは毎年ワクチンを接種しなければならない唯一の疾患だ。これは、HA抗原およびNA抗原が容易に連続変異《ドリフト》するため、それ以前のワクチンやウイルスへの曝露によって免疫系が作り出した抗体では、新しい抗原をもったウイルスを攻撃対象として認識できないことによる。毎年更新されるこのワクチンは、世界規模の調査に基づいて、次の秋、冬、春にどのウイルス株が猛威をふるうかを予測することで開発されるが、この調査は完全に信頼できるものではない。またワクチンは、主に六〇年以上前の技術を用いて開発、製造されている。たとえ流行の予測が正しかったとしても、まだ十分に理解されていない理由により予防効果が制限される可能性もある。

インフルエンザの原因がウイルスだと判明したのは、一九一八年のパンデミックから一〇年以上が経過した一九三三年のことだ。ニュージャージー州プリンストンにあるロックフェラー研究所のリチャード・F・ショープ博士が、インフルエンザに感染させた豚の体液を、細菌や真菌は通過できない目の細かなフィルターで濾過することで、それを発見したのだ。そのとき以来、有効なワクチンを見つけ出す競争が今日まで続いている。

インフルエンザウイルスの表面に見られるヘマグルチニン（HA）は、ブロッコリーのようなものと考えるとわかりやすい。HAの頭部領域はウイルス表面に突き出ていて、構造が頻繁に変化する。一方でHAの幹領域はウイルス内部に埋もれていて、ほとんど変化しない。この知見は重要だ。というのも、幹領域に対して免疫応答を起こさせると、多様なインフルエンザウイルス株に対して広い予防効果が得られるというエビデンスが増えているからだ。

たいていのインフルエンザワクチンは、進んだ技術があったとしても製造に六～八カ月かかる。またそうしたワクチンは、病原体不在の孵化鶏卵（胚が成長している卵）にウイルス液を接種することで製造する。したがって、十分な量のワクチンを作るには大量の卵が必要になり、実際に私たちはそのために大量の鶏を確保しているが、この事実を知る人はほとんどいない。現在では細胞培養されるワクチンもあるが、それもまた製造に数カ月かかる。

細胞培養法の最大の難点は、鶏卵培養法よりも有効なワクチンをいまだ製造できないことにある。実のところインフルエンザワクチンは、私たちの医療装備のなかで最も効かないワクチンのひとつだ。ないよりはましだろうか？　一般的にはそう言える。だが、年によっては一〇～四〇パーセント程度の予防効果しかないことも事実なのだ。

CIDRAPの私たちのグループ、マーシュフィールド病院とジョンズ・ホプキンス・ブルームバーグ公衆衛生大学院の同業者は、二〇一一年一〇月、「ランセット・インフェクシャス・ディジーズ」に共同で論文を発表した。論文で示したのは、インフルエンザのワクチンが広く接種可能になった一九四〇年代半ば以降、その有効性に関する研究の大部分は不十分な方法論に基づいていること、そして実際の予防効果は医療コミュニティや一般市民が信じているよりもはるかに低いということだった。後者の指摘は、とりわけ六五歳以上の個人——季節性インフルエンザに最も脆弱な対象集団——に当てはまる。使える研究結果が少ないため、高齢者におけるワクチンの有効性を判断することはできないが、若年成人に関しては、平均して約五九パーセントの予防効果をもってることもわかった。だが、それよりもずっと効かない年もある。たとえば、H3N2に対する二〇一四／一五シーズンのワクチンの予防効果は〇《ゼロ》パーセントだった。

この論文が発表されたとき、公衆衛生にはひとつの聖域が厳然として存在していた。つまり、季節性インフルエンザのワクチン接種は七〇〜九〇パーセントの予防効果をもっていると、誰もが信じつづけていたのである。そしてこの数字は、CDCなどの公衆衛生機関や医療機関が長年にわたり積極的に宣伝してきたものだった。論文の発表後、たいへん不愉快な電話やメールが公衆衛生や医療分野の同業者から届いた。なかには私をアンドリュー・ウェイクフィールドにたとえるものもあった。ウェイクフィールドは、麻疹ワクチンが自閉症を引き起こしたとするデータを捏造したイギリス人医師だ。楽しい経験だったとはとても言えないが、それでも私たちのグループは自分たちが正しいことを知っていた。実のところ、人々が長年にわたり、今よりずっと有効なワクチンをもつべき理由を十分に理解できなかったのは、こうしたずさんな科学と、それに基づく現行のインフルエンザワクチンの促進が原因なのだ。

トニー・ファウチは、この件に対してなすべきことについて確固たる意見をもっている。「我々は、満足のいくインフルエンザワクチンをもっていないことを今すぐ認識する必要がある」と彼は私たちに語った。「そして、HIVワクチンを開発できるかどうかをさぐるために信じられないほど巨額の予算を投入していることも、同じように把握しておく必要がある。ドリフトとシフトを考慮して少しずつ修正すれば毎年使えるインフルエンザワクチンをもっているせいで、我々はちょっとした自己満足に浸っていたのではないか。「ちょっと待って。今よりうまくやらなければならないぞ！」などという意見を私は一度も耳にしたことがない」

過去一五年間のインフルエンザワクチン政策は、アメリカ国内でも世界的に見ても、季節性ワクチンを製造する能力を十分に確保することに焦点を当ててきた。そうすれば、とりわけ発展途上国で、より広い階層の人々にワクチン接種が可能になるからだ。この方針は、政府の公衆衛生機関と、安定した市場でワクチンを販売して堅実な年間利益を得たいワクチン業界の双方によって支持されていた。インフルエンザワクチンを扱う科学の現状を考えれば、こうした目標設定も大切な暫定措置ではある。だが、大局的な見地から見ればとても十分とは言えない。要するに、公衆衛生政策の専門家とワクチン業界は、変化しやすいHA頭部領域の抗原を標的とした現行のワクチンの限界に目を向けてこなかったのだ。

例を挙げれば、連邦政府が二〇〇九年のパンデミックのワクチン対応について徹底的な見直しを行ったとき、ワクチンが実際にどれほどの予防効果を発揮したのかはまったく顧みられなかった。確認されたのは、第二波に間に合うようにワクチンを準備できたかという点だけだ（現実には大部分が準備できていなかった）。CDCによる調査からは、ワクチンの全体的な予防効果がじつは五六パーセントにすぎなかったことが示されている。その事実がどうやってアメリカ政府の調査から省かれたのかは、私の知るところではない。現在行われているワクチン改善のための一般的な方策は、HA頭部領域を標的とした既存のワクチンに段階的に修正を加えていくというものだ。こうした努力で改善されることもいくらかあるだろうが、全体的に見れば影響はごく限定的だろう。

二〇一一年の「ランセット・インフェクシャス・ディジージズ」の私たちの論文以降、アメリカ、カナダ、ヨーロッパ、オーストラリアで、年一回のワクチンの有効性に関する一連の研究が実施されてきた。これらの研究の大部分はCDCの後援を受けていて、従来研究の問題を回避する手法を用いている。その結果は、私たちの結論――ワクチンの予防効果は年ごとに変化し、大半の年で最適から程遠い有効性しかもたない――を完全に裏づけるものだ。予防接種は毎年受けない方がいいことを示す新しい研究もいくつかある。そのような習慣は抗体反応を鈍らせる可能性があるというのだ。これはあらゆる年齢層と健康状態に当てはまるのか、もし当てはまるのであれば、季節性インフルエンザワクチンの予防注射や鼻腔噴霧の最も効果的な間隔はどれくらいなのか。それを示すにはさらなる調査が必要だ。現時点では私たちは正解を知らず、そのことは正直に認めるしかない。

一〇章で見たように、二〇一二年一〇月、CIDRAPはワクチンに関する詳細な報告書「革新的な《ゲームチェンジング》インフルエンザ・ワクチンの差し迫った必要性――インフルエンザワクチン事業の分析と未来への提言」を発表した。私たちはこの報告書をCCIVI（CIDRAP Comprehensive Influenza Vaccine Initiative＝CIDRAPによる包括的なインフルエンザワクチン・イニシアティブ）と呼んでいる。インフルエンザに限らず、ワクチンに対して行われたあらゆる分析のなかでも、これは一から十までそろった最も包括的なものだと私は考えている。

実際CCIVI報告書では、インフルエンザ感染の概要から、現在認可されているワクチン、安全性、社会の受容、ワクチンの入手可能性、インフルエンザ免疫学、研究開発中の革新的な《ゲームチェンジング》ワクチン、規制、財務上および市場の考慮事項、公衆衛生の政策と組織、リーダーシップの障壁に至るまで、あらゆる事項を網羅している。

また報告書では、私たちが集団として二一世紀の新しいインフルエンザワクチンを手に入れることができなかった四つの理由を特定した。第一の理由は、新ワクチンの必要性を訴えるうえで数十年にわたり最悪の障壁になっていたのが、他でもない公衆衛生当局だったということだ。私たちは不正確にも、現行のワクチンは七〇〜九〇パーセントの予防効果があると言いつづけてきた。そしてそのせいで、政策立案者、ワクチン製造業者、投資家は、改良された新ワクチンにほとんど関心を示すことはなかった。第二には、新ワクチン研究への公共投資が限定的だったため、検査および認可プロセスを通過するのに必要なレベルの調査開発が行えなかったことが挙げられる。第三は、健全なビジネスの道筋をつける必要性だ。製造業者が新ワクチンに移行する際の経済的な阻害要因を排除して、年に一回ではなく一〇年に一回の接種ですむワクチン市場に適応できるようにすべきである。産業界が参入しなければ、未来のワクチンを作ることは誰にもできない。第四の理由は、政府も業界も大学もWHOのような組織も、新ワクチンを実現する責任を誰も負ってこなかったことである。いま挙げたような組織の人間が集まる会議に参加したときのことだ。新しいインフルエンザワクチンが緊急に必要だという点では全員同意したが、どこが主導してそれを実現していくかという話題になった途端、誰もが他の業界の人間を推薦しはじめた。政府機関はワクチン業界が適役だと述べ、業界は政府が旗振り役になるべきだと主張したのである。感染症流行対策イノベーション連合ですら同じ態度が見られた。彼らが開いたインフルエンザワクチンを扱う会合で出された結論は、新ワクチンを支援する業務を自分たちは担うべきではないというものだった。ワクチン業界がすでにその任に当たっているからというのがその理由だが、実際には業界はなんら実りのある活動をしていない。これら四つの課題を取り上げて解決しないかぎり、新しいインフルエンザワクチンの開発は暗礁に乗り上げたままだろう。

前章は、この問題に対して何の行動も起こさず、インフルエンザ対策において大きな改善が見られなかった場合、どんな結末に至るかを説明しようとしたものだ。ここで視点を変えて、内情を知る人の声を聞いてみることにしよう。

その声の主はスチュワート・サイモンソンである。彼はトミー・トンプソン知事に法務顧問として仕え、その後トンプソンがアムトラック、保健福祉省（HHS）へと移った際には行動をともにした。HHSに入ったのは9・11のひと月前で、それ以来サイモンソンは生物兵器防御と公衆衛生対策に関する省の対応の調整に努めてきた。二〇〇四年には公共衛生危機対策の第一次官補になり、トンプソンの後任マイク・リーヴィットの下でもその職務に専念した。その職にあるときの彼の献身ぶり、問題理解、そして危機対策において政府をいかに活用するかという観点から発揮される創造性は、私に深い印象を残している。

いつかはわからないが将来起きるであろうインフルエンザのパンデミックについて、そして、それに対してどれくらい準備ができているかについて尋ねたところ、サイモンソンは次のように答えた。「インフルエンザが大災害を引き起こす可能性は承知しています。我々がそれを知っているのは、それが過去に実際起きているからで、だとすれば将来も同じことでしょう。「禁じられていないことは必ず起きる」のですから」。彼はT・H・ホワイトの『永遠の王』を引用してそう述べたが、私にとってその言葉は、政策立案において何かが可能であれば必ずやそれをすべきだという意味に受け取れた。

「パンデミックの確率は低くありません」とサイモンソンは続けた。

インフルエンザパンデミックは高確率、低頻度の脅威です。したがってそれは起こります。起こるのが既定路線なのです。変わりうるのは、それがいつ起きて、どの程度の被害が出るのかということ。そしてもちろん、人類がどう準備をするかということもあります。ご存じの通り、母なる自然は最も腕利きの生物テロリストです。財政的な制限もなければ、良心の呵責も持ち合わせていません。少なくとも私たちにはそう見えます。費やす労力にも際限がありません。私たちの最も危険な敵は、アフガニスタンの部族地域みたいな遠方からやってくるわけではない。人と動物が隣接して暮らしている場所なら、それはどこからでも姿を現します。本当かどうかを知りたければ、鶏に聞いてみてください。HHSでよく言われるように、あなたが鶏であれば、もうパンデミックは始まっているのですから。

こうした問題では方針をちょくちょく変えるというわけにはいきません。一〇年単位でものごとを進めていく必要があります。ただ問題なのは、長い期間をかけて取り組むべき脅威は、連邦議会が気をもんでいるように、どれもやたらとお金がかかることです。そして対策が義務づけられないまま、次の脅威、また次の脅威へと先送りされるのです。

ゲームチェンジング・インフルエンザワクチンと私が呼んできたものへの投資以上に、出資に見合う価値をもたらしてくれるものはない。ある一年、あるいはある一〇年だけを取り出して見れば、その期間に重大なインフルエンザのパンデミックが起こる可能性は低い。だが、未来のある時点という見方をすれば、パンデミックはほぼ確実に起きる。

ところで、「流れを変える《ゲームチェンジング》」とはいったいどういう意味だろうか？　公衆衛生コミュニティでは、ワクチンといえば「ユニバーサル」インフルエンザワクチンの話題をあげる人が多い。八章で解説したように、すべてのウイルス株に共通して存在する成分を標的にすることが理論的には可能なワクチンだ。私にとっては、これは科学面から見ても経済面から見ても実現不可能な目標のように思える。だが、その目標に近づくことはできるだろう。

一八章で述べたように、A型インフルエンザは、一八種類のHA亜型と一一種のNA亜型をそれぞれひとつずつもっている。人への感染は、主にHA1、2、3、5、7、9と、NA1、2、9によって引き起こされる。したがって、最低限その六種類のHA亜型と三種類のHA亜型から防御できるワクチンを開発できれば、たとえ抗原ドリフトや抗原シフトが起きたとしても、インフルエンザによるパンデミックを脅威リストから取り除けることになる。これは確かに「ゲームチェンジング＝流れを変える」ものだ。

「いったん流れが変われば」とトニー・ファウチは言う。「また違ったアプローチをとれるようになるだろう。適切に進めさえすれば、現在の私たちの仮説に近いものが手に入るのではないか。適切な免疫原を適切に誘導できれば、インフルエンザウイルスの［抗原の］長期記憶をもたない理由はどこにもない。そう考えれば、インフルエンザというテーマ全体を見直す必要があると思う」

私たちはまた、毎年接種するのではなく、一回接種すれば何年も守ってくれるワクチンを求めてもいる。そして、そうしたワクチンが手の届くところにあると私は信じている。思い出してほしい。私は、自分が現役のあいだに有効なＨＩＶワクチンが見られるとは思っていないと一九八四年に宣言した男だ。だから、私のことを非合理的な楽天家だとは考えないでもらいたい。

ゲームチェンジング・ワクチンは、柔軟性のある製造技術――容易に拡張ができて、季節性インフルエンザに対するグローバルキャンペーンの一部として使用できる技術――を用いて製造されることが期待される。そうすることで、世界的な流行の可能性をさらに遠ざけることができるからだ。

ＣＣＶＩ報告書では、このワクチンがもつべき他の特性も詳述している。まずそれは、小児期の予防接種と同様、世界各地に流通できるよう費用効果が十分に高くなくてはならない。発展途上国に容易に移転可能な製造技術でなければならない。工場から現場に輸送する際の低温物流体系《コールドチェーン》が不要になるよう、耐熱性をもっていなければならない。そして可能であれば、注射器を必要としない、より効率的でより侵襲性の低い手段で投与できるようにすべきである。

これは現実的な話だろうか？　それとも希望をこめたＳＦとでも呼ぶべきものだろうか？

「私たちは本気で科学を精査する必要がある」とトニー・ファウチは言う。「これはエンジニアリングではなく、科学の問題だ。だとすれば、私たちはそれを解読しさえすればいいわけだ。ＨＩＶに投じたのと同じくらい大きな努力が必要になるだろう」

科学では開発コンセプトの実証が必ずしも有効性の実証につながるわけではないが、現在、実験段階ではあるにせよ、いくつか有望な技術が存在している。そのどれもが、鶏の卵を使った数十年前の古ぼけたプロセスとは一線を画すものだ。

ゲームチェンジング・インフルエンザウイルスの研究で見られる免疫応答の結果はさまざまであり、乗り越えるべきハードルも依然として多い。二〇〇七年から二〇一四年まで、私はミネソタにある「インフルエンザ研究調査センター・オブ・エクセレンス」の所長を務めていた（このセンターは、NIH傘下の五つの主要なインフルエンザ研究機関のひとつである）。今日でも私はこの取り組みに携わる研究者だ。そして、インフルエンザワクチンを扱うビジネスで最も優秀なのは、この取り組みで出会った共同研究者たちだと考えている。彼らはゲームチェンジング・インフルエンザワクチンを見つけるという難題を決して甘く見てはいない。だがそれでも、それがいつか解決できると信じている。解決に向けて前進するうえでの最大の障壁は、組織的なリーダーシップと長期的な資金調達の欠如だ。

このワクチンが認可されるまでの道のりは複雑なものになるだろう。まず、有効性に関する大規模なランダム化比較試験が必要となる。新ワクチンは従来のようにHA頭部領域に対して抗体を作るものではないので、新たな免疫学的な基準を開発および評価する必要も出てくるだろう。

いま現在、一九のゲームチェンジング・インフルエンザワクチン候補がFDAの試験段階のフェーズIあるいはフェーズIIに入っている。これらの候補のなかに、一〇億ドルを投資してフェーズIIIまで進めるにはリスクが高すぎるものがあることは承知している。だが、ゲームチェンジング・ワクチンを手に入れるには、死の谷を越えるしか方法はない。

これはある意味、非常に効率の良い新しい超音速旅客機を開発したと言っているようなものだ。唯一の問題は、離陸できる滑走路を誰も建設してこなかったため、実際に飛行テストができないということである。

新しい抗生物質やその他の抗菌薬の開発について触れた際にも述べたように、世界的な懸念事項のリストからインフルエンザを削除できるゲームチェンジング・ワクチンを開発しなければならないとしても、その負担を民間企業だけに背負わせるわけにはいかない。

ゲームチェンジング・インフルエンザワクチンは、開発と臨床試験に関わるあらゆるコストに加えて、毎年のワクチン販売に立脚する現行のビジネスモデルも変えてしまうだろう。新ワクチンは、うまくけば一〇年に一度の接種で事足りるからだ。季節性インフルエンザのワクチン市場は、標準的な年で三〇億ドル近い経済規模がある。この数字は、一度パンデミックが起きてしまえば、それが比較的穏やかなものでも、一気に数倍に跳ね上がる。新ワクチンの場合、アメリカ、カナダ、ヨーロッパでの最初の需要増を製造業者が乗り越えて、残りの国々の六〇億人に接種する機会を増やしていくことができれば、パンデミックが起こるリスクもそれに応じて低下していくはずだ。

ゲームチェンジング・ワクチンが世界市場を席巻する可能性をワクチン業界が理解していない場合、政府や財団が後ろ盾になって大きなインセンティブを提供しないかぎり、この新ワクチンが日の目をみることはまずありえない。私たち公衆衛生の専門家は、新しい技術やアプローチを用いてゲームチェンジング・ワクチンを開発する必要性を認識している多くの政策文書に接してきた。だがその一方で、その実現に向けて資源と戦略を提供しようという政治的意思を見かけたことはついぞなかった。

ここで提案したいのは、マンハッタン計画型の取り組みを実現することである。そのためにはまず、宇宙計画に先立ってNASAが行ったような啓蒙とアウトリーチ、つまりその計画が全人類に途方もない利益をもたらすということを広く周知すべきだ。この新しいワクチンは天然痘ワクチンに比肩する力をもちうるという考えを浸透させることができれば、取り組みのコストも価値も容易に受け入れられるはずだ。

多くの人が知っているとおり、マンハッタン計画とは、核兵器を緊急に研究、開発、試験するためにアメリカ政府が秘密裏に行ったプログラムである。もちろん、新ワクチンを作る計画を内密にしておく必要はない。アメリカでは「マンハッタン計画」という単語は、多大な労力、専門知識、資源を集約して特定の目的を達成する企ての代名詞になっている。この計画はまた、現代で最も成功したプロジェクト管理としても広く認められている。マンハッタン計画が最も活気を帯びていた一九四四年には、さまざまな職種からなる一二万九〇〇〇人の労働者が働き、三カ国、一〇カ所に巨大な施設をもち、二〇億ドル（現在の価値にしておよそ三〇〇億ドル）以上の予算が投入されたという。

ユニバーサルワクチンの開発事業に関する科学、流通、法律、調達、官民パートナーシップ、資源の優先度、管理上の要求事項を数多く調査した結果、私たちはマンハッタン計画こそが有用なモデルとして機能すると考えるに至った。その理由は主に三つある。第一に、マンハッタン計画はアメリカ政府における最高意思決定機関によって必要不可欠なものと判断されたこと。第二に、その判断に応じて資源が割り当てられたこと。第三に、プロジェクト管理における最良の原則が採用され、安全かつタイミング良くミッションを終えられたことである。

国際エイズワクチン推進構想（IAVI）のようなモデルを検討することもできるかもしれない。この非営利の国際的な官民パートナーシップは、ＨＩＶ感染およびエイズを予防するワクチンの開発を促進することを目的としている。ＩＡＶＩの年間予算は一〇億ドル以上にのぼり、主な業務としては、ワクチン候補の研究および開発、政策分析、ＨＩＶ予防の推進、共同体に対する治験プロセスおよびエイズワクチン教育の提供がある。またＩＡＶＩの科学チームは、民間企業と五〇を超える学術機関、バイオテクノロジー系団体、製薬系団体、政府機関からの人材で構成されており、主要な資金提供者には、一二の政府または多国籍組織、一三の財団、一二の企業が含まれている。

現在、ゲームチェンジング・インフルエンザワクチンの研究に対してなされている支援は、最大に見積もったとしても、世界全体でわずか三五〇〇万ドルから四〇〇〇万ドルにすぎない。ＨＩＶワクチンに毎年費やされている一〇億ドルに比べるとかなり見劣りする額だ。この新ワクチンの研究がＨＩＶと同レベルの資金提供を受け、組織的、協調的な形で実施されたとしたら、いったいどんな結果がもたらされるかを想像してみてほしい。

現在が緊縮財政下にあることは理解している。しかしながら、ここまで示してきたように、容易に入手可能なワクチンがない世界で深刻なインフルエンザパンデミックが起きた場合、それがもたらす社会的、経済的、政治的影響は甚大すぎて誇張することすらできない。したがって私たちの究極の目標は、ゲームチェンジング・インフルエンザワクチンを世界中の人々にもれなく接種することであるべきだ。

ロンドンに本拠を置く国際的なプロフェッショナルサービス企業ウイリス・タワーズワトソンは、保険業界の役員三〇〇〇人を対象に、自分たちの業界にとって最大のリスク、言い換えれば、最もコストがかかるものは何かという調査を毎年行っている。その二〇一三年度版の調査（エクストリーム・リスク調査）からは次のような結果が出ている。挙げられた五七のリスクのうち、ランキングの第三位に入ったのは、「食料／水／エネルギー危機——深刻な社会的欠乏を引き起こす、食料／水／エネルギーの供給、あるいはそれらへのアクセスの大幅な低下」だった。第二位は、「自然災害——世界中に影響を及ぼす大規模な地震、津波、ハリケーン、洪水、噴火の同時発生」だ。

では、ランキングの第一位は？　それは「パンデミック——世界中の人、動物、あるいは植物の集団に蔓延する、感染力が高く致命的な新しい病気」である。

そのパンデミックは、インフルエンザウイルスという形で姿を現す可能性が最も高いと考えられている。

第二一章　生き残るための戦略

「あなたが指さす墓石にこれ以上近づく前に」スクルージは言った。「ひとつ答えてもらえませんか。これは必ず起こることの影なんですか？　それとも、ひょっとしたら起こるかもしれないことの影にすぎないんですか？」

幽霊は立ったまま、そばの墓石を変わらず指さしている。

「人間がたどる道は、到着地点をあらかじめ示すものです。ずっと歩いていけば、いつかたどりつくその場所を」スクルージは言った。「でも道の方向が変われば、到着地点だって変わります。あなたが私に見せているものも、そうなんだと言ってください！」


――チャールズ・ディケンズ『クリスマス・キャロル』

この細分化された世界で危機管理アジェンダに何ができるか、そのことについて私は何の幻想も抱いていない。しかし一方で、この世界を子どもや孫たちにとって安全で健康的な場所にしたいならば避けては通れないことについても、幻想を抱かず、はっきりと見据えている。そうした安全な世界では、パンデミックは想像されるどんなレベルにおいても私たちの生活様式を脅かすことはない。薬剤耐性菌が引き起こす感染によって、有効な治療法もなく人が死んでいくこともない。飲料水が死を運ぶ媒体になることもない。それをすみやかに抑え込む準備をしていなかったという理由で、新しい感染症の発生が公衆衛生を危機に陥らせることもない。だが、もし私たちが集団としてやるべきことを怠れば、まず間違いなく、起きるかもしれない可能性の影は、起きてしまった厳しい現実として姿を現すことだろう。

本書はここまで、現代社会における感染症の相貌を提示しようとしてきた。可能なかぎり多くの点をつなげて線にすること、とりわけ科学を政策へと結びつけようと努めてきた。また、結論へと歩を進めながら、公衆衛生と公共政策における第一人者たちのアイデアと見解を概観してきた。その際に私は、感染症を防止しコントロールするという四〇余年にわたる戦いから学んだ教訓を残さず活用することにした。この最後の章では、人と動物に降りかかる壊滅的な感染症の可能性を回避するためになすべきことを、優先順位に従って説明していく。

私たちにとっての最大の脅威は以下のとおりである。

1　パンデミックを引き起こす可能性のある病原体。ここでは基本的にインフルエンザとその下流効果として生じた薬剤耐性菌のこと。

2　地域レベルできわめて重要な病原体。エボラウイルス病、SARSやMERSといったコロナウイルス、ラッサやニパといった他のウイルス、デング熱、黄熱、ジカ熱といったネッタイシマカ（ヤブカ）を媒介とする病気を含む。

3　バイオテロリズム、懸念されるデュアルユース性研究（DURC）、懸念される機能獲得性研究（GOFRC）。

4　世界、特に新興国の健康に大きな影響を及ぼしつづけている風土病。マラリア、結核、エイズ、ウイルス性肝炎、小児の下痢性疾患、細菌性肺炎を含む。

これらの脅威は各種要因に照らして検討する必要がある。そうした要因のなかでも特に重要なものとしては、気候変動、飲料水と灌漑用水の可用性、グローバル・ガバナンスと国家の脆弱な立場、経済格差、女性の地位向上への継続的な取り組みが挙げられる。

この四つの脅威に対処するため、本書では九つの優先事項からなる危機管理アジェンダを提示する。そこでは具体的なプログラムの提言がなされているが、それは連邦政府や公衆衛生機関でも、あるいは西アフリカでのエボラウイルス病のエピデミックに呼応して近年行われた世界規模の公衆衛生の見直しの際にも、ほとんど取り組まれることのなかったものだ。

以下、優先事項を重要度の高い順、すなわち、世界全体の公衆衛生と回避可能な若年死への潜在的な影響が大きい順に紹介していく。

危機管理アジェンダ

優先事項1――マンハッタン計画のようなプログラムを立ち上げてゲームチェンジング・インフルエンザワクチンを確保し、世界で接種を開始すること。

世界に壊滅的な影響を与えるインフルエンザのパンデミックを限定的なものにとどめ、場合によっては防止するために私たちがとれる唯一にして最も重要な措置は、根本的変化をもたらす革新的なインフルエンザワクチンを開発して、世界中の人々に接種することだ。科学的な側面から見れば、これは実現可能である。とはいえCCIVI報告書は、そのために必要なインフラとリソースをもっているのはアメリカ政府だけだと結論している。アメリカに必要なのは、一流の科学者たちの創造性あふれる発想、政策担当責任者たちの先見の明のある支援、技術的および財政的な関与、十分なプロジェクト管理体制だけだ。また他国の政府、慈善団体、ワクチン製造業者、WHOが、この取り組みに進んで加わることも望まれる。最も信頼できる数字によると、これを実現するには年間一〇億ドルの投資を七年から一〇年行う必要があると見積もられている。この金額はHIVワクチンの研究に毎年投じられているものとほぼ同額であり、その投資によって有効なインフルエンザワクチンを手に入れられる可能性は高くなると私には思われる。壊滅的なパンデミックの前兆が現れる前に大部分の国でワクチンを接種できれば、アメリカ全土の救急救命室が過去五〇年に救ったよりも多くの命を、わずか数カ月で救うことができるだろう。

優先事項2——国際機関を設立して、あらゆる角度から薬剤耐性の問題に至急取り組むこと。

気候変動に関する政府間パネル（IPCC）は、一九八八年に世界気象機関と国連環境計画よって、「現実的な対応戦略の策定を目的とし、入手可能な科学的知見に基づいて、気候変動とその影響のあらゆる側面に関する評価を作成するため」に設立された。IPCCはそれ以来、気候変動のあらゆる側面に関する科学的権威および道徳的良心としての役割を見事に果たしてきた。薬剤耐性に対しても同様のモデルが必要だ。気候変動と同じく、薬剤耐性の問題はひとつの国や地域だけでは解決できない世界規模の危機と言える。温室効果ガスが発生した場所を問わず地球全体の大気に蓄積していくように、薬剤耐性をもったウイルス、細菌、寄生虫は、それが最初にどこで進化しようと世界中に広がっていくからだ。IPCCのようなパネルを国連の権限下で設立するには、薬剤耐性の問題に効果的に立ち向かうための先進国のサポートとリソースが必要となるだろう。

優先事項3――感染症流行対策イノベーション連合(CEPI)の任務を支援し、その活動範囲を大幅に拡大して、現在生じている、あるいは将来生じる恐れのある地域レベルできわめて重要な疾病のために、包括的な官民のワクチン研究、開発、製造、流通を早急に推し進めること。

地域レベルできわめて重要な病原体から身を守るためのワクチンが早急に必要なことは誰の目にも明らかだ。一方、公共衛生やワクチン業界といった狭い界隈外の人々には必ずしも明らかでないこともある。それは、ワクチンを研究、開発、流通させるための国際的なシステムがいまや機能不全に陥り、ほとんど崩壊寸前の状態だということだ。ワクチンを必要なときに必要な場所で手に入れるためには、政府や慈善団体が民間の製薬会社に対してしっかりとした支援を行う必要があることは、いまさら語るまでもない。

CEPIは、そうしたワクチンの確保に向けた初めての、そして真の前進である。このまったく新しいパートナーシップには、アメリカ、EU、インドの諸政府、ゲイツ財団、ウェルカム・トラスト、GAVIアライアンス、世界経済フォーラム、主要ワクチン製造業者が参加している。またノルウェーも、EUとのつながりとは別に独自のパートナーシップを結んでいる。

ＣＥＰＩについて最も懸念されるのは、そのスケールの小ささだ。最初の数年の年間拠出金は、現在のところおよそ二億ドルと想定されている。非常に重要なワクチンのリストと、それらが認可され、購入、配布できるようになるまでのリソースを検討してみたが、年間一〇億ドルは必要だと私には思える。それだけあれば、直接的、間接的な経済コストおよび救命の両面において、大きな見返りが得られるだろう。すべての関係者がこれを実現するための話し合いのテーブルについている。この積極的なアプローチを採用して支援するか否かは、ひとえに彼ら次第だ。無事ワクチンが入手できた場合は、壊滅的なエピデミックが起こる前に使っておく必要がある。この仕事は、ＧＡＶＩアライアンスとＷＨＯが大いに力を発揮できる分野だろう。想像してみてほしい。潜在的リスクをもつアフリカ人全員――医療従事者、救急車の運転手、警察や消防や埋葬施設の職員を含む――を対象とした、エボラワクチンの大がかりな接種キャンペーンが今日から開始されたとしたら、何が起こるだろうか？　あるいは、アラビア半島の医療従事者やラクダ飼いにＭＥＲＳの予防接種をするのはどうか？　どちらの場合でも、これまで起きてきたような大規模なアウトブレイクの発生を防ぐことができるかもしれない。

いま述べたように、私たちは重要なワクチンをいまだ手に入れていないが、その一方で重要な診断検査、とりわけ突然の地域的流行を引き起こす可能性のある感染症に対する診断検査も持ち合わせていない。この問題にも早急に取り組む必要がある。患者のベッドサイドですばやく確実に実施できる診断検査は、感染症のアウトブレイクの存在を認識し、コントロールするために特に重要だ。実際、西アフリカのエボラウイルスが急速に蔓延したのは、その感染症を迅速かつ確実に診断できなかったことが原因だった。ただし企業が、エボラウイルス、ジカウイルス、あるいはいつかアウトブレイクを起こすかもしれない他のウイルスの診断検査を開発して市場に出すことで、短期的な経済的インセンティブを得られなければ、次の危機までにそうした検査が使える状況になることはないだろう。新興感染症に対する公衆衛生と医療を改善しようとするならば、この大きな欠陥に対処せねばならず、そのためにはCEPIのような包括的な国際イニシアティブが必要なのだ。

優先事項4――ネッタイシマカが媒介する病気の予防のためのグローバル・アライアンス（GAAD）を立ち上げ、ビル＆メリンダ・ゲイツ財団のマラリア戦略「ゼロへの加速」と連携すること。

蚊の防除の研究および実施を復活させるのは二一世紀の急務である。過去四〇年のあいだ、ネッタイシマカが媒介するアルボウイルスによる感染症の流行が劇的な形で発生してきた。だがそれと同じ時期に、ネッタイシマカに関連する防除研究と専門的な訓練に対する積極的な投資と関与はほとんど姿を消してしまった。既存の防除ツールをどう有効に利用するかを全体的な戦略として考え、殺虫剤などの新しいツールを研究するためには、蚊の防除の科学と政策における専門家がいますぐ必要だ。そして、そうした動きを主導していく存在として提唱されているのが、蚊による感染症を専門とする国際機関の世界的な連携、すなわち「ネッタイシマカが媒介する疾病予防のグローバル・アライアンス（GAAD）」だ。このアライアンスは、各加盟組織の代表者からなる委員会と憲章の下で設立され、メンバーには各国政府、非政府組織、資金提供機関、財団が加わることになるだろう。

プログラムを計画、管理、実施するには、組織的な資金源が必要になる。おそらく一年間で一億ドルほどの初期投資があれば、効率的に作業を進められるだろう。この支援にはアメリカ政府が主導的に関与すべきだ。またネッタイシマカに苦慮している当事者の国々も相当の投資を行う。GAADはWHOと密接に連携して活動する必要があるが、前述したとおり、WHOには主要な生物媒介疾病を扱う人員も専門知識もない。

ゲイツ財団は、ハマダラカが媒介するマラリアに対して、「ゼロへの加速」と呼ばれる大規模なイニシアティブをすでに開始している。その成果は目覚ましいものだ。ネッタイシマカとハマダラカの生態や防除方法は大きく異なるが、GAADとゲイツ財団が連携すれば、有効で安全な殺虫剤の開発といった研究活動を共有するなど、十分なメリットが得られるはずだ。

優先事項5――生物テロリズムに関するブルーリボン調査パネルの超党派報告書による勧告を完全に実施すること。

二〇一五年一〇月に公表されたこの報告書は、アメリカあるいは世界各国における生物テロ攻撃への対策を最大化するためにすべきことのロードマップを提示した点で、画期的な文書である。報告書は次のように結論づけている。「アメリカは生物学的脅威に対する準備が不足している。我々の脅威とは、国民国家、テロリスト（生物テロ）、自然（感染症）である。それらの生物学的事象は避けられなくとも、我が国に対する影響の程度は変えることができる」

もしかすると、その報告書はいまワシントンの官僚のオフィスでほこりをかぶっているかもしれない。だが次の政権と連邦議会は、報告書にある三三の勧告の実施を最優先事項に位置づけるべきだろう。かつてリチャード・ダンジグ元海軍長官が語ったように、「準備しなければならないものには選択の余地はない」のだから。

優先事項6――バイオセキュリティ国家科学諮問委員会（NSABB）のような国際組織を設立し、パンデミックを引き起こす可能性のある病原体を広めるDURCとGOFRCを最小限に抑えること。

私たちはNSABBの成果に終始批判的な立場だった。だがそれでもなお、懸念されるデュアルユース性研究（DURC）と懸念される機能獲得性研究（GOFRC）の現在および将来の課題に関して、この委員会が世界を先導してきたことは認めざるをえない。願わくは、NSABBが次の一歩を踏み出し、彼らが対処すべき追加の問題について第一〇章で行った勧告を実施できるようになってもらいたい。だがそれでもなお、今後も世界各国でDURCとGOFRCは継続するだろう。

そこで、DURCとGOFRCをどこで、どのように行うべきかについて、相互に合意したやり方で管理できるように、NSABBのような国際組織の設立が必要になる。設立にあたっては、アメリカばかりでなく世界中の専門家の知見を活用すべきだ。こうしたアプローチによって、新しく出現するテクノロジーの意図的あるいは非意図的な誤用を完全に防止できると夢見ているわけではない。だからといって何も行動しなければ、無責任のそしりは免れないだろう。

優先事項7――結核、エイズ／HIV、マラリア、その他の命に関わる感染症が依然として世界の重大な健康問題であると認識すること。

この世界はまだ、結核、エイズ／HIV、マラリアから目を離す段階に入ってはいない。実際、二〇一四年時点で世界には約三六九〇万人のＨＩＶ感染者がおり、一二〇万人がエイズで亡くなっている。二〇一五年の統計によれば、結核の症例は推定九六〇万件、一一〇万人が死亡。マラリアは二億一四〇〇万件、四三万八〇〇〇人が死亡している。将来の結核、エイズ患者数を劇的に減らすことはもとより、それを制御することすら、さらに難しくなっていくのはなぜか?——その理由を世界はきちんと理解してこなかったのではないかと、私は案じている。

二〇一四年のレポートによると、ＷＨＯに報告された結核患者数は、実際の数のわずか六三パーセントにすぎないと見積もられている。実に三〇〇万人以上の感染者および感染疑いがある人々が、診断されていないか、されていても報告されなかったと見られる。結核対策プログラム——ＨＩＶ感染集団において行われる場合が多い——が十分な資金を得られてこなかったという事実は、薬剤耐性結核という存在感を増してきた問題とともに、包括的制御に暗い影を落としている。ネッタイシマカが媒介する感染症の復活で痛感したとおり、過去から引き継いできた公衆衛生の遺産は、努力を怠ればあっという間に失われてしまうことがある。また発展途上国の巨大都市の存在も、結核の制御という課題をより難しくしている要因だ。

同様の力学は、特に発展途上国におけるエイズ／ＨＩＶ対策においても見られる。エイズ・フリー・ワールドとして知られる運動は、有効なＨＩＶのワクチンと治療法が手に入る日を心待ちにしている。これは確かにすばらしい目標ではある。しかしながら、これがもし私たちがもう少しでＨＩＶに打ち勝てそうだという誤った希望を抱かせるのであれば、エイズプログラムに十分に資金提供しなければならないという、各国政府や一部の慈善団体の切迫感に水を差す原因になりうるだろう。

アジア諸国、とりわけフィリピンからの近年の報告によると、新規のＨＩＶ感染者数は過去最高を記録しているという。また同様に、アフリカでの新規ＨＩＶ患者の増え方は、ＰＥＰＦＡＲが提供する治療アクセスの能力を凌駕しているという報告もある。これらの報告はどちらも、この問題の根が非常に深いことを示している。国連は二〇三〇年を目標にエイズを根絶すると宣言しているが、それを実現してくれそうな戦略は今日の公衆衛生には存在していない。

マラリアを制御する可能性については、ゲイツ財団による積極的なイニシアチブ「ゼロへの加速」のおかげで、未来は明るくなってきたと個人的には考えている。それがどういう結果になるかは時間がたてばわかることだが、ここでもまた蚊の教訓——本書を執筆している現在、ベネズエラで進行中の出来事——を思い出す必要があるだろう。ベネズエラは一九六一年にマラリアが根絶したと認定された世界最初の国である。だが国内経済が崩壊した結果、何万人もの経済的に困窮した人々が金《きん》を求めてジャングル内にある採掘地域に出稼ぎに向かった。金が見つかる沼地の鉱床は、マラリアを運ぶハマダラカの理想的な繁殖地だ。多くの労働者がマラリアにかかり、治療のために自宅のある都市部へと舞い戻る。そして、医薬品や治療のための金がなく、蚊の駆除もできていない劣悪な都市環境で、彼らは病気を蔓延させる。二〇一六年、ベネズエラのマラリアは再び大暴れを始めた。この事例は、公衆衛生が生活のあらゆる側面と不即不離の関係にあることを鮮烈に思い知らせるものだ。

優先事項８——気候変動の影響を考慮に入れること。

四章で詳述したとおり、気候変動と壊滅的なパンデミックは、世界全体に影響を及ぼす力をもった四つの事象のうちの二つに数えられる。気候変動はパンデミックが起こる確率に影響を及ぼさないかもしれないが、他の感染症の発生率を大きく左右するのは間違いない。感染症が火で、気候変動は燃料だと考えてほしい。気候変動によって、現在よりずっと多くの人が、生物媒介疾病のような感染症のリスクにさらされるようになる。というのも、以前は生息していなかった地域にも蚊やダニが現れるようになるからだ。

気候変動はまた降水パターンにも影響を及ぼす。それは洪水や干ばつへとつながり、その結果、飲料水や灌漑用水の致命的な不足が起こる。海面が上昇すれば、海岸沿いの低地から大量の人や動物が移住して密集する。これは特にバングラデシュのような国で顕著に見られるだろう。この状況に安全な水と食料の不足が加われば、感染症のリスクを高める最高のレシピが誕生することになる。

人と動物の感染症に対する気候変動の潜在的な影響を理解しようという試みは、まだ始まったばかりだ。私たちはこの新しい観点を理解し、それに対応するために、しっかりとした研究と疾病監視プログラムを継続していく必要がある。

優先事項9――世界中の人と動物の病気にワンヘルス・アプローチを適用すること。

本書では、感染症の発生と拡大の場における人と動物の接点の重要性を一貫して強調してきた。人と動物のほぼすべての感染症を、リスクと実現可能な予防および制御という観点からひとつにまとめて扱うべき時期が、すでにやってきている。こうした動きは、公衆衛生コミュニティでは「ワンヘルス」として知られるものだ。私たちは現在、人の健康のためのWHO、動物の健康のためのOIE（国際獣疫事務局）という二つの組織をもっている。ＯＩＥの第一の責務は、動物の疾病管理を調整、支援、促進することだ。人と動物の組織を分けることには、動物の健康の観点から見てもっともな理由がある――たとえば、感染症のなかには人ではなく食料生産動物にだけ大きな損害を与えるものがある、といった具合だ。それでも、人と動物の感染症をひとつの分野と考えていかないかぎり、それらの感染症を予防し制御しようとする際には不利益をこうむることになるだろう。ＷＨＯとＯＩＥ、そして人と動物の健康に関する政府組織が、ワンヘルスにおいて協働して優先プログラムを設立することが望まれる。

ここで私たちは、いま挙げた優先事項を実現可能なものにするには、いかなるリーダーシップ、指揮系統、管理体制が必要なのかという、きわめて重要な疑問に直面する。本書冒頭で列挙した、誰が、何を、いつ、どこで、なぜ、どうやって、という課題に効率的かつ効果的に対処するために、それが必要なのである。

私たちの危機管理アジェンダでは、指導的責任の主要な部分、財政的負担の大部分はアメリカが負うことが前提になっている。Ｇ20も相応の支援をすべきだが、グローバルな公衆衛生プログラムに対する国際的な支援が相対的に乏しいことを考えると、これは期待できそうにない。Ｇ20参加国の大半は、ＷＨＯに対して限られた財政支援しか行わず、地域的に重大なアウトブレイクにもほとんど対応せず、新しいワクチンや抗菌薬の研究開発にも最小限の貢献しかしてこなかった。

二〇一四～一六年の西アフリカにおけるエボラウイルス病に対するＷＨＯの対応は、のちに内部および外部組織によって検証されたが、国際的な公衆衛生コミュニティやＷＨＯの危機対応能力を評価するうえで重要な資料である。それらの検証報告は、グローバルな公衆衛生戦略の再編成を議論する際には真剣に考慮すべきものだ。とはいえ、その提言は完全なアジェンダとしてではなく、たんなる出発点として見るべきだろう。実際、私たちの危機管理アジェンダが明らかにした最優先事項を取り上げていた報告書はひとつもなかった。

私たちは、グローバルな公衆衛生のリーダーシップとして何が必要とされているかを明確な形で提言し、現在とは別のアプローチを検討していく必要がある。北軍を勝利に導ける将軍を見つけるまで、リンカーンが数多くの人材を経由しなければならなかったように、私たちも正解にたどり着くまでは、いくつもの国際的な公衆衛生インフラを経由する必要があるのかもしれない。

アメリカは、自国を救い、またそれ以外の国々も救うために、さらなる研鑽を積まなくてはならない。だが世界もまた、政府、民間セクター、慈善団体、非政府組織を巻き込んだ、新しいレベルの公衆衛生リーダーシップ、組織、説明責任を現実のものにしていかなければならないだろう。殺人細菌との戦いに何億ドルもの資金を投入するのは確かに必要なことだ。だがその一方で、戦いを経験したことがある人なら誰もが口をそろえていうように、リーダーシップ、説明責任、効果的な指揮管理構造がなければ、世界中の資源を使ったとしても大した成果は得られないに違いない。

二一世紀世界の感染症に対処できる有効な公衆衛生を実現するには、WHOの大がかりなオーバーホールが必要だと私たちは強く信じている。まず手始めとして、加盟国によるガバナンスと財政支援を見直すべきだろう。オーバーホールが無理ならば、一からやり直して、必要な仕事ができる新しい国際組織を立ち上げなくてはならない。その際、そうした組織の能力をはかるには、私たちが提示した危機管理アジェンダに戦略的にも戦術的にも対応できることがひとつの目安となるだろう。またアメリカ政府は、感染症の予防と制御に意味ある変化をもたらしたければ、公衆衛生プログラムの優先順位と編成を慎重に再検討すべきである。

『カミング・プレイグ』と『崩壊の予兆』（ともに山内一也監訳、河出書房新社）という二冊の重要な本の著者であるローリー・ギャレットは、私たちにこう語った。「グローバルヘルスに携わっている人の大半が、一連の問題と解決策を、二一世紀的な観点から眺めていないのだと思います。つまり、いまだに二〇世紀の政治情勢、二〇世紀のテクノロジーを見ていて、二〇世紀の規模で問題を考えている。二〇一七年にもなるのに、一九七〇年の公衆衛生の学校で教えられていたかのようなパラダイムから抜け出せていないのです」

WHOは、グローバルヘルスを促進し保護する役目を国連から委託されている。ところがWHOには一九四の国が加盟しており（最高決定機関である世界保健総会はこれらの国々で構成される）、そのひとつひとつに同等の投票権が与えられている。その状態を評して、ビル・フォージは次のように述べたことがある。「一九四人の理事がいる企業のCEOになったところを想像してみてほしい！」

投票権は同等であるにもかかわらず、分担金の大部分はごく一部の加盟国によって支払われている。またその権限は、ジュネーブ本部と世界各地の事務所との間の居心地の悪い複雑な緊張関係を通じて共有されている。さらには、長年にわたり資金調達が停滞しており、アウトブレイクに先んじて行動することが事実上不可能でもある。このような状態にあるWHOが、二〇一四年から一六年の西アフリカでのエボラウイルス病への対応をあれほど厳しく批判されたのは、当然のなりゆきと言えよう。だがWHOは、エボラの経験から教訓を学んでおきながら、二〇一六年にアンゴラとコンゴ民主共和国で発生した黄熱への対応においても、アフリカ諸国と現地のNGOから批判を受けたのだった。

ギャレットの話からは楽観的な空気はほとんど感じられない。「効果的な改革はもう実現できないのではないかと思いはじめています。でも、少し改善することならできるでしょう。私たちはWHOなしではやっていけないのかもしれません。それでも結局は、本当に必要な対応、世界中の命を救うために是が非でも欲しい機能のために、自分たちの計画について、これまでとは完全に異なる〝考え〟が必要になるはずです」

ビル・ゲイツはこう述べている。「WHOにはたくさんのことを実行できるほどの資金がありません。WHOに飛行機はどれくらいありますか？　ワクチン工場は？　計画もされていないことが実行されると考えるべきではないでしょう」

説明責任の問題もある。WHOは世界保健総会に対して説明責任をもつが、これは結局、自分自身に対して説明責任があるということで、いうなればそれ以外の誰に対しても責任をもたないという意味だ。

ギャレットは次のように指摘する。「従来のシステムのどこを見渡しても、説明責任に対する具体的なアプローチは皆無です。「罰則」もなければ、責任の所在を明確にすることもない。小さいミスをしても大きな失敗をしても、故意に嘘をついても隠蔽をしても、その代償を払う必要がない。重大な問題にはならないわけです。何らかの形で判決を下してくれるものがあるとすれば、それは世論という裁判所でしょう。でも世論にも問題があります。それが新聞によって形成されていたときは、かなりの広がりを見せていました。でも、現代のようなツイッターやインスタグラムの時代では、人々の関心はせいぜい一〇秒しか続かない。要するに、責任の所在を明確にすることで状況が改善していくような仕組みが、私たちの手元にはないのです」

伝統的な科学や政治の世界の外でその意見に耳を傾けるべき人物がいるとすれば、それはビル・ゲイツであり、より最近ではジェレミー・ファラー医師だろう。ビル&メリンダ・ゲイツ財団とアメリカ政府による出資は、WHOの予算（任意拠出金）のおよそ二三パーセントを占める。これを聞けば、ゲイツ財団が国際的な公衆衛生の舞台でどれほどの影響力をもっているかが想像できるはずだ。ウェルカム・トラスト代表のジェレミー・ファラーは、この団体がグローバルヘルスの分野でも重要な役割を担うよう力を入れている。

財団がサポートしている課題ばかりでなく、この分野の最新の動向を把握するためにビル・ゲイツが膨大な時間を費やしていることは、彼との短い会話からでも十分に伝わってきた。同じように重要なのが、古い言い習わしにもあるように、彼は自分が金を出すところには口も出すということだ。実際ゲイツは、公衆衛生分野の明晰な解説者、アナリスト、通訳として、TEDトークから「ニューイングランド・ジャーナル・オブ・メディシン」まで幅広い媒体で意見を表明している。

ゲイツとの会話では、アウトブレイクやエピデミックへの対応の先陣として、すでに現場にある人的および物的資源を活用するという、現実的でよく考えられた彼の計画を聞くことができた。

世間は、「公衆衛生における」スタンバイ要員のような予備能力にはお金を払いたがらないものです。

軍隊にも、消防にも予備能力はある。エピデミック対策の場にもあってほしいものですが、おそらくそうはならないでしょう。予備能力にはまた、それがどれほど優れているかがわからないという問題もあります。いま私たちはマラリア撲滅活動を地域ごとに始めているところですが、そこで私は、次のような考えを正当なものとして受け入れるべきだと決心しました。つまり、もしあなたが病気を根絶する活動――マラリアを例に話しましょう――を行っているのであれば、その現場に多くの優秀な人材をもっていることになるという考えです。そういう人たちは災害対策センターの設営方法を知っていますし、ロジスティクスの考え方も、情報発信やパニックについてもよくわかっています。

私たちは明言すべきです――そうした数千人のなかに、エピデミックのための実質的なスタンバイ要員がいるのだと。マラリア根絶はきわめて重要な仕事で、だからこそ私はその運動の熱烈な支持者であり、今後も積極的に参加していくつもりですが、ただその仕事のいいところは、中断ができる点にあります。

最悪の場合、マラリア根絶の仕事が一年間中断されるかもしれません。もちろん、そうすればマラリアが再び拡大してしまう。残念なことです。でも、その人たちにはエピデミック収束のために必要な仕事をしてもらってきたのです。だから、はっきりとこう言えばいい。「エピデミックの兆候が見えたら、そっちの調査に三〇人まわそう」とか、「どうやら本格的に来たらしいぞ、全員に調査に行ってもらおう」というふうに。

そしてこれが「二〇一四年から一六年の西アフリカでのエボラウイルス病のアウトブレイクに際して」ポリオ撲滅運動で起きたことです。人々はそれを認めなかったし、正規の行動でもなかった。この出来事がもっともはっきりと見られたのはナイジェリアです。そう、確かにラゴスの［公衆衛生の］人たちは良い仕事をしました。しかし、それを後押ししたのは［すでに当地で活動していた］ポリオ撲滅運動の人たちでした。彼らはさまざまな対策現場に現れては仕事をして、エボラに大きな影響を及ぼしたのです。

こうした二つの機能——実施中の疾病撲滅プログラムと緊急対応能力——を組み合わせようとすることで、そのどちらもが先を見通せるようになり、しかも、より多くのリソースを手に入れられるようになると私は思っています。

このやり方は確かに有効かもしれない。とはいえ、世界各地のあらゆる感染症の脅威に迅速かつ効果的に対応できる組織の代替となるかと聞かれれば、そうではないと答えざるをえない。

そもそもＷＨＯですらその条件を満たしていないのだ。だとすれば、他にどんな組織が代替できるというのか。

二〇一四年、アメリカ政府は「世界を感染症の脅威のない安全で安心な場所とし、グローバルヘルス・セキュリティを国および世界の優先事項として高めていけるよう、各国の能力を育成する」ことを目的として、グローバルヘルス・セキュリティ・アジェンダ（ＧＨＳＡ）を立ち上げた。国、国際機関、非政府の利害関係者間で結ばれたこのパートナーシップには、現在五〇カ国が加盟しており、自発的な国別評価によって支援されることになっている。また、ＷＨＯを含む多くの組織がアドバイザーを務めている。

このGHSAの働きが、危機管理アジェンダをどのように変えていくのかはわからない。もしかすると、それによって各国の医療供給システムが強化されるかもしれないし、危機対応能力が改善する可能性もある。とはいえGHSAは、パンデミックの可能性がある疾病はもとより、地域レベルで重要な疾病に対してさえ、限られた影響力しかもっていない。このことは、ジカ熱や黄熱といった公衆衛生の緊急事態を見るだけで明らかだ――GHSAはそうした事態への世界的な対応にほとんど影響を与えてこなかったのだ。またGHSAは、ワクチンの研究開発や薬剤耐性の急速な拡大といった世界が優先的に対処すべき事柄に対してリーダーシップを発揮せず、ほとんど何の支援もしていない。

公衆衛生の専門家、国内および国際的なガバナンスの専門家と対話を重ねてきた結果、感染症の危機対応を強化するためには、NATO型の条約機構が最良のモデルになると私たちは信じるに至った。この機構の加盟国は、脅威が明らかになり次第すぐに対応できるよう、資源、人員、財政の支援を事前に行うことになるだろう。

このモデルにおける一番の難題は、いかに政治を持ち込ませないかということかもしれない。「組織の内部に権限をとどめておけるなら、条約機構も良いアイデアだろう。妨害者なしでやっていけるのだから」とトニー・ファウチは述べている。「でもはっきりと言っておこう。それは本当に大変なことなのだ」

アメリカ国内に目を向ければ、二一世紀の諸問題に対処すべく、効果的な公衆衛生のガバナンスを確立して実行するという課題が立ちはだかっている。私たちは国家として、リーダーシップに資源と意思決定能力を組み合わせる必要がある。そうしたリーダーシップとは軍事上の指揮構造で見られるようなもので、そこでは、命令が遂行されること、ミッションを達成するのに必要な資源が入手可能であることを知ったうえで、判断が下される。同様に重要なのは、将校たちがその直接的な責任が自分にあると知ったうえであらゆる判断を下していることだ。

二人のHHS長官に仕え、大統領執務室とも頻繁なやりとりがあったスチュワート・サイモンソンは、「災害対策に比べて、国防については、はるかに成熟した協議がなされていた」と述懐している。サイモンソンは、9・11のあとジョージ・W・ブッシュ大統領から国土安全保障省の初代長官に任命されたトム・リッジ前知事の例を引き合いに出している。リッジは、機能的な運用モデルの構築と地域司令部の設置を望んでいたという。地域司令部は、FEMAや沿岸警備隊などの組織から選定された人物によって指揮され、その指揮官には、危機に迅速に対処できるよう、その場で判断を下して、人員、装備、資金を動かす権限が与えられる。

だが、リッジのこの提案が日の目をみることはなかった。というのも、どの政府機関も自分自身の権限を手放そうとしなかったからである。

そうした国の機関にとって最も効果的なモデルは、おそらく政府の再編成を要求するものになるのではないか。つまり、いまこそ公衆衛生を専門とする省庁が必要とされているのかもしれない。その長官は、HSS（公衆衛生局、NIH、CDC、FDAを含む）と、農務省、国土安全保障省、国務省、国防省、内務省、商務省の関係する部局のリソースを利用することができるだろう。それはまた、HHSの長官が今日負っているものよりも、ずっと限定された範囲の責任を負うことになる。たとえば、非軍事的な医療サービスを監督するHHS内の組織、メディケア・メディケイド・サービスセンターの二〇一七会計年度の予算は、約一兆一二七億六五〇〇万ドルだった。だがその一方で、CDC（感染症および非感染症）とNIHの国立アレルギー・感染症研究所（NIAID）を合わせた予算は、一六六億一六〇〇万ドルだ。CDCとNIAIDの予算は、メディケア・メディケイドのわずか一・六パーセントにすぎないわけだ。これを見れば、今日のHHS長官がどこに多大なる注意を向けなければならないか、容易に理解できるはずだ。新しい省庁はまた、国防総省のように、事前計画と迅速な世界的対応のための権限と能力をもつべきである。

以前、下院議員に向けてジカウイルスの背景説明を行ったときのことだ。もしその蚊がISISの操縦するドローンだと示すことができれば、きみは好きなだけ資金提供が受けられるぞと、ある重鎮の議員にいわれたことがある。軍事対応は、人員、兵器体系、後方支援、諜報、外交という非常に重要な要素から成り立っている。こうした資源がないということは考えられないし、必要になるまでこうした資源を調達しないこともありえない。地中海で危機が持ち上がれば、第六艦隊を派遣する準備はすでにできている。そのときになって初めて、空母、駆逐艦、戦闘機部隊、その他必要なものを作るための資金を要求するわけではないのだ。

感染症の脅威に対して進行中の戦いにおいて同レベルの対策能力を維持しようと思えば、私たちは、すぐに活動できる人員を適切な場所に配置する必要がある。そうした人員には、公衆衛生疫学者、医師、看護師、獣医、衛生学者、統計学者、監視技術者、フィールドワーカー、検査技師、これらの職種をサポートする人々が含まれる。

また公衆衛生の「兵器体系」には、ワクチン、抗生物質、殺虫剤、臨床現場即時検査、環境衛生設備（井戸、上下水道施設）、蚊帳、包括的でグローバルな疾病監視システムが含まれる。

リーダーシップに関して言えば、従来の公衆衛生の専門家が現在の自己満足的な感染症対策から抜け出せるとは、とうてい思えない。私たちには、ものごとを大局的に見る――見通す――ことができ、難題に対峙するために政府、科学、民間セクターのリソースをどう活用すべきかを知っている人材が必要だ。そうした危機管理アジェンダの指導者たちは、世界、地域、国の政治に対する独自の理解と実践的な専門知識、そしてアジェンダを下支えする科学に関する実務的な知識をもっているべきだ。また、第二次世界大戦中にマンハッタン計画を指揮した陸軍工兵管区司令官レズリー・グルーブ准将に見られたような、組織を束ねる力も必要とされるだろう。ケネディ大統領がアメリカ国民に月に向かう意欲を植えつけたように、アジェンダの指導者たちも、危機管理アジェンダのための支援をとりつけるべく政府と国民をうまく動機づけなければならない。

この提案が実現困難であり、資金、人材、外交、政治力、そして勇気を大いに必要とすることは十分に承知している。だからといって、この提案の重要性は少しも下がりはしない。何かが起こるのを待ってからそれに対応するというやり方は改めるべきだ――すでにもう材料は出揃っているのだから。ジカ熱に驚いたとき、私たちはそれに驚くべきではなかった。エボラウイルス病、黄熱、チクングニア熱、その他多くの疾病に驚いたとき、私たちはそれに驚くべきではなかった。そしてもし明日、マヤロウイルス、ニパウイルス、ラッサウイルス、リフトバレー熱、あるいは新型コロナウイルスを原因とした危機が起こったとしても、やはり私たちは驚くべきではないのである。

将来、致死的なインフルエンザウイルスのパンデミックが起きた場合、あるいは抗生物質がもはや一般的な感染症を抑えることができず深刻な病気を引き起こすようになった場合、何の警告も受けてこなかったという言い訳は通用しないだろう。警告は何度もされてきた。そして解決策もある。私たちに足りないのは行動だけだ。

この問題に対して一般市民に何ができるだろうか？　実際的なことを言えば、これは、大きな力をもった指導者や政策立案者による大がかりで世界的な対応を必要とする、大がかりで世界的な問題だ。だが、市民は政治家に行動を要求することができる。一例を挙げれば、議員たちは、超党派によるジカ熱の予算案を通すことなく二〇一六年夏の議会を乗り切ることはできなかったはずだ。私たちは、彼らにしっかりと圧力をかけて、公衆衛生政策や活動において党派性を重視した政治は役に立たないとはっきり伝えなくてはならない。そのためには、他の政治的問題についても行われているような草の根活動を展開して、議会に働きかける必要がある。

ＣＩＤＲＡＰは、こうした問題について市民の代表でありたいと願い、超党派による先を見越した公共政策を実現するための最良の科学情報を提供している。最新の動向やより詳しい背景を知りたければ、ウェブサイト（www.cidrap.umn.edu）でＣＩＤＲＡＰニュースなどの情報を手に入れることができる。購読料などはなく、情報は毎日更新され、医師や科学者でなくても理解できる内容になっている。

もし私たちが必要に応じて質問と要求の声を上げ、指導者たちが公衆衛生に対してより大きな責任をもちはじめたとしたら、私たちが提案し支持した事柄によって、感染症の脅威や世界に対するその深刻な影響を完全に封じ込められるようになるのだろうか？　もちろん、そうはならない。私たちが集団としての意思と投じることのできる資源をもったときに可能になるのは、世界中のより多くの人々、とりわけ子どもや孫たちが、病気をせず、幸福で、実りある生活を送る機会を提供することだ。これはまた、その病気で死ぬべきではない無数の人々に、本来の人生を生きてもらうことでもある。

そしてそれこそが私たちが望んできたことなのだ。

謝辞

わが人生の進路に影響を及ぼした三人の人物に、愛と誠意をこめて。彼らはそれぞれ、過去と現在から学ぶこと、そしてよりよい未来を夢見ることを私に教えてくれた。

故ラヴァーン・K・ハルは、まだ少年だった私に人生のロードマップを与えてくれた。

デーヴィッド・〝ドック〟・ロズリーンのおかげで、私は四五年以上ものあいだ、科学と政策の融合というぶれない目標を掲げ、夢を抱きつづけることができた。

そしてクリスティーン・ムーア博士。彼女の力添えと助言がなければ、いまの私はなかっただろう。

マイケル・オスターホルム

わが弟ジョナサン・S・オルシェイカー医師へ、愛と尊敬をこめて。彼は私たちが対峙する敵との戦いに人生を捧げ、つねに最前線に立ちつづけてきた。

マーク・オルシェイカー

[訳者略歴]

五十嵐加奈子（いがらし・かなこ）

翻訳家。東京外国語大学卒業。主な訳書にデボラ・ブラム『毒薬の手帖』（青土社）、ニコラス・グリフィン『ピンポン外交の陰にいたスパイ』、ローラ・カミング『消えたベラスケス』（以上、柏書房）ジョン・クラリク『365通のありがとう』（早川書房）などがある。

吉嶺英美（よしみね・ひでみ）

翻訳家。サンノゼ州立大学社会学部歴史学科卒業。訳書にサイモン・メイ「「かわいい」の世界」（青土社）、エリック・バーコウィッツ『性と懲罰の歴史』（共訳・原書房）、マイク・ティッドウェル『アマゾンの白い酋長』（翔泳社）などがある。

西尾義人（にしお・よしひと）

翻訳家。国際基督教大学教養学部語学科卒業。訳書にピーター・ファイベルマン『博士号だけでは不十分！』（白揚社）がある。

DEADLIESTENEMY
OUR WAR AGAINST KILLER GERMS
by Michael T. Osterholm, PhD, MPH and Mark Olshaker
Copyright © 2017 by Michael T. Osterholm PhD, MPH, and Mark Olshaker
Preface to the 2020 edition copyright © 2020 by Michael T. Osterholm, PhD, MPH, and Mark Olshaker
This edition published by arrangement with Little, Brown and Company, New York, New York, USA through Tuttle-Mori Agency, Inc., Tokyo. All rights reserved.

史上最悪の感染症
結核、マラリアからエイズ、エボラ、薬剤耐性菌、
COVID-19まで

2020年 8月31日 第一刷印刷
2020年 9月15日 第一刷発行

著 者 マイケル・オスターホルム
マーク・オルシェイカー
訳 者 五十嵐加奈子・吉嶺英美・西尾義人

発行者 清水一人
発行所 青土社

〒101-0051 東京都千代田区神田神保町1-29 市瀬ビル
[電話] 03-3291-9831（編集） 03-3294-7829（営業）
[振替] 00190-7-192955

印刷・製本 ディグ
装丁 大倉真一郎

ISBN978-4-7917-7298-8 Printed in Japan